C. Pleyer

Onkologie

Christa Pleyer

Onkologie

Verstehen – Wissen – Pflegen

2. Auflage

Unter Mitarbeit von: Dr. Ludwig Lutz, München

Das Buch entstand ursprünglich als Gemeinschaftsarbeit der Weiterbildung Pflege in der Onkologie, Kurs VII, an der Akademie Städtisches Klinikum München.

Folgende Kursteilnehmer haben an der 1. Auflage mitgewirkt: Veronika Christmann, Ivonne Galicki, Elisabeth Ginzinger, Katharina Kiefer, Lydia Köhler, Susan Kühne, Stephanie Meyer, Tatjana Mosig, Irmgard Reiter, Nora Roddewig, Larissa Schneider, Marko Simic, Karolina Steinbauer, Gabriele Tippelt.

ELSEVIER

ELSEVIER
Hackerbrücke 6, 80335 München, Deutschland

Wir freuen uns über ein Feedback und Ihre Anregungen an books.cs.muc@elsevier.com

ISBN Print 978-3-437-27346-9
ISBN e-Book 978-3-437-17237-3

2. Auflage 2017

Wichtiger Hinweis für den Benutzer
Die Erkenntnisse in der Pflege und Medizin unterliegen laufendem Wandel durch Forschung und klinische Erfahrungen. Herausgeber und Autoren dieses Werkes haben große Sorgfalt darauf verwendet, dass die in diesem Werk gemachten therapeutischen Angaben (insbesondere hinsichtlich Indikation, Dosierung und unerwünschter Wirkungen) dem derzeitigen Wissensstand entsprechen. Das entbindet den Nutzer dieses Werkes aber nicht von der Verpflichtung, anhand weiterer schriftlicher Informationsquellen zu überprüfen, ob die dort gemachten Angaben von denen in diesem Werk abweichen und seine Verordnung in eigener Verantwortung zu treffen.
Für die Vollständigkeit und Auswahl der aufgeführten Medikamente übernimmt der Verlag keine Gewähr.
Geschützte Warennamen (Warenzeichen) werden in der Regel besonders kenntlich gemacht (®). Aus dem Fehlen eines solchen Hinweises kann jedoch nicht automatisch geschlossen werden, dass es sich um einen freien Warennamen handelt.

Bibliografische Information der Deutschen Nationalbibliothek
Die Deutsche Nationalbibliothek verzeichnet diese Publikation in der Deutschen Nationalbibliografie; detaillierte bibliografische Daten sind im Internet über http://www.d-nb.de/ abrufbar.

25 26 27 28 7 6 5 4

Um den Textfluss nicht zu stören, wurde bei Patienten und Berufsbezeichnungen die grammatikalisch maskuline Form gewählt. Selbstverständlich sind in diesen Fällen immer Frauen und Männer gemeint.

Planung: Regina Papadopoulos, München
Projektmanagement und Herstellung: Christine Kosel, München
Redaktion: Andrea Kurz, Weilheim
Satz: abavo GmbH, Buchloe/Deutschland; TnQ, Chennai/Indien
Druck und Bindung: Rodona Industria Gráfica, S.L. Pamplona/Spanien
Umschlaggestaltung: SpieszDesign, Neu-Ulm
Umschlagbild und Kapitelauftaktbilder: Tine Hohenberger, München (www.illustratorenmünchen.de)

Aktuelle Informationen finden Sie im Internet unter **www.elsevier.de** und **www.elsevier.com**.

Gedanken zu Beginn

„Sie fürchten sich vor mir. Sie trauen sich nicht, mit mir zu reden. Und je weniger sie sich trauen, umso mehr komme ich mir wie ein Monster vor. Warum jage ich ihnen solche Angst ein? Bin ich so hässlich? Stinke ich? Bin ich blöd geworden, ohne es zu merken?"

„Sie haben keine Angst vor dir, Oskar. Sie haben Angst vor der Krankheit."

„Meine Krankheit ist ein Teil von mir. Sie sollen sich nicht anders benehmen, bloß weil ich krank bin ..."
Schmitt E-E. Oskar und die Dame in Rosa. 15. Auflage. Zürich: Amman, 2003, S. 85

Diese Aussage und Bitte des zehnjährigen leukämiekranken Oskar zeigt die Hilflosigkeit, die er bei seinen Freunden und seiner Familie spürt, wenn es um seine Krankheit Krebs geht. Eine Hilflosigkeit, die die meisten von uns erleben, wenn sie Menschen begegnen, die mit der Diagnose „Krebs" leben lernen müssen.

Auch „Profis", wir Pflegende, Ärztinnen und Ärzte, Seelsorger und Psychologinnen sind zuweilen unsicher, wissen nicht immer, was wir sagen sollen, wie wir umgehen sollen mit „unseren" Patientinnen und Patienten.

Vielleicht fällt es uns etwas leichter, wenn wir diese Krankheit „Krebs", ihre vielen Gesichter, aber auch die Menschen, die betroffen sind, deren Familien und Angehörige etwas besser verstehen. Deshalb dieses Buch.

Entstehungsgeschichte dieses Buchs

Die Weiterbildung „Pflege in der Onkologie" ist eine zweijährige berufsbegleitende Weiterbildung für Pflegende, die an der Akademie Städtisches Klinikum München seit 1994 durchgeführt wird. Wir, die Autorinnen und Autoren dieses Buchs, sind die Teilnehmerinnen und Teilnehmer und die Kursleitung des Kurses VII dieser Weiterbildung.

Wie kam es zu unserer Entscheidung, gemeinsam ein Buch zu schreiben?

Als die Aufgabe „Abschlussarbeit" näher rückte, wurde viel diskutiert und debattiert. Welches Thema? Ist so etwas überhaupt sinnvoll? Werden Facharbeiten auch gelesen? Da wird viel Wissen mit viel Engagement gesammelt und mit viel Mühe und Fleiß in Sätze gefasst und dann steht es, oft nicht sehr beachtet, in den Bücherregalen von Akademien, Universitäten und Weiterbildungsstätten. Das wollten wir anders machen: Ein „Werk" sollte entstehen, das nicht nur uns nützt. Und so entstand die Idee zum Buch. Zwei Jahre Arbeit, viele Diskussionen, dazwischen Skepsis oder gar Mutlosigkeit, dann wieder Begeisterung, Euphorie und Zuversicht. Aber alle blieben am Ball, haben nachgedacht, nachgefragt, hinterfragt, gelesen, recherchiert, geschrieben, sich angestrengt. Und nun ist es fertig, und Sie halten es in Händen und haben schon begonnen, darin zu lesen.

Ziel dieses Buchs

Wen wollen wir mit unserem Buch ansprechen? Erwachsene? Laien? Betroffene? Profis? Wir sind Gesundheits- und Krankenpflegerinnen und -pfleger, mögen unseren Beruf, sind stolz darauf, uns weitergebildet zu haben, und möchten, dass sich die Pflegequalität in der Onkologie weiterentwickelt. Deshalb haben wir uns entschieden, dieses Buch vor allem für unsere Nachfolgerinnen und Nachfolger im Pflegeberuf zu schreiben. Wir hoffen natürlich, dass auch andere Menschen in dem Buch Anregungen für sich finden – das wäre uns sogar eine große Freude. Es kam und kommt uns darauf an, Basiswissen zu vermitteln, das man in entsprechenden Fachbüchern dann weiter vertiefen kann. Wir wollten den Weg der Patienten nachvollziehen und haben den Inhalt auch so geordnet: Beginnend mit den Themen Prävention und Diagnostik über die verschiedenen Krebsarten und deren Therapie bis hin zu den Pflegediagnosen. Dann der Weg in die Gesundung – oder der Weg in die Palliativsituation und der oft schmerzhafte Abschied aus dem Leben und die Trauer derer, die bleiben. Und abschließend noch ein paar Gedanken zur Selbstpflege – vielleicht bei der Arbeit in der Onkologie besonders wichtig.

Es ist ein buntes Buch geworden, weil wir Autorinnen und Autoren unterschiedliche Menschen mit unterschiedlichen Lebensgeschichten, unterschiedlichen Ansprüchen und unterschiedlichen Sprachstilen sind. Unser gemeinsames Anliegen aber war immer, dabei zu helfen, Onkologie besser zu verstehen: die Krankheit *und* die Menschen, die davon betroffen sind – Patientinnen und Patienten *und* deren Familien und Angehörige.

Und damit sind wir beim Thema.

Bevor wir beginnen, noch ein Dankeschön: Wir möchten uns bedanken bei unseren Patientinnen und Patienten und ihren Angehörigen, die uns sicher am meisten gelehrt haben und durch die wir am meisten verstanden haben. Wir bedanken uns auch bei Kolleginnen und Kollegen, mit denen wir im Austausch stehen, bei Ärztinnen und Ärzten, die uns von ihrem Wissen weitergeben und bei den Dozentinnen und Dozenten unserer Weiterbildung an der Akademie Städtisches Klinikum München. Hier möchten wir besonders Herrn Dr. Ludwig Lutz hervorheben, der uns während der Weiterbildung unterstützt und jetzt auch unser Buch begleitet hat. Wir bedanken uns auch bei den Menschen, die uns während unserer Schreibphasen ertragen und unterstützt haben. Und wir bedanken uns bei all den Menschen, die vor uns schon Bücher geschrieben haben und uns ihr Wissen darin zur Verfügung gestellt haben.

Wir freuen uns, dass dieses Buch nun in zweiter, überarbeiteter und aktualisierter Auflage erscheint.

München, im Frühjahr 2017
Christa Pleyer

Christa Pleyer ist Pädagogin und Gesundheits- und Krankenpflegerin. Sie verfügt über Ausbildungen in Onkologie, Psycho-Onkologie, Palliative Care und Trauerbegleitung. Sie leitet die Fachweiterbildung Onkologie an der Akademie Städtisches Klinikum München.

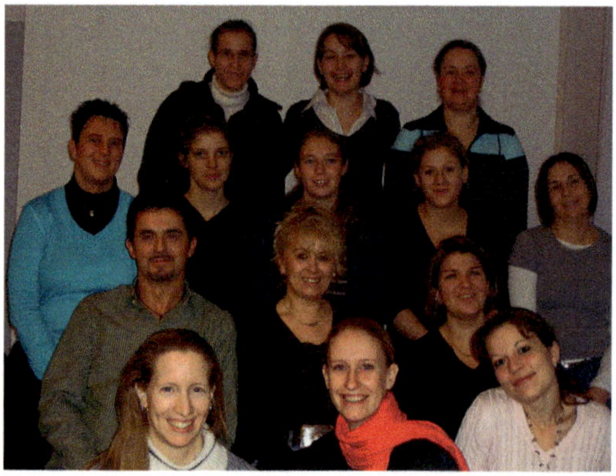

Das Autorenteam der 1. Auflage: Veronika Christmann, Ivonne Galicki, Elisabeth Ginzinger, Katharina Kiefer, Lydia Köhler, Susan Kühne, Stephanie Meyer, Tatjana Mosig, Irmgard Reiter, Nora Roddewig, Larissa Schneider, Marko Simic, Karolina Steinbauer, Gabriele Tippelt [P237]

Benutzerhinweise

Begriffsdefinitionen und ergänzende Hinweise/Aspekte.

Wertvolle Tipps für die Pflegepraxis und den Umgang mit den Patienten.

Beispiel

Anschauliche Beispiele aus der Praxis, um das Verständnis der Thematik zu erleichtern.

Wichtig

Besonders wichtige Informationen und Hinweise auf mögliche Fehlerquellen.

Abkürzungen

ACTH adrenocorticotropes Hormon
ADH antidiuretisches Hormon
AFP Alfafetoprotein
AHB Anschlussheilbehandlung
AJCC American Joint Committee on Cancer
ALL akute lymphatische Leukämie
AML akute myeloische Leukämie
AMR Arzneimittelrichtlinie
ANE-Syndrom Anorexie-Nausea-Emesis-Syndrom
ANZ absolute Neutrophilenzahl
AP alkalische Phosphatase
APC-Gen Adenomatöse-Polyposis-Coli-Gen
ASORS Arbeitsgemeinschaft Supportive Maßnahmen in der Onkologie, Rehabilitation und Sozialmedizin
BCG Bacille Calmette-Guérin
BESD Beurteilung von Schmerzen bei Demenz
BET brusterhaltende Therapie
BMI Body-Mass-Index
BRCA-Gen Breast-Cancer-Gen
CCT kranielle Computertomografie
CD cluster of differentiation
CEA carcino-embryonales Antigen
CLL chronische lymphatische Leukämie
CML chronische myeloische Leukämie
COPD chronic obstructive pulmonary disease (chronisch-obstruktive Lungenerkrankung)
CRP C-reaktives Protein
CT Computertomografie
CTCAE common terminology criteria for adverse events
CTLA cytotoxic T-lymphocyte assoziertes Protein
CTZ Chemorezeptorentriggerzone
dapo Deutsche Arbeitsgemeinschaft für psychosoziale Onkologie
DBfK Deutscher Berufsverband für Pflegeberufe
DCIS ductal carcinoma in situ (duktales Carcinoma in situ)
DEGRO Deutsche Gesellschaft für Radioonkologie
Deutsche ILCO Deutsche Ileostomie-Colostomie-Urostomie-Vereinigung
DGE Deutsche Gesellschaft für Ernährung
DGP Deutsche Gesellschaft für Palliativmedizin
DGSS Deutsche Gesellschaft zum Studium des Schmerzes
DMSO Dimethylsulfoxid
DNA deoxyribonucleic acid (Desoxyribonucleinsäure)
DNQP Deutsches Netzwerk für Qualitätsentwicklung in der Pflege
ECPA Échelle comportementale de la douleur pour personnes âgées non communicantes (Schmerzskala)
ED extended disease
EGFR epidermal growth factor receptor
EK Erythrozytenkonzentrat
EONS European Oncology Nursing Society
EORTC European Organisation for Research and Treatment of Cancer
EPV Epstein-Barr-Virus
ERCP endoskopisch-retrograde Cholangio-Pankreatikografie
FAB-Klassifikation französisch-amerikanisch-britische Klassifikation
FAC Fluorouracil, Adriamycin, Cyclophosphamid (Zytostatikakombination)
FAP familiäre adenomatöse Polyposis
FEC 5-FU, Epirubicin, Cyclophosphamid (Zytostatikakombination)
FFP fresh frozen plasma
FIGO Fédération Internationale de Gynécologie et D'Obstétrique
FRS Faces Rating Scale (Schmerzskala)
G-CSF granuloyztenkolonienstimulierender Faktor
GIT Gastrointestinaltrakt
GVHD graft versus host disease (Transplantat-Wirt-Reaktion)
GVL graft versus leukemia
Gy Gray (Maßeinheit für Strahlenenergiedosis)
Hb Hämoglobin
HCC hepatocellular carcinoma (hepatozelluläres Karzinom)
HCG humanes Choriongonadotropin (Tumormarker)
HDT Hochdosistherapie
HER-2-neu humaner epidermaler Wachstumsfaktor
HFS Hand-Fuß-Syndrom
HLA humanes Leukozyten-Antigen
HNPCC hereditary non-polyposis colorectal carcinoma
HPV humanes Papilloma-Virus
IMRT intensitätsmodulierte Radiotherapie
KID Krebsinformationsdienst
KM Knochenmark
KMP Knochenmarkpunktion
KMT Knochenmarktransplantation
LCIS lobular carcinoma in situ (lobuläres Carcinoma in situ)
LD limited disease
LDH Laktatdehydrogenase
LH luteinisierendes Hormon
LHRH luteinisierendes Hormon-releasing-Hormon
LITT laserinduzierte Thermotherapie
LP Lumbalpunktion
MALT mucosa associated lymphoid tissue (schleimhautassoziiert)

MASCC Multinational Association of Supportive Care in Cancer
MCT medium-chain triglycerides
MDS myelodysplastisches Syndrom
min Minute(n)
MM multiples Myelom
MRI magnetic resonance imaging (Kernspintomografie)
MRS Magnetresonanzspektroskopie
MRT Magnetresonanztomografie (Kernspintomografie)
NANDA North American Nursing Diagnosis Association
NCI National Cancer Institute
NHL Non-Hodgkin-Lymphom
NMR nuclear magnetic resonance (Kernspintomografie)
NRS numerische Rating-Skala (Schmerzskala)
NSB Nabelschnurblut
NSCLC non small cell lung cancer (nicht-kleinzelliges Bronchialkarzinom)
NYHA New York Heart Association
ÖGD Ösophago-Gastro-Duodenoskopie
ONS Oncology Nursing Society
PCO polyzystische Ovarien
PD programmed death
PD-L programmed death ligand
PEG perkutane endoskopische Gastrostomie
PEI perkutane Äthanolinstillation
PEJ perkutane endoskopische Jejunostomie
PEP Putting Evidence into Practice (Initiative der ONS)
PES-Schema Pflegediagnosetitel-Einflussfaktoren-Symptome-Schema
PET Positronenemissionstomografie
PET-CT Kombination aus Positronenemissions- und Computertomografie
PPE palmar-plantare Erythrodysästhesie
PSA prostataspezifisches Antigen (Tumormarker)
pSZT periphere Stammzelltransplantation
PTBS posttraumatische Belastungsstörung
PTSD posttraumatic stress disorder (posttraumatisches Stresssyndrom)
RFTA Radiofrequenz-Thermoablation
RH Releasing-Hormon
RTOG Radiation Therapy Oncology Group
SAPV spezialisierte ambulante Palliativversorgung
SCC Squamous-Cell-Carcinoma-Antigen (Tumormarker)
SCLC small cell lung cancer (kleinzelliges Bronchialkarzinom)
SIADH Syndrom der inadäquaten ADH-Sekretion
SMN sekundäre maligne Neoplasie
SZ Stammzellen
SZT Stammzelltransplantation
TACE transarterielle Chemo-Embolisation
TBI total body irradiation (Ganzkörperbestrahlung)
TCM traditionelle chinesische Medizin
TENS transkutane elektrische Nervenstimulation
TIA transitorische ischämische Attacke
TK Thrombozytenkonzentrat
TKI Tyrosinkinaseinhibitoren
TNM-Klassifikation Tumorklassifikation nach **T**umorgröße und -ausdehnung, Lymphknotenmetastasen (**n**odi) und Fern**m**etastasen
TRAM transversaler Rectus-abdominalis-Muskel
TT therapeutic touch
TUR transurethrale Resektion
UICC Union internationale contre le cancer
VAS visuelle Analogskala (Schmerzskala)
VEGF vascular endothelial growth factor
WCRF World Cancer Research Fund
WHO World Health Organization (Weltgesundheitsorganisation)
ZVD zentraler Venendruck
ZVK zentraler Venenkatheter

Inhaltsverzeichnis

KAPITEL

1 Was ist Krebs?

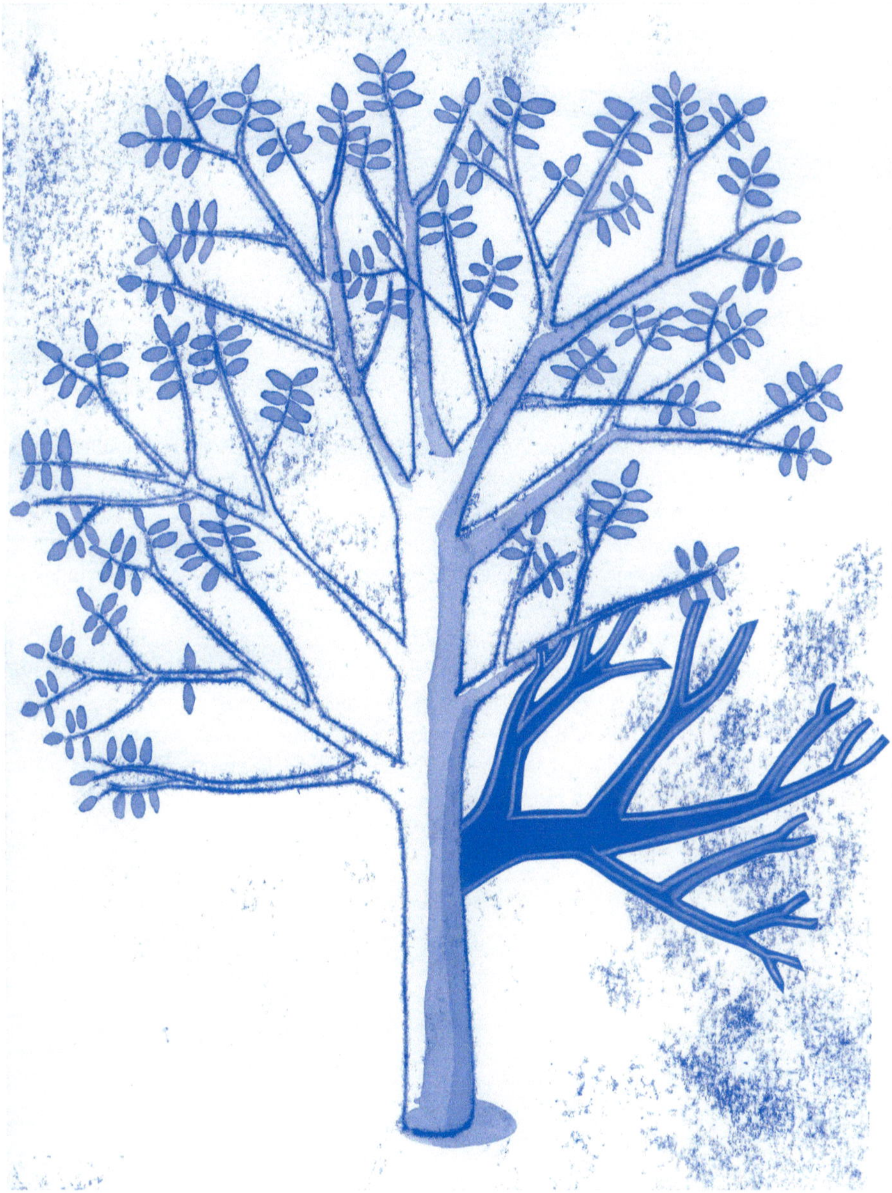

Weltweit erkranken jedes Jahr etwa 14 Millionen Menschen an Krebs [1] – das entspricht etwa der 10-fachen Einwohnerzahl von München. In Deutschland sind nach Angaben des Robert Koch-Instituts pro Jahr etwa 480.000 Menschen betroffen, d. h. jeden Tag erfahren etwa 1.300 Menschen in Deutschland die Diagnose Krebs [2]. Krebs ist damit nach den Herz-Kreislauf-Erkrankungen die zweithäufigste Krankheitsursache. Aber Krebs ist nicht nur deshalb eine bedrohliche und immer noch „unfassbare" Krankheit. „Es war, als hätte man mir den Boden unter den Füßen weggezogen." So kommentierte ein Patient die Situation, als er von seiner Diagnose erfuhr.

Was ist das für eine Krankheit, die Menschen aus ihrer „Wirklichkeit stürzen lässt", wie ein anderer Patient das beschreibt? Was ist Krebs?

„Krebs ist ein Problem der Zelle!" Diese Behauptung stellte der Arzt Theodor Boveri aus Jena schon 1914, also vor etwa 100 Jahren, auf. Eine Aussage, die nach wie vor gültig ist. Wenn man also die Krankheit Krebs verstehen will, muss man die kleinste „Baueinheit" des Körpers, die Zelle, verstanden haben.

1.1 Die Zelle

Eine Ei- und eine Samenzelle finden einander und verschmelzen miteinander – ein neues Menschenleben nimmt seinen Anfang, ein Mensch entsteht. Nach der Verschmelzung beginnt das Wachstum und mit dem Wachstum die Differenzierung, es entstehen verschiedenste Zellen und Zellverbände mit ganz unterschiedlichen Funktionen.

Wenn der Mensch erwachsen ist, gibt es in ihm ca. 30.000 Billionen Zellen. Und alle erfüllen eigene Aufgaben! So ist die Zelle das kleinste und gleichzeitig das größte Wunder des Körpers.

Jede Zelle ist im Grunde vergleichbar mit einer kleinen Firma, die Aufträge annimmt und bearbeitet. Sie produziert die notwendige Energie für ihre Arbeit selbst, leitet deren Ergebnisse weiter und sorgt eigenständig für neue Mitarbeiter, indem sie sich verdoppelt. Sie kann sich allerdings auch dafür entscheiden, dass der Betrieb eingestellt wird.

Einige Beispiele für die Aufgaben von Zellen: Hautzellen, die laufend erneuert werden, sorgen z. B. dafür, dass Wunden heilen. Bestimmte Zellen leiten Schmerzreize an das Gehirn weiter, Muskelzellen bewirken, dass sich der Mensch bewegen kann, Eizellen warten darauf, befruchtet zu werden, und Samenzellen, dass sie sich mit den Eizellen verbinden können. Blutzellen transportieren Sauerstoff an die Orte im Körper, wo er gebraucht wird, die Zellen der Langerhans-Inseln in der Bauchspeicheldrüse produzieren u. a. Insulin, Zellen auf der Zunge schmecken, die Riechzellen riechen usw.

1.2 Funktion der Zelle

Um zu verstehen, was Krebs ist, ist es wichtig, sich zunächst gesunde Zellen anzuschauen: Wie sind sie gebaut? Wie funktionieren sie?

Zellaufbau

Im Inneren der Zelle befindet sich der **Zellkern** (➤ Abb. 1.1). Er ist das Kernstück und bildet die Schalt- und Kontrollzentrale, die alle Informationen enthält, damit die Zelle leben, wachsen, sich teilen und funktionieren kann. Im Zellkern befindet sich zudem der Bauplan, das Erbgut, das bei der Fortpflanzung weitergegeben wird. Umgeben wird der Zellkern von **Zytoplasma,** das wiederum von einer Hülle geschützt wird, der **Zellmembran.** An der Oberfläche dieser Hülle auf der Zellmembran sitzen verschiedene Empfänger, sog. **Rezeptoren,** die Nachrichten aufnehmen und ins Innere weiterleiten. Sie ragen wie Antennen aus der Zelloberfläche heraus, und sie wirken auch so: Sie nehmen über **Liganden** (kleine Moleküle, die sich an die Antennen anheften) „Befehle" oder Botschaften auf. Diese Botschaften werden über eine Kette von Botenstoffen – das nennt man Signalübermittlung – an den Zellkern weitergegeben. Dann entscheidet der Zellkern, ob die Zelle z. B. wachsen, sich teilen oder in den programmierten Zelltod übergehen soll.

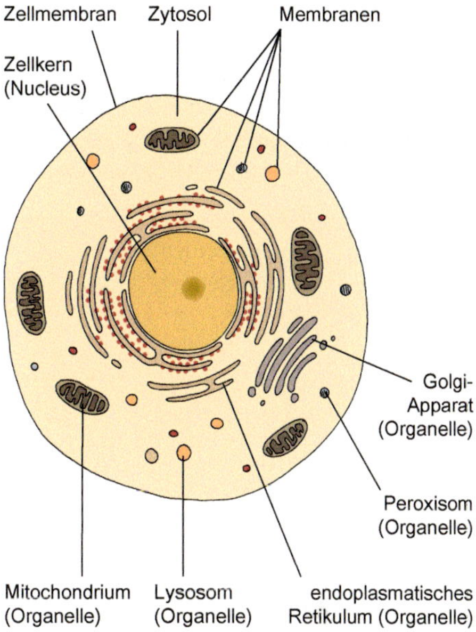

Abb. 1.1 Zelle und ihre Strukturen [L190]

Zellzyklus

Menschen durchlaufen einen bestimmten Lebenszyklus: Säuglingsalter, Kindheit, Pubertät, Erwachsensein, Alter, Tod. Ebenso durchlaufen Zellen einen Lebenszyklus, den sog. Zellzyklus, der unterschiedlich lang sein kann: Rote Blutkörperchen leben z. B. etwa 120 Tage, Mundschleimhautzellen etwa sieben Tage, Nervenzellen evtl. so lang wie der Mensch, zu dem sie gehören.

Dabei durchlaufen die Zellen verschiedene **Lebensphasen:** G0-, S-, G1-, G2, M-Phase (die eigentliche Zellteilungsphase) bis zum Zelltod (Apoptose). Auf die einzelnen Phasen wird im Kapitel „Zytostatika" (➤ 4.2) näher eingegangen.

Im Lauf des Lebens, d. h. während die Zellen ihre Lebenszyklen durchlaufen, können sich Fehler einschleichen. Man weiß noch nicht genau, wie das passiert, aber es geschieht … So können Zellen beginnen, sich im Übermaß zu teilen, was zur Entstehung von Zellmengen führt, die vom Organismus nicht mehr beherrscht werden können. Oder Blutzellen im Knochenmark teilen sich so überschießend, dass sie den gesunden Blutzellen im Knochenmark den Raum zum Leben nehmen. Oder unfertige oder noch nicht ausgereifte Blutzellen können aus dem Knochenmark ins Blut übertreten, wo sie noch gar nicht sein sollten, und es manifestiert sich eine Leukämie. Während des Vorgangs der Zellteilung können sich auch **Mutationen** einstellen, d. h. Veränderungen an den Genen, die dazu führen, dass sich Zellen ständig in unkontrollierter Weise weiterteilen und ein bösartiger Tumor entsteht.

Alle diese Veränderungen sind Zellfehler: Die Zellen **entarten** – sie „schlagen aus der Art", sind nicht mehr „artig", passen nicht mehr zum Rest der Familie, zu der sie gehören, d. h. sie werden zu Tumorzellen.

Wichtig

Wie in jeder Firma können auch in Körperzellen Fehler wieder ausgebessert werden. Diese Reparaturfähigkeit kann geschädigten Zellen helfen, wieder „gesund" zu werden, d. h. nicht aus jedem „Zellfehler" entsteht Krebs!

1

1.3 Gutartige und bösartige Zellveränderungen

Die Veränderungen der Zellen in Tumoren können gutartig (benigne) sein oder bösartig (maligne) – die bösartigen Veränderungen nennt man Krebs.

Wichtig

Das Wort Tumor sagt noch nichts darüber aus, ob das betreffende Gewebe gut- oder bösartig ist. Tumor heißt eigentlich nur „Schwellung“ – wird aber sehr oft nur für bösartige Tumoren verwendet.

Benigne Tumoren

Benigne Gewebeveränderungen zeichnen sich dadurch aus, dass sie zwar wachsen und das Nachbargewebe „be-“ oder verdrängen, aber sie wachsen weder in das Nachbargewebe hinein und zerstören dieses gar, noch bilden sie Tochtergeschwülste.

Beispiele für gutartiges Zell- bzw. Gewebewachstum:

- **Hyperplasie** ist die Größenzunahme eines Gewebes oder Organs durch eine Zunahme der Zellzahl. Beispiel: die Gebärmutterschleimhaut, die sich vor dem Eisprung aufbaut, um sich auf die Aufnahme eines befruchteten Eis vorzubereiten.
- **Hypertrophie** ist eine physiologische, d. h. nicht krankhafte Größenzunahme des Zellvolumens bei gleichbleibender Zellzahl, z. B. wachsen bei einem Sportler die Herzmuskelzellen und er bekommt ein sog. Sportlerherz, einen großen Herzmuskel.

Maligne Tumoren

Einige Merkmale, die typisch für einen bösartigen Tumor, also eine Krebserkrankung, sind:

1. Tumorzellen wachsen ungehemmt – und sie wachsen auch in umliegendes Gewebe hinein und zerstören es dadurch **(Infiltration).**
2. Tumorzellen altern nicht **(fehlende Seneszenz).** Bei normalen Zellen werden die sog. Telomere (Teile der DNA) „aufgebraucht“, die Zelle altert. Bei Tumorzellen werden diese Telomere immer wieder neu aufgebaut.
3. Tumorzellen schalten ihr **Apoptoseprogramm** ab, d. h. sie sterben nicht (Apoptose = natürlicher, „programmierter Zelltod“).
4. Tumorzellen regen die Neubildung von Blutgefäßen **(Angiogenese)** an.
5. Tumorzellen können den **T-Zellen** entkommen (T-Zellen sind die Blutzellen, die für die Immunantwort des Körpers wichtig sind, sie helfen dem Körper bei der Abwehr von „Fremdlingen“), d. h. die körpereigene Immunantwort greift nicht mehr.
6. Tumorzellen können weiterwandern und Tochtergeschwülste bilden, sog. **Metastasen** (➤ Abb. 1.2). Metastasen sind sekundäre Krankheitsherde, die als Folge einer Absiedelung von Tumorzellen des ursprünglichen Tumors entstehen. Die Tumorzellen brechen in Lymphbahnen ein und werden mit dem Lymphstrom zu anderen Körperstrukturen transportiert (lymphogene Metastasierung) oder sie wandern mit dem Blutstrom in andere Organe (hämatogene Metastasierung) oder sie wandern entlang anatomischer Strukturen in andere Organe oder Hohlräume, z. B. in den Bauchraum. Unterwegs können die Zellen in weiteren Organen haltmachen und deren Funktion beeinträchtigen.
   Eigentlich ist es diese Fähigkeit der Krebszellen zu metastasieren, die der Grund ist, warum eine Krebserkrankung „so schlimm“ ist: Da Tumorzellen sich frei bewegen können, können sie überall Gewebe zerstö-

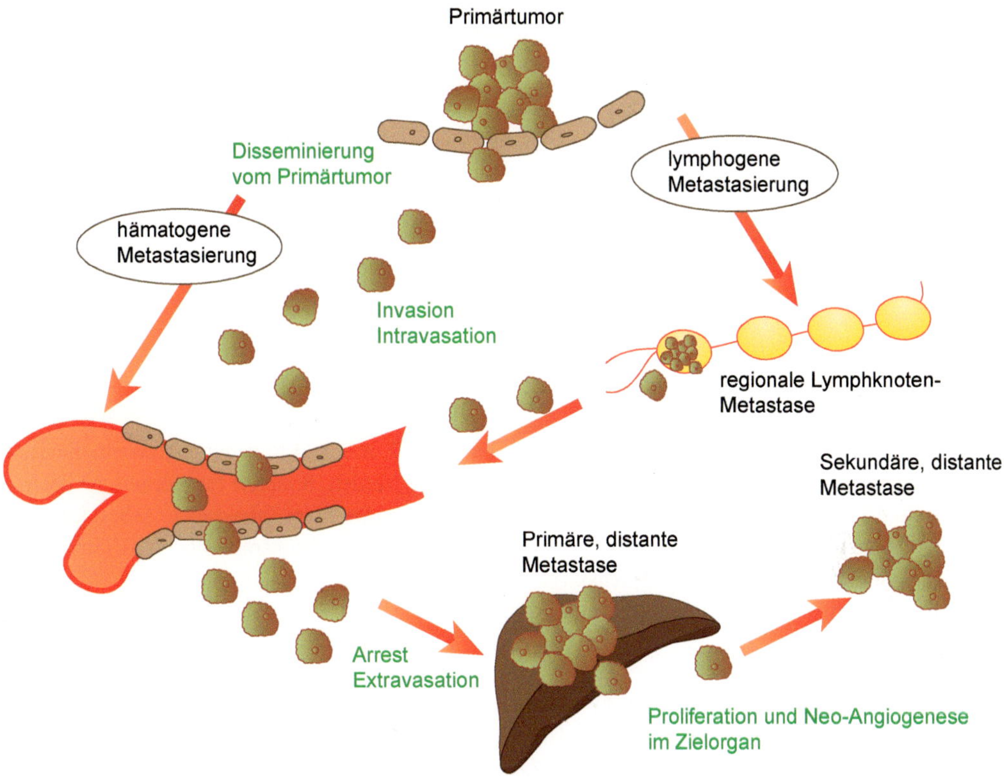

Abb. 1.2 Metastasierung am Beispiel des Dickdarmkarzinoms [L138]

ren und sind dann nur noch schwer durch eine Therapie in den Griff zu bekommen. Tumorzellen wandern in einen Bereich, der für das betroffene Organ typisch ist – so wandern Dickdarmkrebszellen am liebsten in die Leber, Prostatazellen in die Knochen, Mammakarzinomzellen in die Lunge und in die Leber usw. und es entstehen dort Metastasen, die zu spezifischen Problemen führen.

1.4 Ursachen der Entartung

Warum kommt es zu dieser Entartung? Hier werden sowohl physische als auch psychische Ursachen diskutiert.

1.4.1 Physische Ursachen

Ist Krebs eine erbliche Krankheit?

Die genetischen Informationen, d.h. die Informationen, die an die nächste Zellgeneration weitergegeben werden, finden sich im Zellkern. Bei diesem Prozess der Weitergabe von Informationen können – wie bei jeder Art von Kommunikation – Fehler entstehen, die die Zelle „anders" werden lassen, weil deren Gene durch eine Mutation verändert wurden. Wenn Frauen z. B. das sog. BRCA-Gen (Breast-Cancer-Gen) in sich tragen, kann (muss aber nicht zwingend) bei ihnen Brustkrebs entstehen. Ebenso kann das APC-Gen (Adenomatöse-Poliposis-Coli-Gen) zu Krebs im Dickdarm führen.

Wichtig

Nur ca. 5 % aller Krebserkrankungen sind erblich.

Werden mutierte Gene vererbt, haben die Kinder ein etwas erhöhtes Risiko (etwa 5 %), an entsprechenden Tumoren zu erkranken.

Ist Krebs eine umweltbedingte Krankheit?

Jeder Mensch weiß, dass Rauchen zu Lungenkrebs führen kann. D. h. Schadstoffe in der Umwelt, die in den Körper gelangen, können Zellen so verändern, dass sie bösartig werden. Beispiele für solche schädigenden Substanzen in der Umwelt sind Rußpartikel im Tabak oder toxische Stoffe im Tabakrauch, Asbest (mögliche Ursache für Lungenkrebs), ionisierende Strahlen (mögliche Ursache für Leukämien) oder UV-Strahlen im Sonnenlicht (mögliche Ursache für Hautkrebs).

Insgesamt sind umweltbedingte Krebserkrankungen eher selten.

Ist Krebs eine Infektionskrankheit?

Tatsächlich weiß man, dass bestimmte Viren oder Bakterien die Entstehung von Krebs begünstigen können. So kann z. B.

- das Papilloma-Virus (humanes Papilloma-Virus, HPV) Krebs des Gebärmutterhalses (Zervixkarzinom) und HNO-Krebs begünstigen,
- das Bakterium *Helicobacter pylori* über eine Infektion der Magenschleimhaut zur Bildung von Ulzera (gutartigen Geschwüren) führen und maligne Magenlymphome, gelegentlich sogar ein Magenkarzinom auslösen,
- das Epstein-Barr-Virus (EBV) zu Lymphknotenkrebs führen.

Ist Krebs eine Folge gesundheitsschädlicher Lebensführung?

Zu einer gesunden Lebensführung gehören eine gesunde Ernährung, Bewegung und der eingeschränkte Genuss von sog. „Genussmitteln".

Rauchen: Das Verhalten, das die Gesundheit am allermeisten schädigt, ist das Rauchen – es fördert die Zellentartung und damit das Krebswachstum.

Alkohol: Regelmäßiger Alkoholgenuss kann die Entwicklung bestimmter Krebsarten begünstigen. Je mehr Alkohol getrunken wird, umso höher ist das Erkrankungsrisiko für Leber-, Pankreas- und Dickdarmkrebs. Nach Aussage der Deutschen Krebsgesellschaft steigt das Risiko für Mundhöhlen-, Rachen- und Speiseröhrenkrebs schon ab 10 g Alkohol pro Tag. Experten empfehlen deshalb für Männer höchstens 20 g, für Frauen 10 g Alkohol pro Tag. [3]

Bewegung: Kann Bewegungsmangel krank machen? Hier gehen Experten davon aus, dass Sport ein „Antikrebsmittel" ist. Bei Menschen, die sich weniger als vier Stunden pro Woche bewegen, ist die Krebsrate höher. Als Prävention empfiehlt die Deutsche Krebsgesellschaft: Je mehr Bewegung, umso größer der Effekt.

Besonders vorteilhaft ist eine Kombination von Kraft- und Ausdauertraining, kombiniert mit Übungen zur Förderung von Flexibilität und Koordination. Empfohlen werden 18–25 MET pro Woche, dabei entspricht 1 MET *(metabolic equivalent task)* dem Energieverbrauch von 1 kcal pro Kilogramm Körpergewicht pro Stunde. Besonders günstige Sportarten: Schwimmen (= 8 MET pro Stunde), Fußballspielen, Langlaufen oder Joggen (je 7 MET), Radfahren oder Walken (je 4 MET), Hausarbeit (4–5 MET). [4]

Ernährung: Kann auch eine falsche Ernährung krank machen? Sicher ist, dass Übergewicht z. B. zu Herz-Kreislauf-Problemen führen kann. Aber können Ernährungsfehler zu Krebs führen? Darüber wurde und wird viel diskutiert, eindeutige Beweise fehlen bisher jedoch. „Verdächtigt" wird hier z. B.

- ein hoher Fettkonsum, vor allem von tierischem Fett
- ein hoher Konsum von Fleisch, vor allem von rotem Fleisch (u. a. Rind-, Schweine- oder Lammfleisch)
- Zubereitungsarten, bei denen karzinogene (krebserregende) Stickstoffverbindungen entstehen, z. B. wenn das Fleisch durch offenes Grillfeuer angekohlt ist
- bestimmte Giftstoffe, z. B. Aflatoxine (Pilz: *Aspergillus flavus*), die sich in schlecht gelagerten Nahrungsmitteln finden
- ein „Ernährungsdefizitfaktor", d. h. geringer Verzehr von Obst und Gemüse sowie ballaststoffarme Kost.

Rein statistisch findet man allerdings Zusammenhänge zwischen Ernährungsstilen und der Krebshäufigkeit: So leiden Asiaten, die in ihrer Kindheit viele Sojaprodukte gegessen haben, seltener an Krebserkrankungen. Dagegen erkranken in Japan und China sehr viele Menschen an Magenkrebs. Andererseits weisen Japaner, die in die USA ausgewandert sind und dort andere Ernährungsgewohnheiten angenommen haben, eine deutlich geringere Magenkrebsrate auf als Japaner, die ihre asiatischen Ernährungsgewohnheiten beibehielten. Des Weiteren stehen Bewegungsmangel und damit einhergehendes Übergewicht im Verdacht, eine Krebsentstehung zu begünstigen. Aber auch hier fehlen noch aussagekräftige Beweise durch Studien. Die Theorie dahinter: Wenn der Mensch sich bewegt, bewegen sich auch die Zellen, und aktive Zellen bleiben frisch und gesund.

1.4.2 Psychische Ursachen

Immer wieder vermutet man, dass bei der Krebsentstehung obendrein seelische Faktoren wie Stress, Trauer und andere seelische Belastungen eine Rolle spielen können. Aber kann Stress wirklich Krebs auslösen? Gibt es eine sog. Krebspersönlichkeit, d. h. Menschen mit einer bestimmten Wesensart, die eine Krebsentstehung begünstigen kann?

Schon Hippokrates, ein griechischer Arzt, der vor 2500 Jahren gelebt hat, hatte den Eindruck, dass Frauen mit Brustkrebs einen Hang zur Melancholie haben. Sogar heutzutage glauben viele Menschen – und hier sind Profis wie Mediziner und Pflegende nicht ausgenommen –, dass es Menschen„typen" gibt, die krebsanfällig sind oder tatsächlich an Krebs erkranken. Auch Patienten selbst finden oft eine Ursache für ihre Erkrankung in ihrer Lebensführung („Ich habe Krebs bekommen, weil ich immer zu allem Ja und Amen gesagt habe" oder: „Weil mein Mann fremdgegangen ist und ich mir das gefallen habe lassen" – so Aussagen von Patientinnen). Dies bezeichnet man als **subjektive Krankheitstheorie** – ein persönliches Gedankengebäude, mit dessen Hilfe sich Patienten das „Unfassbare" erklären.

Die Forschung in diesem Bereich kann diese Vermutung nicht bestätigen, im Gegenteil: Menschen mit der Diagnose Krebs sind so unterschiedlich, wie Menschen eben sind, und es gibt keinen Anlass zu glauben, dass Krebs psychisch oder stressbedingt ist.

Aber immer ist eine Krebsdiagnose eine psychische Belastung, auf die Menschen ganz unterschiedlich reagieren können – je nachdem, mit welcher Persönlichkeit sie ausgestattet sind, wie sie Belastungen verarbeiten und welche Ressourcen ihnen zur Verfügung stehen. Manche Patienten reagieren mit Irritation und Aggression, viele aber mit stiller Verzweiflung, mit einem depressiven Rückzug – was jedoch nicht heißt, dass sie grundsätzlich depressive Menschen sind. Es kann sehr hilfreich sein, die subjektiven Krankheitstheorien eines Patienten zu verstehen – sie können helfen, sich besser in seine Gedanken und seine Lebenssituation einzufühlen.

Die Diskussion vermeintlicher Ursachen einer Krebserkrankung mündet im besten Fall in ein Nachdenken darüber, wie einer Krebserkrankung vorgebeugt werden und wie man sie verhindern kann. Das folgende Kapitel widmet sich demnach dem Thema Prävention (➤ Kap. 2).

ZITIERTE LITERATUR

1 www.wcrf.org/cancer_statistics/world_cancer_statistics.php (letzter Zugriff: 19.7.2016).
2 Robert Koch-Institut (RKI). Krebs in Deutschland 2011/2012. www.krebsdaten.de (letzter Zugriff: 19.7.2016).
3 www.krebsgesellschaft.de/onko-internetportal/basis-informationen-krebs/bewusst-leben/alkohol-und-krebserkrankungen.html (letzter Zugriff 5.9.2016).
4 www.krebsgesellschaft.de/onko-internetportal/basis-informationen-krebs/basis-informationen-krebs-allgemeine-informationen/sport-bei-krebs-so-wichtig-wie-.html (letzter Zugriff 5.9.2016).

KAPITEL

2 Prävention und Früherkennung

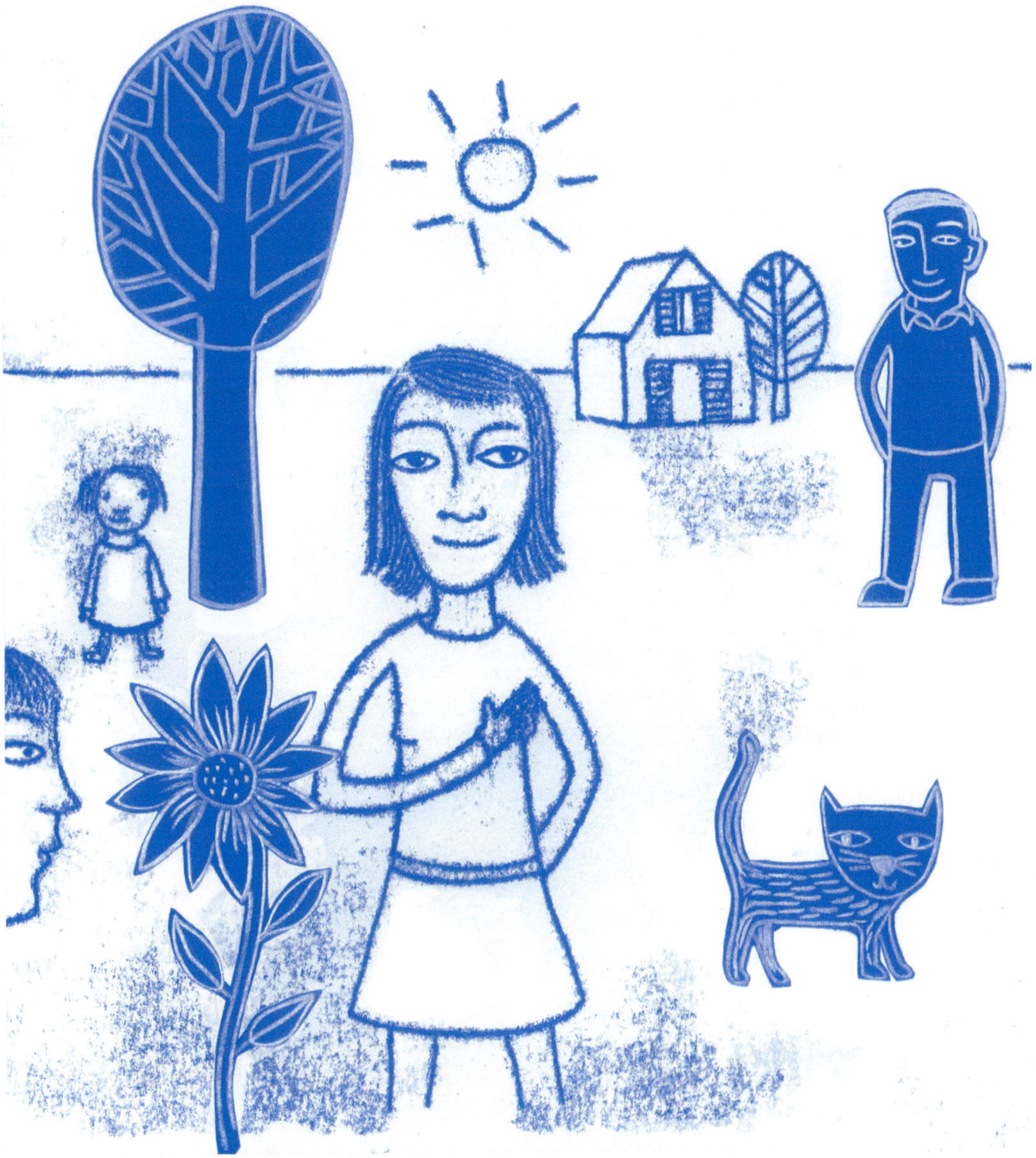

Der Begriff Prävention bedeutet Vorbeugung. Dabei unterscheidet man zwischen primärer, sekundärer und tertiärer Prävention.

- **Primäre Prävention:** Maßnahmen, die der Gesunderhaltung dienen: z. B. nicht rauchen, gesunde Ernährung, viel Bewegung …
- **Sekundäre Prävention:** Früherkennungsmaßnahmen, z. B. Mammografie der Brust, Untersuchung von Blut im Stuhl. **Achtung:** Fälschlicherweise wird hierfür oft der Begriff „Vorsorgeuntersuchung" gebraucht, jedoch kann z. B. eine Röntgenuntersuchung der Brust weder gegen Krebs vorsorgen noch ihn verhindern – diese Untersuchung sorgt lediglich dafür, dass eine Veränderung der Brust frühzeitig erkannt wird. Allerdings kann natürlich bei einer sog. Vorsorgeuntersuchung z. B. ein Darmpolyp, die Vorstufe einer Krebserkrankung, erkannt und entfernt werden und damit einer Krebserkrankung tatsächlich vorgebeugt werden.
- **Tertiäre Prävention:** Maßnahmen der Nachsorge nach überstandener Krankheit, z. B. Rehabilitationsmaßnahmen oder die Krebsnachsorge.

Kann man also durch seinen Lebensstil Krebs verhindern, z. B. durch Bewegung, durch stressfreies Leben, durch die Einnahme von Tabletten, Vitaminen oder Nahrungsergänzungsmitteln, durch positives Denken oder durch die Pflege von Körper, Geist und Seele? Eine schwierige Frage, auf die es keine eindeutige Antwort gibt.

Im WCRF-Report (World Cancer Research Fund) werden folgende **Empfehlungen für eine präventive Lebensführung** ausgesprochen [1] [4]:

- **Bewegung** (➤ Abb. 2.1)
  - Bewegen Sie sich: Täglich 30–60 Minuten Bewegung sollten Teil ihres Alltags werden.
  - Bleiben Sie so schlank wie möglich (BMI 21–25), ohne untergewichtig zu werden.
- **Vermeidung von Schadstoffen**
  - Rauchen Sie nicht.
  - Begrenzen Sie die Alkoholzufuhr. Die Deutsche Krebsgesellschaft empfiehlt z. B. max. 10 g Alkohol pro Tag für Frauen (entspricht 0,25 l Bier oder 0,1 l Wein) und 20 g Alkohol für Männer – und dies möglichst nicht jeden Tag.
  - Schützen Sie sich selbst und Ihre Kinder vor der Sonne.
- **Ernährung**
  - Bevorzugen Sie Lebensmittel mit niedriger Energiedichte, d. h. einem Kaloriengehalt von weniger als 225 kcal pro 100 g, und meiden Sie Zucker – auch in Getränken-, Fett und ballaststoffarme Nahrungsmittel.
  - Meiden Sie rotes Fleisch (weniger als 300 g/Woche) und durch Pökeln, Räuchern oder Salzen haltbar gemachtes Fleisch.
  - Essen Sie keine verschimmelten Lebensmittel.
  - Essen Sie vor allem und variiert Nahrungsmittel pflanzlichen Ursprungs: Gemüse und Obst (➤ Abb. 2.2), Vollkornprodukte und Hülsenfrüchte. In diesen Lebensmitteln sowie in Pilzen, Kräutern oder Tees sind viele Stoffe ent-

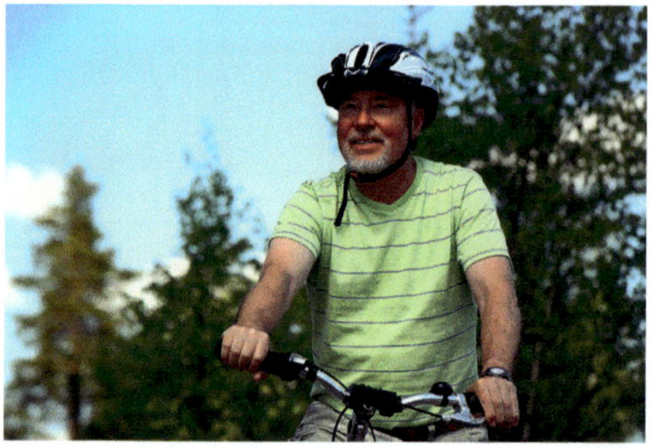

Abb. 2.1 Empfehlung für einen gesunden Lebensstil: Regelmäßige Bewegung an der frischen Luft [J787]

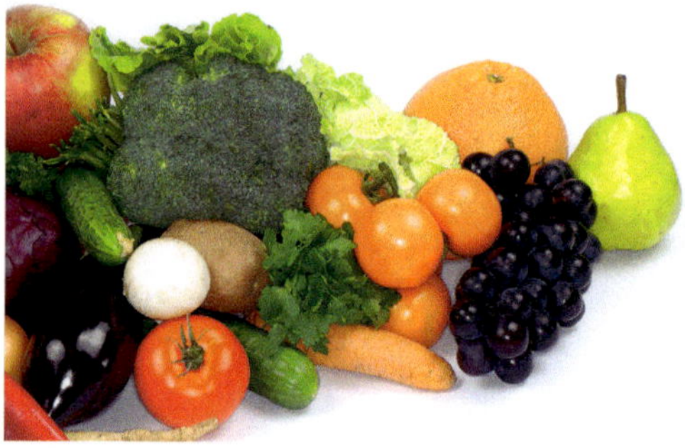

Abb. 2.2 Empfehlung für die Ernährung: Obst und Gemüse enthalten viele Vitamine [J787]

halten, die möglicherweise das Potenzial zur Krebsvorbeugung besitzen. Diskutiert werden z. B. Flavonoide, die sich in stark farbigen Gemüsen wie Paprika oder Rote Bete finden, Katechine in Tees, Resveratrol in Trauben und Rotwein, Genistein in Soja, Indolverbindungen in Kohl (Brokkoli, Grünkohl, Weißkohl …), Lektine in Pilzen, Lycopen in Tomaten. Auch viele andere Substanzen wurden bereits wissenschaftlich untersucht, allerdings konnten aus den Untersuchungsergebnissen bisher keine eindeutigen Ergebnisse abgeleitet werden.
- Meiden Sie Nahrungsergänzungsmittel. Hier gibt es noch keine ausreichenden Nachweise einer krebspräventiven Wirkung – möglicherweise sind die sog. freien Radikale, die sie binden sollen, sogar wichtig und nicht nur an der Entstehung (wie behauptet wird), sondern auch an der Vernichtung unerwünschter Zellen im Körper beteiligt [2].
- Gehen Sie regelmäßig zu Früherkennungsuntersuchungen (Dickdarm, Brust).

Wichtig

Natürliche Vitamine in Lebensmitteln, vor allem in Obst und Gemüsen, fördern unbestritten die Gesundheit. Als isolierte Einzelstoffe in Tabletten geformt oder in großen Mengen genossen, schaden sie möglicherweise mehr, als sie nutzen, und können sogar gefährlich werden [3]!

Mehr über die Chemoprävention, also die Prävention durch chemische Substanzen, zu denen auch Lebensmittel gehören, ist auf den Websites der Deutschen Gesellschaft für Ernährung (DGE, www.dge.de) oder auf den Seiten des Krebsinformationsdienstes (KID, www.krebsinformationsdienst.de) nachzulesen.

Zusammenfassend kann man sagen, dass es in jedem Fall der Gesundheit dient und vielleicht sogar einige Krebsarten verhindern kann, wenn man „gut" lebt

- mit werthaltigen, wertvollen, guten und natürlichen Lebensmitteln,
- mit viel Gemüse und Obst (nach der sog. Fünf-am-Tag-Regel, d. h. fünfmal eine Handvoll Obst und Gemüse – davon am besten drei Hände Gemüse, zwei Hände Obst),
- indem man dem Körper keine oder möglichst wenig toxische Substanzen wie Nikotin oder Alkohol zumutet sowie zu viele Sonnenstrahlen vermeidet,
- indem man sich viel bewegt,
- indem man mit seinem Körper, aber ebenfalls mit seiner Seele und seinem Geist sorgsam umgeht.

ZITIERTE LITERATUR

1 www.krebshilfe.de/wir-informieren/ueber-praevention-frueherk.html (letzter Zugriff: 4.8.2016).
2 www.krebsinformationsdienst.de/behandlung/nahrungsergaenzungsmittel.php (letzter Zugriff: 4.8.2016).
3 www.krebsinformationsdienst.de/themen/risiken/vitamine-und-spurenelemente.php (letzter Zugriff: 4.8.2016).
4 www.wcrf.org/int/research-we-fund/our-cancer-prevention-recommendations (letzter Zugriff 4.8.2016).

KAPITEL

3 Diagnostik und Diagnostikverfahren

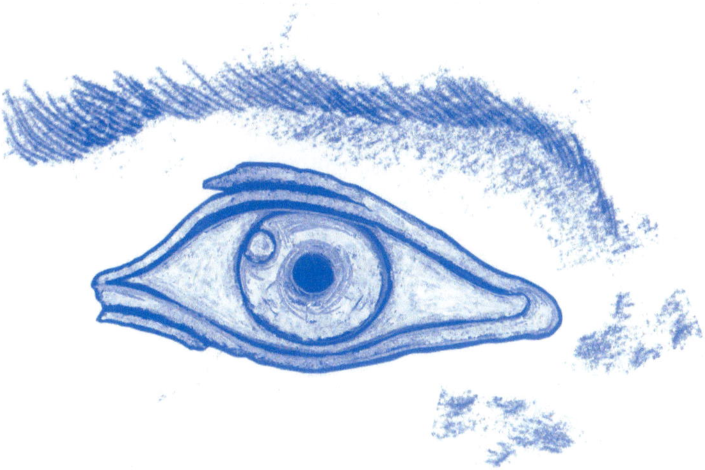

Wenn Zufallsbefunde oder Beschwerden, die den Patienten zum Arzt führen, den Verdacht erwecken, die Ursache könnte eine Tumorerkrankung sein, entstehen oft Angst, Unsicherheit und Ungewissheit, gleichzeitig aber auch die berechtigte Hoffnung, dass „nichts" gefunden wird. Die Phase der Diagnostik beginnt.

Viele Untersuchungsmöglichkeiten stehen zur Verfügung: Moderne Technik, präzise chemische Untersuchungsverfahren usw. können eingesetzt werden, um Veränderungen im Körper, einen Tumor oder gar eine Krebserkrankung zu diagnostizieren:

- Bildgebende Verfahren ermöglichen Bilder vom Inneren des Körpers.
- Mittels endoskopischer Verfahren kann man in den Körper hineinschauen.
- Im Labor können Körperflüssigkeiten bzw. -substanzen untersucht werden (Laborbefunde).
- Dem Körper entnommenes Gewebe und Zellen können im Labor untersucht werden (Histologie bzw. Zytologie).

Diese Untersuchungen bestätigen den Verdacht (positiver Befund) oder heben ihn auf (negativer Befund). Endgültige Gewissheit darüber, ob eine Veränderung gutartig oder bösartig ist, ergibt sich aber erst, wenn das „verdächtige" Gewebe bzw. die Zellen im Labor untersucht sind und deren Entartung bestätigt wird oder nicht.

Dieses Kapitel gibt einen Überblick über wichtige diagnostische Verfahren, die in der Onkologie eingesetzt werden. Der Aufbau der einzelnen Abschnitte soll dabei helfen, mögliche Fragen von Patienten zu beantworten, deshalb sind die Abschnitte nach folgenden Gesichtspunkten gegliedert:

- Was ist das?
- Welche Erkenntnisse kann man aus dieser Untersuchung gewinnen?
- Wie bereiten sich Patienten auf diese Untersuchung vor?
- Wie wird die Untersuchung durchgeführt?
- Was ist bei der Nachsorge zu beachten?

3.1 Bildgebende Verfahren

Bildgebende Verfahren liefern – wie der Name sagt – Bilder vom Körper. Sie erlauben sozusagen einen Blick in das Körperinnere ohne Operation. Die wichtigsten sind: Röntgenuntersuchung (➤ 3.1.1), Computertomografie (CT ➤ 3.1.2), Magnetresonanztomografie (MRT ➤ 3.1.3), Sonografie (➤ 3.1.4), Szintigrafie (➤ 3.1.5).

3.1.1 Röntgenuntersuchung

Röntgen ist ein klassisches und „altes" Untersuchungsverfahren. Mithilfe von elektromagnetischen Wellen, den sog. Röntgenstrahlen (benannt nach Wilhelm Conrad Röntgen, der diese Strahlen erstmals zur Diagnostik verfügbar machte), wird der Körper durchleuchtet und dank der unterschiedlichen Durchlässigkeit der verschiedenen Körpergewebe für Röntgenstrahlen können so innere Strukturen dargestellt werden.

Die Aussagekraft von Röntgenbildern lässt sich erhöhen, indem Kontrastmittel in Körperhöhlen oder in das Gefäßsystem eingebracht werden, z. B. beim Ausscheidungsurogramm, einer Darstellung der ableitenden Harnwege.

Mammografie

Eine sehr wichtige Röntgenuntersuchung ist die **Mammografie,** die hier exemplarisch näher beschrieben wird.

Was ist das?

Die Mammografie ist eine einfache und rasch durchzuführende Untersuchung der Brustdrüse mithilfe von Röntgenstrahlen. Dabei werden die diagnostische Mammografie und das Mammografiescreening unterschieden.

Die **diagnostische Mammografie** kommt als Untersuchungsmethode zum Einsatz, wenn ein Symptom oder ein Tastbefund vorhanden ist, z. B. wenn ein Knoten oder eine Verhärtung in der Brust oder eine Vergrößerung eines Lymphknotens in der Achselhöhle ertastet wurde.

Beim **Mammografiescreening** handelt es sich um dasselbe Untersuchungsverfahren, das jedoch zur Früherkennung durchgeführt wird. Bei der Frau, die untersucht wird, liegt kein Befund vor. Das Ziel ist, eine Veränderung der Brust frühzeitig zu erkennen.

Diese Früherkennungsuntersuchung wird bei Frauen zwischen 50 und 69 Jahren alle zwei Jahre empfohlen (Mammografiescreening-Programm) [1].

Welche Erkenntnisse kann man aus dieser Untersuchung gewinnen?

Die Mammografie ermöglicht eine bildliche Darstellung kleinster Einzelheiten und Veränderungen des Brustgewebes. So können winzige Verkalkungen (Mikrokalk), oft ein erstes Anzeichen einer Karzinomentwicklung, dargestellt werden.

Wie bereitet sich die Patientin auf diese Untersuchung vor?

Da die Mammografie ein Freimachen des Oberkörpers bis zur Taille erfordert, bietet es sich an, leicht ablegbare Kleidung zu wählen. Grundsätzlich ist die Untersuchung zu jedem Zeitpunkt möglich, da aber während der Menstruation und zwei Wochen danach der Flüssigkeitsgehalt der Brust am geringsten ist und somit eine einfachere Durchleuchtung möglich ist, empfiehlt es sich, die Untersuchung in diesem Zeitraum anzusetzen.

Wie wird die Untersuchung durchgeführt?

Für die Aufnahme wird die Brust zwischen dem Röntgengerät und dem Film- bzw. Detektortisch platziert und mit einer Kompressionsplatte vorsichtig zusammengedrückt. Je flacher das Gewebe gedrückt wird, desto besser wird das Röntgenbild und desto niedriger ist die benötigte Strahlendosis. Allerdings kann dieses Zusammendrücken etwas schmerzhaft sein. Die Untersuchung dauert einige Minuten, während dieser Zeit muss die Patientin die vorgegebene Haltung beibehalten.

Was ist bei der Nachsorge zu beachten?

Nach der Mammografie kann die Brust wegen der Kompression des Drüsengewebes noch kurze Zeit schmerzen. Die Strahlenbelastung ist bei modernen Gräten minimal und in Anbetracht des Nutzens der Untersuchung ohne Weiteres zu verantworten.

3.1.2 Computertomografie

Was ist das?

Die **Computertomografie (CT)** ist eine Weiterentwicklung der Röntgenuntersuchung und heute eine der wichtigsten Untersuchungen in der Krebsdiagnostik. Auch hier wird der Körper mithilfe von Röntgenstrahlen durchleuchtet (➤ Abb. 3.1). Tomografie (*griech.* tome = Schnitt) bedeutet Darstellung in Schnitten oder Scheiben, d.h., die Computertechnologie macht es möglich, Schnittbilder von allen Körperebenen herzustellen.

Die Strahlenbelastung ist sehr viel höher als bei einer klassischen Röntgenuntersuchung – deshalb sollte die Untersuchung erst dann gemacht werden, wenn eine schonendere Untersuchung, z.B. eine Ultraschalluntersuchung, nicht ausreicht.

Die Geräte: Heute kommen fast ausschließlich sog. **Spiral-CTs** oder **Mehrzeilen- oder Mehrschicht-CTs** zum Einsatz. Dabei fährt der Untersuchungstisch den Patienten durch das Gerät, während die Röntgenröhre und das Detektorsystem fortlaufend und spiralförmig um ihn rotieren. Der Röntgenstrahl durchdringt den Körper und „zerlegt" ihn optisch in Querscheiben und macht so die Strukturen des Körperinneren sichtbar. Dabei sind mit moderner Technik inzwischen Schichtdicken von weniger als einem Millimeter zu erreichen.

Inzwischen können auch dreidimensionale Bilder erstellt werden, die der Arzt dann drehen und wenden sowie von allen Seiten betrachten kann. (➤ Abb. 3.2).

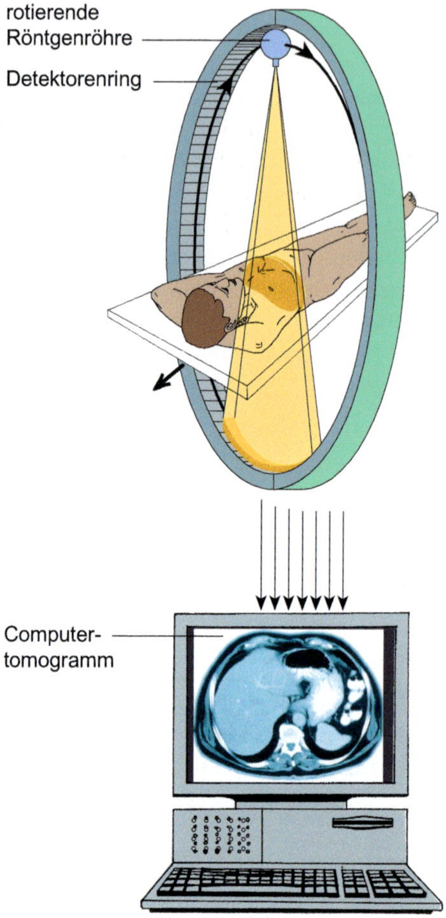

Abb. 3.1 Schematische Darstellung der Arbeitsweise eines Computertomografen. Bei jeder Rotation der Röntgenröhre entsteht ein Schnittbild des Körpers. Nach Vorschieben des Tisches wird die jeweils nächste Körperschicht geröntgt. Die entsprechenden Bilder erscheinen auf einem Computermonitor. [L215]

Welche Erkenntnisse kann man aus dieser Untersuchung gewinnen?

Mit einem CT lassen sich Erkenntnisse über den Zustand der inneren Organe, über vorhandene Flüssigkeitsansammlungen (z.B. Blutungen, Ödeme, Zysten), über Lage und Größe eines Krankheitsherds oder Tumors oder über Veränderungen des Skeletts gewinnen. In der Onkologie werden vor allem folgende Regionen untersucht:

- Kopf: CCT (cranielles CT) bei Verdacht auf Gehirntumoren oder Metastasen
- Skelett-CT bei Verdacht auf Frakturen oder Metastasen
- Abdomen-CT zur Untersuchung des Bauchraums
- Ganzkörper-CT bei Verdacht auf Tumoren im Brust- oder Bauchraum und in den inneren Organen wie Niere, Becken, Leber, Milz, Bauchspeicheldrüse oder des gesamten Skelettsystems beim Plasmozytom usw.

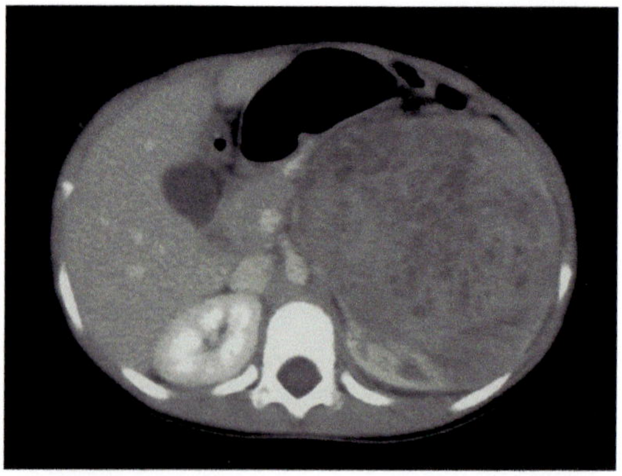

Abb. 3.2 CT des Abdomens bei einem Nierentumor [E409]

Wie bereitet sich der Patient auf diese Untersuchung vor?

Der Patient legt alle metallischen Gegenstände ab (Schmuck, Prothesen usw.). Bei manchen Fragestellungen wird ein Kontrastmittel verabreicht, um Organe und Strukturen noch besser sichtbar zu machen. Dies wird intravenös oder als Trinkflüssigkeit verabreicht. Vor der Untersuchung muss daher die Nieren- und Schilddrüsenfunktion überprüft werden. Mit bestimmten Medikamenten kann es zu Wechselwirkungen mit dem Kontrastmittel kommen (z. B. mit Metformin) – deshalb sollte der Patient über alle Medikamente, die er einnimmt, den Arzt oder die Pflegenden informieren.

Beispiel

Abdomen-CT

Am Tag vor der Untersuchung darf der Patient keine blähenden Speisen zu sich nehmen (z. B. Kohl, Bohnen, Zwiebeln) und zwei Stunden vor der Untersuchung nichts mehr essen und trinken, sodass der Bauchraum möglichst leer ist. Es ist auch sinnvoll, die Blase zu entleeren. Um Darmschlingen von z. B. Lymphknoten unterscheiden zu können, wird oft ca. 90 Min. vor der Abdomenuntersuchung ein Kontrastmittel Schluck für Schluck gereicht, sodass sich der Dünndarm langsam von oben bis unten kontrastiert. Manchmal ist es notwendig, den Enddarm durch einen zusätzlichen Kontrastmitteleinlauf darstellbar zu machen.

Wie wird die Untersuchung durchgeführt?

Das CT-Gerät ist ein sehr großes Gerät und benötigt einen eigenen Raum. Während der Untersuchung liegt der Patient auf einer Liege, die sich langsam in die Öffnung des CT-Geräts hineinbewegt. Zum Schutz vor den Röntgenstrahlen verlässt die Röntgenassistentin während der Untersuchung den Raum, bleibt aber immer in Sichtkontakt und ist über eine Gegensprechanlage mit dem zu Untersuchenden verbunden.

Die Strahlen selbst sind nicht zu spüren, für manche ist es aber unangenehm, allein im Raum zu sein oder in ein Gerät „hineingeschoben" zu werden. Bestehende Ängste können durch eine gute Vorabinformation, evtl. auch durch Medikamente gelindert werden. Die Patienten sollten ruhig und entspannt liegen, die Röntgenassistentin kann durch Atemanweisungen Hilfestellung geben.

Die Untersuchungsdauer hängt von der Fragestellung und von dem zu untersuchenden Gebiet ab. Die eigentliche Datenaufnahme dauert inzwischen meist weniger als eine Minute – Vor-und Nachbereitung nicht mit einbezogen.

Was ist bei der Nachsorge zu beachten?

Die entstandenen Bilder werden vom Radiologen bewertet und das Ergebnis dem Arzt übermittelt, der es dem Patienten mitteilt. Wie bei einer herkömmlichen Röntgenuntersuchung werden die Patienten keine Nachwirkungen spüren. Sie dürfen wieder normal essen und trinken.

Wurde jedoch ein Kontrastmittel verabreicht, sollte in den nächsten beiden Tagen die Trinkmenge erhöht werden, um die Ausscheidung des Kontrastmittels zu forcieren. Nebenwirkungen der Kontrastmittel sind selten, evtl. kann eine Jodallergie auftreten.

3.1.3 Kernspin- oder Magnetresonanztomografie

Was ist das?

3

Die detailgenauen Bilder, die mithilfe der **Kernspin- oder Magnetresonanztomografie (MRT, engl. MRI, NMR)** entstehen, ähneln stark CT-Bildern, obwohl sie auf ganz andere Weise entstehen: Unser Körper besteht zu 70 % aus Wasser, d. h. einer Verbindung aus Wasserstoff und Sauerstoff, Wasserstoff ist also reichlich vorhanden. Die Kerne der Wasserstoffatome im Körper können sich wie winzige Kreisel um ihre eigene Achse drehen (der sog. Kernspin) und erzeugen so ein schwaches, ungeordnetes Magnetfeld. Wenn nun der Körper durch das MRT-Gerät einem starken Magnetfeld (tausendmal stärker als das der Erde!) ausgesetzt wird, werden die Wasserstoffatome gezwungen, sich alle in eine Richtung zu orientieren (ähnlich magnetisierten Eisenspänen). Durch gleichzeitig zugeschaltete Radiowellen nehmen die Wasserstoffatome Energie auf. Schaltet man diese Radiowellen wieder ab, fallen die Atome in ihre ursprüngliche Position zurück und geben dabei die aufgenommene Energie wieder ab, die dann als Bild sichtbar gemacht wird (Magnetresonanz) (> Abb. 3.3).

Der Vorteil gegenüber Röntgen und CT: Es werden keine Röntgenstrahlen eingesetzt, d. h. der Patient ist keiner Strahlenbelastung ausgesetzt.

Besonderheiten der MRT-Technik:

- **MRA** (Magnetresonanzangiografie) zur Darstellung von Blutgefäßen
- **MRS** (Magnetresonanzspektroskopie) zur Darstellung von Stoffwechselaktivitäten im Gewebe. Beispiel: Prostatakrebs – Unterscheidung von Drüsen- und Tumorgewebe
- **fMRT** (funktionelle MRT) zur Darstellung der Durchblutung von Gehirnbereichen. Beispiel: Voruntersuchung vor Gehirntumoroperationen, um Hirnfunktionen erhalten zu können
- **Echtzeit-MRT** zur Beobachtung eines bewegten Objekts in Echtzeit. Beispiel: das schlagende Herz bei Eingriffen unter Sichtkontrolle

Welche Erkenntnisse kann man aus dieser Untersuchung gewinnen?

Die Magnetresonanztomografie ist vor allem zur Darstellung von stark wasserhaltigen Teilen des Körpers geeignet: Sie liefert genaue und differenzierte Bilder. Besonders gut darstellbar sind Gehirn und Hirnmetastasen, Rückenmark, Tumoren im Kopf-Hals-Bereich, Gelenke, Knochenmark. Hier ist die Kernspintomografie auch der Computertomografie überlegen.

Aus der Wirkweise ergibt sich jedoch auch, dass Organe bzw. Strukturen, die wenig Wasser (z. B. Knochen) oder viel Luft (z. B. Lungengewebe) enthalten, nicht gut dargestellt werden.

Wie bereitet sich der Patient auf diese Untersuchung vor?

Das starke Magnetfeld zieht Metallteile an – deshalb sollten alle metallhaltigen Gegenstände abgelegt werden (Schmuck, Zahnprothesen, Münzen, Kreditkarten, Handys usw.). Patienten mit „Metall" im Körper (Implantate, künstlicher Gelenkersatz, Stents, Spiralen, Tätowierungen mit metallhaltigen Farben, Insulinpumpen, Herzschrittmacher oder implantierten Defibrillatoren) können evtl. nicht untersucht werden!

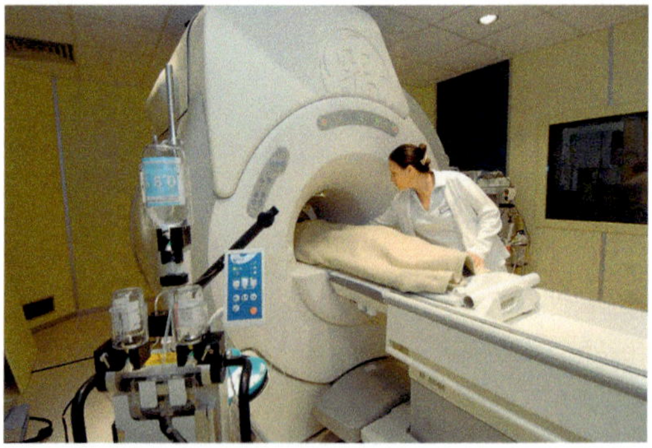

Abb. 3.3 Kernspintomografie [J787]

Wie wird die Untersuchung durchgeführt?

Auch hier wird der zu Untersuchende liegend in ein Gerät hineingefahren. Dabei kann der geringe Durchmesser des Geräts evtl. Engegefühle hervorrufen. Während der Untersuchung, die mehrere Minuten bis zu einer Stunde dauern kann, kommt es durch die starken magnetischen Kräfte zu lauten Klopfgeräuschen. Ohrschützer oder Musik über Kopfhörer können hier Abhilfe schaffen.

Evtl. wird ein Kontrastmittel intravenös verabreicht, das kein Jod, sondern den paramagnetischen Wirkstoff Gadolinium enthält, der zu einer Nierenschädigung führen kann.

Was ist bei der Nachsorge zu beachten?

Da das Magnetfeld nur so lange wirkt, wie die Patienten ihm ausgesetzt sind, sind nach der Untersuchung, d. h. nach dem Verlassen des Magnetfelds, keine Nachwirkungen zu erwarten.

3.1.4 Sonografie oder Ultraschall

Was ist das?

„Ultra“ bedeutet jenseits, d. h., der Begriff **Ultraschall** bezeichnet Schallwellen, die jenseits des Bereichs liegen, der für das menschliche Ohr hörbar ist. Bei der Sonografie (*lat.* sonare = tönen, *griech.* gráphein = schreiben) werden also Schallwellen aufgezeichnet. Die Sonografie arbeitet ohne Strahlen und ohne Magnetfeld.

Hochfrequente Schallwellen werden in den Körper geschickt und treffen dort auf die unterschiedlichsten Gewebearten, die diese Schallwellen reflektieren oder „verschlucken“. So werden Flüssigkeiten durchdrungen, Knochengewebe hingegen nicht. Der Körper reflektiert die in ihn eingedrungenen Schallwellen, was auf dem Bildschirm ein graues Bild sichtbar werden lässt, aus dem erfahrene Ärzte Veränderungen erkennen können (➤ Abb. 3.4).

Eine spezielle Untersuchung ist die **Endosonografie:** Hierbei wird der Schallsender in Körperhöhlen eingebracht, um so bestimmte Hohlräume bzw. Organe, z. B. Speiseröhre, Magen, Vagina oder Uterus, besser untersuchen zu können (➤ 3.2).

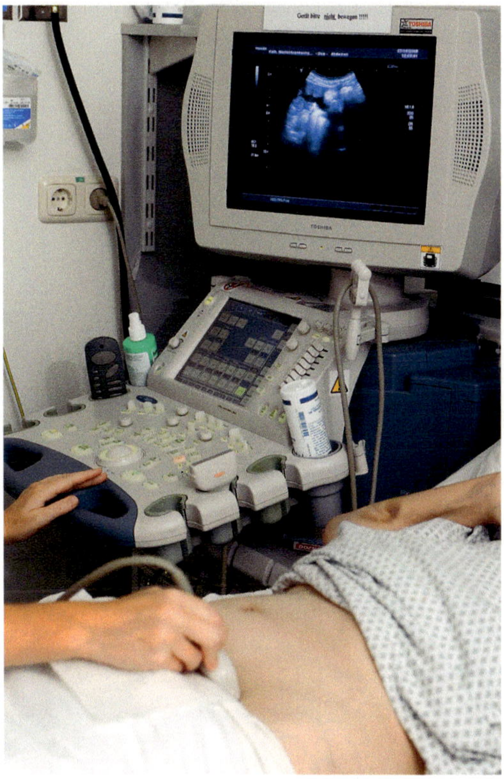

Abb. 3.4 Sonografie des Abdomens [K115]

Welche Erkenntnisse kann man aus dieser Untersuchung gewinnen?

Die Sonografie ist eine sehr aussagekräftige Untersuchung, die Informationen über veränderte Strukturen im Körper gibt. In der Onkologie ist sie vor allem für die Darstellung von Leber, Niere und Halsweichteilen interessant.

Wie bereitet sich der Patient auf diese Untersuchung vor?

Es ist keine spezielle Vorbereitung nötig.

Wie wird die Untersuchung durchgeführt?

Die Untersuchung wird im Liegen durchgeführt. Der Arzt bringt eine gelartige Substanz auf die Körperoberfläche auf, die sich mitunter kalt anfühlt. Auch das Aufdrücken des Schallkopfs auf den Körper kann als Druckschmerz erlebt werden, der aber manchmal unumgänglich ist, um eine gute Bildqualität zu erhalten.

Was ist bei der Nachsorge zu beachten?

Nach der Untersuchung sind lediglich die Reste des Untersuchungsgels abzuwischen. Die Untersuchung hat keine Nachwirkungen.

3.1.5 Szintigrafie

Was ist das?

Eine **Szintigrafie** ist eine nuklearmedizinische Untersuchung. Dabei werden radioaktiv markierte Substanzen in den Körper eingebracht, sog. Radiopharmaka oder **Tracer,** markierte Träger (*engl.* to trace = etwas ausfindig machen). Diese reichern sich in bestimmten Organen oder Geweben unterschiedlich stark an. Mithilfe einer Gammakamera, einer Art Scanner, kann diese Anreicherung und damit der Aktivitätszustand eines Gewebes sichtbar gemacht werden. So können Prozesse und Funktionsverhältnisse dargestellt werden (➤ Abb. 3.5).

Welche Erkenntnisse kann man aus dieser Untersuchung gewinnen?

Die verschiedenen Organe bzw. Körperstrukturen reichern wie erwähnt die verabreichte radioaktive Substanz in unterschiedlicher Weise an. Auf diese Weise kann z. B. eine höhere Stoffwechselaktivität in bestimmten Regionen nachgewiesen werden, die typisch für eine Tumorerkrankung sein kann. Durch die verabreichte Substanz werden die Organe in ihrer Funktion weder während noch nach der Untersuchung beeinträchtigt.

Organe bzw. Organsysteme, die sich für diese Untersuchungsmethode besonders eignen, sind Skelett (➤ Abb. 3.5), blutbildendes System, Lymphgefäße, Bauchspeicheldrüse, Nieren und Schilddrüse.

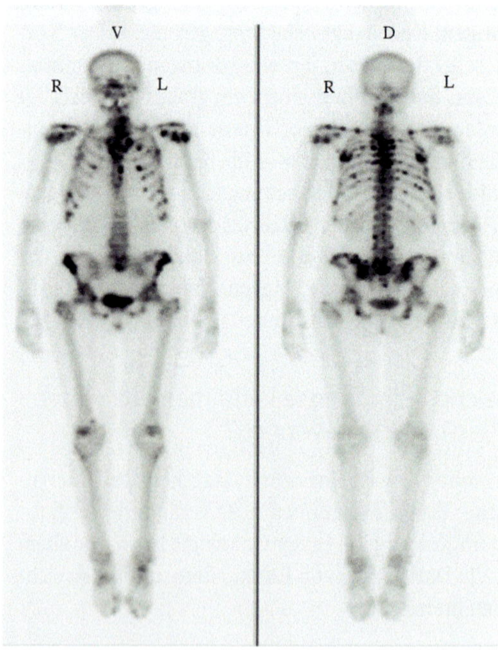

Abb. 3.5 Skelettszintigrafie [F246]

Mit dem Begriff **Hot Spot** werden die Anreicherungsbezirke bezeichnet, d. h. die Regionen, in denen die verabreichte radioaktive Substanz vermehrt gespeichert und damit auch nachgewiesen werden kann.

Wirkweise der Szintigrafie

Knochenmetastasen verursachen „Löcher" im Knochen. Der Körper versucht, mithilfe von Phosphor neue Knochensubstanz aufzubauen. Phosphor wird also vermehrt an der Stelle, wo die Knochenmetastase sitzt, eingelagert und im Szintigramm als Hot Spot sichtbar. Handelt es sich bei der Veränderung des Knochens dagegen um eine reine Osteolyse, d. h., werden wie beim multiplen Myelom (➤ 5.3.3) nur Osteoklasten stimuliert, so sind im Szintigramm keine Veränderungen sichtbar.

Wie bereitet sich der Patient auf diese Untersuchung vor?

Abhängig vom Organ, das untersucht werden soll, muss der Patient unter Umständen nüchtern sein. Evtl. müssen auch bestimmte Medikamente abgesetzt werden, um einer Verfälschung des Ergebnisses vorzubeugen.

Wie wird die Untersuchung durchgeführt?

Dem Patienten wird zuerst eine geringe Menge der Tracersubstanz intravenös verabreicht. Die Art der Tracersubstanz richtet sich nach dem zu untersuchenden Körperteil: Skelett und Lymphsystem werden z. B. mithilfe von Technetium-99 dargestellt, die Schilddrüse mithilfe von Jod. Die Tracersubstanz verteilt sich mit dem Blutstrom im Körper und gelangt so zu den Geweben, die untersucht werden sollen. Diese Zeit der Verteilung im Körper bezeichnet man als **Uptakezeit.** Je nach Organ dauert es einige Stunden (z. B. ca. 4 Stunden bei der Niere) oder sogar mehrere Tage, bis die Substanz am Wirkort angekommen ist.

Nun erst kann die Strahlung, die von dem zu untersuchenden Organ ausgeht, mithilfe der Gammakamera erfasst, sichtbar gemacht und dokumentiert werden. Dazu wird der Patient liegend unter einem Detektor entlangbewegt. Die Aufnahme, bei der ein Strichrasterbild entsteht, dauert einige Minuten bis max. eine halbe Stunde. Anhand der Dichte der Striche erkennt der Radiologe, ob sich im Körper ungewünschte Aktivitäten abspielen.

Was ist bei der Nachsorge zu beachten?

Die Strahlendosis, die verabreicht wird, ist vergleichbar mit der natürlichen Radioaktivität. Solange die radioaktiven Substanzen noch nicht ausgeschieden sind, „strahlen" die Patienten minimal. Dabei handelt es sich allerdings um eine so geringe Strahlenmenge, dass keine besonderen Vorsichtsmaßnahmen getroffen werden müssen. Sicherheitshalber sollte jedoch der Kontakt zu Schwangeren und Kleinkindern einen Tag eingestellt werden, bis die Substanz abgebaut ist. Viel trinken hilft, die Substanzen rasch auszuscheiden.
Die Strahlenbelastung ist mit der einer CT vergleichbar, die Untersuchung völlig schmerzlos.
Das Ergebnis kann der Arzt nach 3–4 Tagen mitteilen.

3.1.6 Positronenemissionstomografie

Was ist das?

Auch die **Positronenemissionstomografie,** kurz PET genannt, ist eine nuklearmedizinische Untersuchung, mit deren Hilfe Stoffwechselaktivitäten in Geweben nachgewiesen werden können.

Welche Erkenntnisse kann man aus dieser Untersuchung gewinnen?

Krebszellen benötigen wegen ihres unkontrollierten und schnellen Wachstums mehr Nährstoffe als gesunde Zellen und haben deshalb einen deutlich höheren Energiebedarf und eine höhere Stoffwechselaktivität (oft um das Zehnfache erhöht im Vergleich zu gesundem Gewebe). Diese erhöhte Aktivität kann im PET sichtbar gemacht werden. Auf diese Weise lassen sich Herde ausfindig machen, die Hinweise auf ein malignes Geschehen im Körper geben. Auch das Ausmaß der Durchblutung eines Gewebes ist erkennbar. Allerdings ist zu beachten, dass nicht nur Tumorgewebe eine erhöhte Stoffwechselaktivität hat, auch entzündliche Prozesse können zu einer solchen erhöhten Aktivität und dadurch evtl. zu einem falsch positiven Befund führen. Kombiniert man CT (➤ 3.1.2) und PET zu einer PET-CT, so kann man Gewebestrukturen **und** deren Stoffwechselaktivität sichtbar machen. Doch die Strahlenbelastung ist bei einer PET-CT deutlich höher als bei einer PET alleine.

Wie bereitet sich der Patient auf diese Untersuchung vor?

Bei der PET sind dieselben Vorbereitungen wie bei der Szintigrafie (➤ 3.1.5) vonnöten. Etwa 1 Stunde vor der PET werden Tracer, die mit einem leicht radioaktiven Material markiert sind, über die Vene in den Körper gebracht. Meist handelt es sich um einen mit radioaktivem Fluor gekoppelten Traubenzucker, weshalb es sinnvoll ist, dass der Patient vor der Untersuchung nüchtern ist, da der Körper den Traubenzucker dann rasch aufnimmt.

Wie wird die Untersuchung durchgeführt?

Die Untersuchung erfordert Geduld: Die Aufnahme selbst dauert zwar nur einige Minuten, meist muss der Patient aber bis zu 1,5 Stunden ruhen, um die Aufnahmen aussagekräftig zu machen. Es kann sein, dass dies dem Patienten leichter fällt, wenn er ein leichtes Beruhigungsmittel erhält, was zudem eine gleichmäßige Verteilung des Tracers begünstigt, da diese durch Muskelarbeit bzw. eine erhöhte Herzfrequenz beeinträchtigt werden könnte. Die Ruhezeit kann durch Lesestoff oder Musik kurzweiliger gestaltet werden.

Was ist bei der Nachsorge zu beachten?

Die Strahlenbelastung macht etwa das Zwei- bis Dreifache der natürlichen jährlichen Strahlendosis aus der Atmosphäre aus. Es werden nur sehr schwach radioaktive Substanzen verwendet mit einer sehr kurzen Halbwertszeit; bereits nach wenigen Stunden (beim radioaktiven Fluor nach etwa 110 Min.) ist die Hälfte der vom Körper aufgenommenen Substanz wieder zerfallen und die Strahlenbelastung sehr gering.

Übrigens: Die PET ist eine der teuersten Untersuchungen in der Diagnostik, eine Untersuchung kostet derzeit bis zu 1.000 Euro.

3.2 Endoskopische Verfahren

Was ist das?

Wörtlich übersetzt heißt **Endoskopie** (*griech.* endon = innen, skopein = schauen) „das Hineinschauen" in das Körperinnere. Mithilfe eines Schlauchs, des Endoskops, an dessen Ende eine Lichtquelle und ein

Minifotoapparat sitzen, kann der Arzt das Körperinnere betrachten und beurteilen. Der Zugang gelingt über natürliche Körperöffnungen (z. B. Magen-Darm-Trakt, Lunge, Rektum, Blase, Gebärmutter) oder über einen Schnitt (z. B. beim Hineinschauen in den Bauchraum). So können Veränderungen der Gewebeoberflächen, der Hohlräume des Körpers und/oder der sie auskleidenden Schleimhäute erkannt werden – wie z. B. Tumoren, Erosionen, Ulzera.

Beispiele für endoskopische Untersuchungen in der Onkologie: Bronchoskopie, Zystoskopie, Gastroskopie (➤ Abb. 3.6), Koloskopie, Rektoskopie, Laparoskopie, Mediastinoskopie.

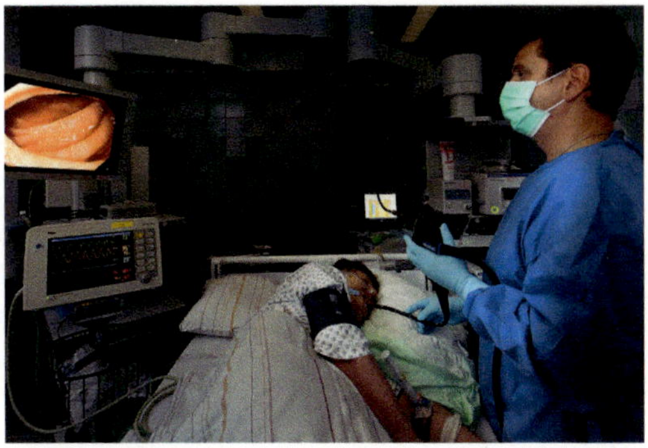

Abb. 3.6 Gastroskopie [K115]

Welche Erkenntnisse kann man aus dieser Untersuchung gewinnen?

Diese eigentlich einfache Untersuchung gibt Aufschluss über Veränderungen. Gleichzeitig lässt sich bei verdächtigem Gewebe eine Gewebeprobe entnehmen, die dann weiter untersucht werden kann.

Wie bereitet sich der Patient auf diese Untersuchung vor?

Die zu untersuchenden Organe müssen frei sein von z. B. Essensresten, Stuhlgang usw., sodass der Untersuchungsbereich gut sichtbar ist. Dementsprechend muss bei einer Gastroskopie der Magen frei sein, bei einer Koloskopie der Dickdarm gereinigt, bei einer Zystoskopie die Blase entleert sein usw. Vor allem die Entleerung eines großen und normalerweise „gefüllten" Organs wie des Dickdarms ist eine längere und für manche Menschen beschwerliche Prozedur. Ein sauberer Darm ist aber Voraussetzung für eine erfolgreiche Untersuchung, die andernfalls evtl. wiederholt werden muss.

Bezüglich der Vorbereitung der einzelnen Organe gibt es detaillierte Vorgaben in jeder Klinik, die Pflegefachkräfte kennen sollten, um den Untersuchungserfolg sicherzustellen und den Patienten ausführlich informieren zu können.

Wie wird die Untersuchung durchgeführt?

Da die Untersuchungen nicht sehr angenehm sind, werden dem Patienten oft leichte Beruhigungsmittel oder sogar eine Kurznarkose verabreicht. In letzteren Fällen sollte der Patient vorher keine feste Nahrung zu sich nehmen, um Erbrechen und Aspiration zu vermeiden.

Was ist bei der Nachsorge zu beachten?

Die Untersuchung ist abgeschlossen, sobald das Endoskop wieder entfernt ist, Nachwirkungen gibt es nicht. Hat der Patient eine Kurznarkose erhalten bzw. wurde während der Untersuchung eine Gewebeprobe entnommen, muss er evtl. auf die so entstandenen Beeinträchtigungen oder Läsionen noch Rücksicht nehmen.

Eine Mischung aus Endoskopie und Sonografie (➤ 3.1.4) ist die **Endosonografie.** Mithilfe eines Ultraschallkopfs am Ende des Endoskops kann geschallt werden. Vorbereitung und Durchführung entsprechen der „normalen" Endoskopie.

3.3 Laboruntersuchungen

3.3.1 Tumormarker

Es gibt keine spezielle Blutuntersuchung, die dabei helfen kann, einen Tumor zu entdecken oder zu diagnostizieren, d. h., es gibt derzeit keinen „Krebstest" im Blut. Lediglich Krebserkrankungen des Blutes, z. B. eine Leukämie, sind mittels differenzierter Untersuchungen der Blutzellen zu erkennen. Doch was ist mit den sog. Tumormarkern?

Was ist das?

Marker sind Merkmale, die auf etwas hinweisen. **Tumormarker** sind demnach Merkmale, die auf einen Tumor hinweisen, z. B. spezielle Eiweißstoffe und körpereigene Substanzen, die sich im Blut oder in anderen Körperflüssigkeiten nachweisen lassen. Sie werden entweder von den Tumorzellen selbst gebildet oder vom Organismus, der damit auf die Krebserkrankung reagiert. Aber sie sind kein Krebstest, denn sie können auch erhöht sein, wenn kein Tumor vorhanden ist, z. B. bei Entzündungen.

Um den Verlauf einer Krebserkrankung zu verfolgen, sind sie allerdings „Gold wert": Ein Abfall kann etwas über die Wirksamkeit einer Therapie aussagen, ein Anstieg kann ein Hinweis dafür sein, dass weiterhin oder wieder bösartige Zellen im Körper aktiv sind, d. h., dass der Krebs noch oder wieder „aktiv" ist.

Welche Erkenntnisse kann man aus dieser Untersuchung gewinnen?

Für einige Tumorerkrankungen existieren relativ typische und brauchbare Tumormarker. Einen Überblick über die wichtigsten Tumormarker gibt ➤ Tab. 3.1.

Tab. 3.1 Übersicht über die wichtigsten Tumormarker

Bezeichnung des Tumormarkers	Maligne Erkrankungen, bei denen Marker ↑	Nicht maligne Erkrankungen, bei denen Marker ↑
CEA (karzinoembryonales Antigen)	Karzinome von Magen, Colon, Pankreas, Mamma, Lunge, Speiseröhre, Schilddrüse	Alkoholbedingte Leberzirrhose, Entzündungen im Bauchraum (Leber, Pankreas, Darm), bei starken Rauchern
CA 15–3 (Mucinantigen des Mammakarzinoms)	Karzinome von Mamma, Eierstock	Entzündliche Erkrankungen im Magen-Darm-Trakt (Hepatitis, Pankreatitis), Leberzirrhose
CA 125	Ovarialkarzinom	Akute Eileiterentzündung, gutartige Ovarialtumore, Leberzirrhose, Aszites
CA 19–9	Pankreaskarzinom	Erkrankungen von Galle, Leber, Pankreas
AFP (Alfafetoprotein)	Leberzellkarzinom, Lebermetastasen, Keimzelltumor des Hodens und der Eierstöcke, Hepatoblastom bei Kindern	Lebererkrankungen: Hepatitis, Leberzirrhose, embryonale Missbildungen
HCG (humanes Choriongonadotropin)	Chorionkarzinom, Keimzelltumor des Hodens und der Eierstöcke, Hepatoblastom bei Kindern	Blasenmole
PSA (prostataspezifisches Antigen)	Prostatakarzinom	Gutartige Prostataerkrankungen, körperliche Anstrengung

Wie bereitet sich der Patient auf diese Untersuchung vor?

Es ist keine Vorbereitung nötig.

Wie wird die Untersuchung durchgeführt?

Die Tumormarker werden im Blut untersucht, d. h. es ist lediglich eine einfache Blutabnahme notwendig. Je nach Test dauert es unterschiedlich lang, bis ein Ergebnis vorliegt.

Was ist bei der Nachsorge zu beachten?

Wichtig

Tumormarker werden nach unterschiedlichen Therapien unterschiedlich schnell abgebaut. So ist z. B. der PSA-Wert nach einer erfolgreichen operativen Tumorentfernung bereits nach einigen Wochen nicht mehr nachweisbar, nach einer Strahlenbehandlung jedoch erst nach ca. 1 Jahr.

3.3.2 Molekularbiologische Untersuchungen

Die **Molekularbiologie** ist eine noch junge Wissenschaft. Sie beschäftigt sich mit der Erforschung der Zellen – auch der Krebszellen – auf molekularer, d. h. auf kleinster Ebene, und trägt so dazu bei, dass die Besonderheiten, Eigenschaften und Eigenarten von Krebszellen erkannt werden. Erkenntnisse über diese Eigenarten sind unabdingbar, um ganz gezielte Therapien zu entwickeln, die genau auf *diese* Eigenschaften genau *dieser* Tumorzelle reagieren. Eine solche Therapie würde lediglich diese Tumorzellen schädigen, indem sie deren Weiterentwicklung und/oder deren Teilung und Wachstum stoppt, die gesunden Zellen aber nicht beeinträchtigt.

Untersucht werden können:

- die **Oberflächenmerkmale** der Tumorzellen: Wie sieht die Zelle aus? Mit welchen Rezeptoren ist ihre Oberfläche ausgestattet? Diese Merkmale der Zellen werden mit sog. immunhistochemischen Methoden untersucht.

Beispiel

1. Sind Brustkrebszellen mit dem Rezeptor für den Wachstumsfaktor HER-2-neu ausgestattet, so kann eine Therapie mit Trastuzumab (Herceptin®) durchgeführt werden.
2. Hormonrezeptoren auf der Zelloberfläche sind Empfangsstellen für Hormone, die die Tumorzellen zum Wachstum anregen. Sind sie auf der Zelloberfläche vorhanden, so ist eine Antihormontherapie sinnvoll.

- die **genetische Ausstattung** der Tumorzellen: So kann man untersuchen, ob die genetische Ausstattung eines Tumors normal ist oder verändert.

Beispiel

Das p-53-Gen kommt in normalen Zellen vor und regelt als „Hüter des Genoms" die normalen Prozesse in der Zelle: Wachstum, Entwicklung, Tod der Zelle. Ist dieses Gen verändert (mutiert), wie das bei Tumorzellen oft der Fall ist, so ist der Lebenszyklus der Zelle gestört, so kommt es z. B. nicht mehr zur Apoptose, das bedeutet, die Zelle stirbt nicht ab, sondern bleibt weiter aktiv und ist quasi unsterblich.

3.4 Zytologische und histologische Untersuchungen

Alle oben genannten Verfahren zur Diagnostik können nicht mit endgültiger Sicherheit Auskunft geben, ob ein Gewebe gut- oder bösartig ist. Dazu muss das **Gewebe (histologische Untersuchung)** bzw. die **Zellen (zytologische Untersuchung)** unter dem Mikroskop untersucht werden. Um dafür Gewebe oder Zellen aus dem Körper zu gewinnen, macht man eine Biopsie, d. h., man entnimmt Gewebe zu diagnostischen Zwecken (*lat.* bios = Leben, opsis = sehen). Dies ist auf verschiedene Weise möglich:

- **Punktionsbiopsie:** Mithilfe einer Hohlnadel, die in das zu untersuchende Gebiet gestochen wird, wird Gewebe entnommen, z. B. Knochenmark.
- **Feinnadelaspirationsbiopsie:** Eine äußerst feine Nadel wird in Gewebe oder in flüssigkeitsgefüllte Bereiche eingeführt, um Zellen für die mikroskopische Untersuchung zu entnehmen, z. B. Mamma- oder Lymphknotengewebe.
- **Exzisions- oder Exstirpationsbiopsie:** Ein Gewebestück oder das gesamte verdächtige Gewebe wird entnommen und untersucht, z. B. Hauttumoren.

Die Untersuchung von verdächtigem Gewebe oder Zellen gibt also Sicherheit darüber, ob die Veränderung gut- oder bösartig ist. Darüber hinaus lassen sich noch weitere Aussagen machen, wenn man das entnommene Gewebe untersucht:

- z. B. über den Grad der Entartung (das **Grading** sagt aus, wie sehr die Tumorzelle im Vergleich mit einer gesunden Zelle verändert ist),
- z. B. über den Tumortyp (handelt es sich um ein Adenokarzinom, ein Plattenepithelkarzinom usw.).

Nach der Diagnostikphase besteht Gewissheit, ob es sich um eine gutartige oder eine bösartige Veränderung handelt. Es beginnt die Phase der Therapie oder gar Therapien. Eine Zeit, in der die betroffenen Menschen, aber auch deren Angehörige zwischen Angst und Hoffnung leben, zwischen Verzweiflung und Zuversicht.

Als Pflegende können wir den Menschen dabei helfen, ihren Weg zu gehen, wenn wir ihnen erklären und begreiflich machen können, was sie erwartet, wie die geplante Therapie abläuft, wie lange sie dauert, welche Wirkung sie haben kann und soll und welche unerwünschten Wirkungen, sog. Nebenwirkungen, auftreten können.

ZITIERTE LITERATUR

1 www.mammo-programm.de (letzter Zugriff: 4.8.2016).

KAPITEL

4 Therapie

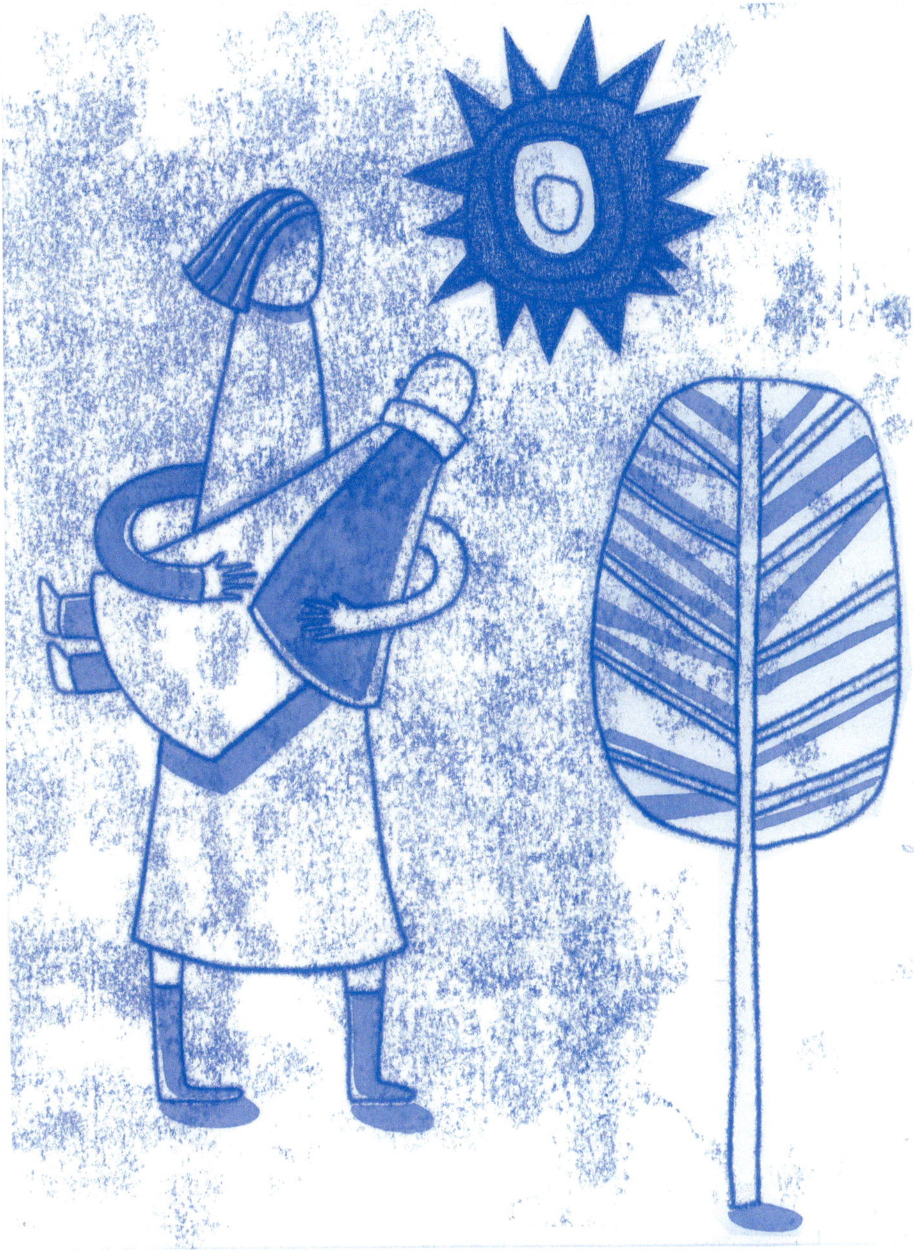

Wenn die Diagnose Krebs gestellt wurde, beginnt für die Patienten eine Zeit der Unsicherheit – und gleichzeitig eine Zeit des Hoffens: Kann ich wieder gesund werden? Welche Therapie gibt es für mich?

Grundsätzlich stehen in der Onkologie verschiedene Therapieansätze zur Verfügung: Operation, Strahlentherapie und medikamentöse internistische Therapien wie Zytostatika, Antihormontherapie, Target-Therapien, Immuntherapie (➤ Abb. 4.1). Ehe diese Therapieansätze vorgestellt werden, folgt zunächst ein Überblick über die verschiedenen Therapiearten und die Therapieziele.

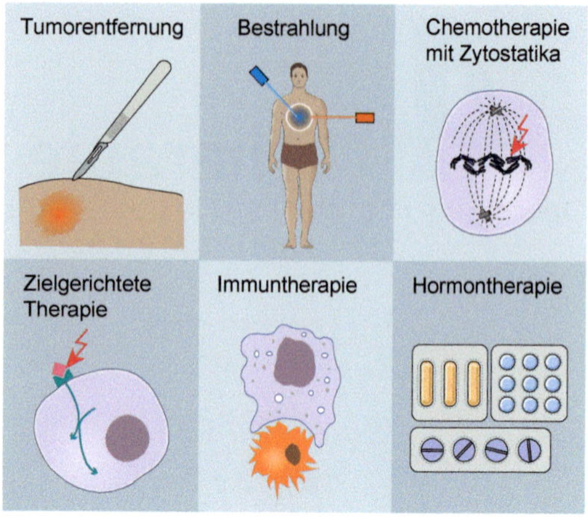

Abb. 4.1 Die Säulen der Therapie bösartiger Tumoren [L190]

Therapiearten

- **Kurative Therapie:** Ziel ist die Heilung, für die oft eine anstrengende und belastende Therapie in Kauf genommen wird. Beispiel: eine Zytostatikatherapie bei Kindern mit Leukämie.
  - **Adjuvante Therapie:** Die adjuvante Therapie ist eine ergänzende Therapie **nach** einer Operation. Ziel ist die Vernichtung aller „Resttumorzellen“, sog. Mikrometastasen, und damit die Verhinderung der Metastasen- und Rezidivbildung. Beispiele: die Strahlentherapie nach einer BET (brusterhaltende Therapie eines MaCas) oder die Zytostatikatherapie nach einer Kolonresektion.
  - **Neoadjuvante Therapie:** Die neoadjuvante Therapie, eine Chemo- oder Strahlentherapie, ist eine präoperative Therapie. Sie erfolgt **vor** der Operation mit dem Ziel, den Primärtumor zu verkleinern, sodass er leichter operiert werden kann. Beispiel: die präoperative simultane Radiochemotherapie eines Rektumkarzinoms.
- **Palliative Therapie:** Sie hat – wenn eine Heilung nicht mehr möglich ist – in der Onkologie das Ziel, den Tumor zu verkleinern oder „in Schach zu halten“, um so eine Linderung der Symptome und Beschwerden zu erreichen und damit die Lebensqualität zu verbessern. Beispiele: eine palliative Strahlentherapie eines in die Wirbelsäule metastasierten Tumors, die zu einer Schmerzlinderung führt, eine palliative Hemikolektomie (Entfernung des „halben“ Dickdarms) bei einem nicht mehr heilbaren Darmkrebs, um einen Darmverschluss zu verhindern.

Therapieziele

- **Vollremission** (*lat.* remissio = die Rücksendung, auch Erholung): Sie ist erreicht, wenn mit klinischen, laborchemischen, röntgenologischen, sonografischen oder endoskopischen Methoden kein Tumor mehr nachweisbar ist.
- **Teilremission:** Rückbildung der Tumormanifestation um mindestens 50 %.

4.1 Chirurgische Therapie

Eine **Operation** ist ein chirurgischer Eingriff. Bei ihr handelt es sich rechtlich um eine Körperverletzung und sie setzt deshalb, außer wenn akute Lebensgefahr besteht, die Einwilligung des umfassend aufgeklärten

Betroffenen voraus. Das Ziel einer Operation kann sein, etwas zu reparieren, etwas hinzuzufügen, etwas zu ersetzen oder etwas herauszuschneiden. Vor allem das Herausschneiden ist das OP-Ziel bei einem diagnostizierten Tumor.

Operationsmöglichkeiten in der Onkologie

- **Offene Operation:** Um an das erkrankte Organ zu gelangen, wird der Körper mit einem Schnitt großflächig eröffnet. Der Vorteil dieses Verfahrens ist, dass der Operateur so einen guten Überblick über das Innere des Körpers und das erkrankte Organ gewinnt und sofort reagieren kann, wenn z. B. der Tumor viel größer ist als erwartet. Der Nachteil für den Patienten ist, dass aufgrund der großen Wundfläche eine längere Genesungszeit notwendig ist.
- **Minimalinvasive Chirurgie/Endoskopie:** Hier führt der Operateur das Endoskop über eine natürliche Körperöffnung (z. B. das Rektum) oder über einen kleinen, ca. 1,5 cm langen Schnitt in den Körper ein und kann durch das Gerät das erkrankte Organ ansehen (➤ 3.2) und operieren. Für den Patienten ist dieser Eingriff schonender, weniger schmerzhaft, und er erholt sich viel rascher. Endoskopisch können mittlerweile viele Organe operiert werden: z. B. die Lunge, das Herz, Gelenke, der Darm und einige Bauchorgane.

Operationsfolgen: Was bedeutet eine Operation für den Patienten?

Ein Eingriff in den Körper, gleichgültig wie groß oder in welchem Zusammenhang er stattfindet, bringt immer Risiken und Veränderungen für den Patienten mit sich. Diese Veränderungen können sich sowohl auf der physischen als auch auf der psychischen Ebene abspielen.

Physische Ebene

Einerseits ist der Patient erleichtert darüber, dass der Tumor entfernt werden kann, was nur möglich ist, wenn es sich um einen sog. soliden (*lat.* solidus = fest) Tumor handelt, also einen Tumor, der an einer bestimmten Stelle sitzt. Bei einer systemischen Erkrankung, bei der das gesamte Blut- oder Lymphsystem erkrankt ist, wie z. B. einer Leukämie, ist dies logischerweise nicht möglich.

Andererseits wird der eigene Körper verletzt: Der Operateur schneidet in den Körper hinein, versehrt ihn, verändert ihn, verändert evtl. seine Funktionen. So muss der Patient nicht nur die Diagnose Krebs verarbeiten, sondern auch die Tatsache, dass sein Körper nun nicht mehr so ist wie vorher, und er muss sich evtl. daran gewöhnen, dass bestimmte Körperfunktionen nun verändert sind, z. B. wenn die Stuhlausscheidung für den Rest des Lebens unkontrolliert über einen künstlichen Darmausgang in einen Beutel erfolgt.

Psychische Ebene

Die Ängste, Unsicherheiten, ebenso wie die Hoffnungen, mit denen der Patient auf eine bevorstehende Operation reagiert, können individuell sehr unterschiedlich sein. Beispielsweise die Angst des Ausgeliefertseins und des Kontrollverlusts während der Narkose („Wache ich wieder auf?“), die Angst vor dem Befund („Kann der Arzt wirklich alles herausschneiden?“), die Angst vor Schmerzen oder möglichen Problemen in der Zeit nach der OP, die Angst vor der – vielleicht dauerhaften – „Verstümmelung“ („Mag mich mein Mann noch, wenn ich nur noch eine Brust habe?“ „Kann ich mit einem Stoma noch ausgehen oder rieche ich dann immer?“).

Andererseits kann Erleichterung entstehen, dass das „Bösartige" vollständig aus dem Körper entfernt ist und – hoffentlich – nicht wiederkommt.

4.2 Zytostatikatherapie

Zytostatika- oder Chemotherapie?

Zytostatikatherapie (*griech.* zytos = Zelle, stasis = Stillstand) bedeutet „Therapie zur Stilllegung der Zellen" und ist der korrekte Begriff, wenn man eine Therapie mit zellwachstumshemmenden Medikamenten in der Onkologie bezeichnen möchte.
Oft wird dafür der Begriff Chemotherapie verwendet, was nicht wirklich falsch, aber ungenau ist. Eine Chemotherapie ist einfach eine Therapie mit chemischen Mitteln, streng genommen zählt z. B. auch eine Antibiotikabehandlung zu den Chemotherapien.

4

Zytostatika sind Substanzen, mit deren Hilfe Tumorzellen zerstört werden sollen bzw. deren Vermehrung verhindert werden soll. Da die Medikamente nicht zwischen gut- und bösartigen Zellen unterscheiden können, wird bei dieser Therapie auch die Entwicklung gesunder Zellen gehemmt.

Wirkmechanismen der Zytostatika

Es gibt sehr viele verschiedene Zytostatika, die je nach Wirkansatz in unterschiedliche Substanzgruppen unterteilt und entsprechend mit unterschiedlichen, bisweilen komplizierten Namen wie Alkylantien, Antimetaboliten usw. bezeichnet werden. Jede dieser Substanzgruppen wirkt in anderen Phasen des Zellzyklus und stört so die Zellentwicklung.

Der Zellzyklus (➤ Abb. 4.2) – auch der von Tumorzellen – gliedert sich in die G1-, S-, G2 und M-Phase. Daneben gibt es noch die G0-Phase. Zu den einzelnen Phasen:

- **G1-Phase** *(G = engl. gap = Lücke):* Vorbereitung auf die S-Phase.
- **S-Phase** *(S = Synthese):* In dieser Phase verdoppelt sich die DNA und damit auch die Erbsubstanz. Dies ist die Voraussetzung dafür, dass sich die Zelle später teilen kann und aus einer Zelle zwei werden.
- **G2-Phase:** Vorbereitung auf die M-Phase.
- **M-Phase** *(M = Mitose):* Die eigentliche Zellteilungsphase, in der aus einer Zelle zwei werden.
- **G0-Phase:** Manche Zellen „pausieren" zeitweilig in der G0-Phase. In dieser Phase wachsen und vermehren sie sich nicht. Krebszellen, die sich gerade in dieser Ruhephase befinden, sprechen deshalb nicht auf eine Zytostatikatherapie an.

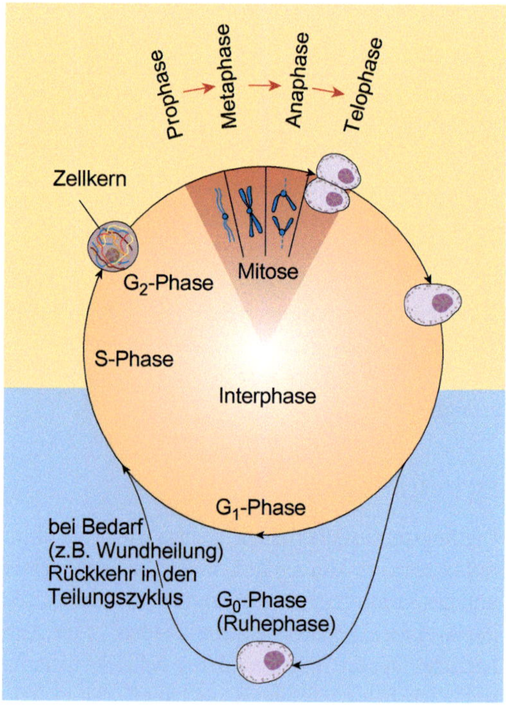

Abb. 4.2 Zellzyklus (Mitose und Interphase) [L190]

Nach der G0-Phase sterben manche Zellen den natürlichen Zelltod, die sog. **Apoptose,** die auch als

„programmierter Selbstmord" bezeichnet wird. Andere Zellen kehren aus der Ruhephase, der G0-Phase, wieder in den Zellzyklus zurück.

Lebensdauer der Zellen

In jeder Minute teilen sich im Körper etwa 25 Millionen Zellen. Einige davon teilen sich ständig, z. B. Knochenmarkszellen, andere teilen sich gar nicht, z. B. Nervenzellen. Auch die Lebensdauer der Zellen ist unterschiedlich: Einige leben mehrere Stunden (z. B. Bindegewebszellen), wieder andere mehrere Monate (z. B. Leberzellen etwa 1 Jahr), und einige können so lange leben wie der Mensch selbst (z. B. Nervenzellen oder Muskelzellen der Skelettmuskulatur). Entsprechend sind die Zellzyklusphasen auch länger oder kürzer.

Die Unterschiedlichkeit der Wirkung der Zytostatika erklärt sich zum einen aus ihrer Wirkung auf den Zellzyklus, zum anderen aus der Empfindlichkeit und aus der Art des Tumorgewebes:

- Manche Zytostatika wirken **phasenspezifisch,** sie greifen Zellen nur in einer bestimmten Zellzyklusphase an, andere Zytostatika sind **phasenunspezifisch,** sie greifen außer in der Ruhephase (G0) in allen Zellzyklusphasen an.
- Zytostatika greifen nicht alle Zellarten und damit nicht alle Tumorarten in gleicher Weise an, manche Arten sogar gar nicht.
  - Hochempfindlich, d. h. sehr gut mit Zytostatika therapierbar und heilbar, sind akute Leukämien, Morbus Hodgkin, Hodenkarzinome, gewisse Tumoren bei Kindern.
  - Mittlere Empfindlichkeit weisen kolorektale Karzinome, Blasenkarzinome, Magen- und Ösophaguskarzinome, Mamma- und Ovarialkarzinome auf.
  - Schwach bis nicht empfindlich sind dagegen Pankreas-, Prostata-, Nierenzell- und Leberkarzinome, ZNS-Tumoren und Melanome.
- Einige Zytostatika sind bei einem bestimmten Gewebe wirksam, bei anderen hingegen nicht. So wirkt z. B. 5-Fluorouracil bei Darm-, aber nicht bei Lungenkrebs.

Therapieplanung

Leider lassen sich Tumorzellen nicht gleichschalten, denn dann wäre es viel einfacher, sie erfolgreich in ihrem Wachstum zu hemmen: Man würde sie z. B. alle auf die S-Phase einstellen, gäbe ein Medikament, das in dieser Phase wirkt, würde damit sämtliche Zellen angreifen und der Tumor verschwände. In der Realität aber befinden sich die Zellen in unterschiedlichen Phasen und reagieren auf unterschiedliche Substanzen auch unterschiedlich. Deshalb verabreicht man

1. oft eine Mischung aus verschiedenen Zytostatika gleichzeitig **(Polychemotherapie** oder **Kombinationschemotherapie):** Diese Mischungen sind vielfältig und haben entsprechende Namen: z. B. CHOP oder COPP oder TCE oder FEC. Die Buchstaben stehen für die Namen der einzelnen Medikamente. Nebeneffekt: Die Nebenwirkungen verteilen sich auf verschiedene Organsysteme.
2. die Medikamente in sog. **Zyklen:** Der Patient kommt z. B. 6-mal hintereinander im Abstand von 3 Wochen zu einem Zyklus in die Klinik.

Eine besondere Form der Zytostatikatherapie ist die **Hochdosistherapie** (HDT): Deren Ziel ist eine noch wirksamere Zerstörung der Tumorzellen. Die Zytostatika werden dabei in sehr hohen Dosen oder in kürzeren zeitlichen Intervallen verabreicht. Natürlich erhöhen sich dabei die Nebenwirkungen in entsprechendem Maße, was für den Patienten sehr problematisch werden kann. Vor allem das Knochenmark verträgt höhere Dosen nicht (➤ 4.3).

4

Verabreichung

Es gibt verschiedene Applikationswege. Die wichtigsten:

- **Intravenös:** Über einen peripheren oder zentralen Zugang gelangt das Medikament in die Blutbahn und wird vom Blutstrom im Körper verteilt.
- **Oral:** Das Zytostatikum wird in Tablettenform verabreicht.
- **Intrathekal:** Das Zytostatikum wird direkt in den Liquorraum eingebracht (entweder über das Rückenmark = lumbal oder in einen Ventrikel des Großhirns = Intraventrikulär).
- **Regional:** Das Zytostatikum wird in eine Arterie appliziert, die das vom Tumor befallene Organ versorgt. Auf diese Weise wandert das Medikament nicht durch den ganzen Körper, sondern greift den Tumor direkt an. Beispiel: TACE, die transarterielle Chemoembolisation bei Lebertumoren. Hinweis: Gleichzeitig mit der Zytostatikaapplikation wird das den Tumor versorgende Blutgefäß embolisiert („verstopft") und so die Blutzufuhr zum Tumor unterbrochen.
- **Intrakavitär:** Das Zytostatikum wird in einen Hohlraum (*lat.* cavum = die Höhle) appliziert, z. B. in den Pleuraspalt, in die Blase oder in das Peritoneum.

Nebenwirkungen

Wie jedes Medikament haben Zytostatika unerwünschte Wirkungen bzw. Nebenwirkungen. Zum einen können sie die Person schädigen, die die Zytostatika zubereitet und verabreicht, zum anderen die Person, die sie erhält.

Um sich selbst und die Umwelt zu schützen, müssen die Angehörigen aller Berufsgruppen, die mit Zytostatika umgehen, bestimmte Regeln einhalten. Sie werden z. B. in Broschüren der Berufsgenossenschaft veröffentlicht. Oberstes Prinzip aller **Schutzmaßnahmen** ist die Vermeidung eines Direktkontakts mit dem Zytostatikum, da Zytostatika u. a. potenziell das Erbgut verändern können. Dazu mehr in Kapitel ➤ 7.5.

Für den Patienten haben Zytostatika viele mögliche Nebenwirkungen, z. B. Alopezie, Knochenmarkdepression, Nausea und Emesis, Neurotoxizität, Mukositis, Stomatitis, Nephrotoxizität, Fatigue, Organschäden, Hand-Fuß-Syndrom. Mehr darüber in Kap. 6. Aber an dieser Stelle unbedingt festzuhalten und für Patienten sehr wichtig und beruhigend ist zu wissen:

Wichtig

Zytostatika sind unterschiedlich – sowohl in ihrer Wirkweise, aber auch in Bezug auf ihre Nebenwirkungen: Sie wirken unterschiedlich stark „knochenmarktoxisch", führen unterschiedlich stark zu Übelkeit und Erbrechen, nicht bei allen Patienten gehen die Haare aus, bei manchen allerdings sogar Wimpern und Augenbrauen.
Aber glücklicherweise gibt es sehr viele hilfreiche Ansätze, sog. supportive (unterstützende) Maßnahmen, die Nebenwirkungen lindern bzw. eindämmen können (➤ Kap. 6).

Eine Übersicht über die wichtigsten Zytostatika und deren Nebenwirkungen ist im Anhang zu finden.

4.3 Periphere Stammzelltransplantation pSZT/ Knochenmarktransplantation KMT

Stammzellen und Hämatopoese

Die Mütter aller Blutzellen sind die hämatopoetischen **Stammzellen** im Knochenmark. Stammzellen sind pluripotent, d. h. aus einer Stammzelle können sich verschiedene „Kinder" entwickeln: die roten Blutkörperchen, die weißen Blutkörperchen und die Blutplättchen. Diesen Werdegang der Blutzellen von ihrer Entstehung bis zur Reifung nennt man **Hämatopoese.** Die fertigen Blutzellen unterscheiden sich in ihrem Aussehen, ihren Aufgaben, ihrer Lebensdauer und – ganz wichtig! – sie können sich nicht mehr teilen.

Eine Blutstammzelltransplantation ist eine Übertragung bzw. Rückübertragung von Stammzellen – verbunden mit der berechtigten Hoffnung, den Patienten in seinem Genesungsprozess zu unterstützen. Sind Spender und Empfänger ein und dieselbe Person, d. h. empfängt der Patient seine eigenen Stammzellen, so nennt man dies **autologe Transplantation,** sind Spender und Empfänger zwei verschiedene Menschen, so spricht man von **allogener Transplantation.**

Es gibt im Wesentlichen zwei Gründe für die Entscheidung zur SZT:

1. Das Knochenmark selbst ist krank und der Prozess der Hämatopoese ist deshalb gestört – es wachsen zu viele, zu wenige oder kranke Blutzellen heran wie z. B. bei einer Leukämie.
2. Das Knochenmark wurde durch eine knochenmarktoxische Zytostatikatherapie so stark geschädigt, dass es sich schwer tut, sich von selbst zu erholen.

Die Folge: Im peripheren Blut stehen nicht mehr ausreichend gesunde Blutzellen zur Verfügung. Ein Grund, das geschädigte oder fehlende Knochenmark durch neue Stammzellen zu ersetzen. Dies kann gelingen, weil Stammzellen u. a. zwei wichtige Eigenschaften haben: Sie können in das periphere Blut transplantiert werden und wandern von dort selbstständig ins Knochenmark, wo sie ihre zukünftigen Aufgaben übernehmen, und sie können eingefroren und wieder aufgetaut werden, ohne dabei Schaden zu nehmen

Die Transplantation kann entweder als **Knochenmarktransplantation** durchgeführt werden oder als **Stammzelltransplantation.** Dabei werden die Stammzellen auf unterschiedliche Weise gewonnen.

Stammzellengewinnung

Hier unterscheidet man die periphere Stammzellspende, die Knochenmarkspende und die Stammzellspende aus Nabelblut. Heutzutage werden Stammzellen hauptsächlich aus dem peripheren Blut gewonnen, immer weniger Spenden erfolgen per Knochenmarkpunktion.

Periphere Stammzellspende

Bei diesem Verfahren werden die Stammzellen nicht aus dem Knochenmark geholt, wo sie sich normalerweise aufhalten, sondern aus dem peripheren Blut, d. h. aus dem zirkulierenden Blut gefiltert. Da die Stammzellen dort aber nur in sehr geringer Zahl vorkommen, wird dem Spender (egal, ob es der Eigen- oder ein Fremdspender ist) vorab ein Medikament gespritzt, das die Zahl der Stammzellen im peripheren Blut erhöht. Dabei handelt es sich um einen sog. **Wachstumsfaktor** mit der Bezeichnung G-CSF (Granuloyzten-koloniestimulierender Faktor), z. B. Neupogen.

Nun wird die Zahl der sog. CD-34-positiven Zellen gemessen (CD 34 ist ein Oberflächenmerkmal der benötigten Stammzellen). Sind genug solcher Zellen vorhanden, wird der Spender an einen sog. Zellseparator angeschlossen, der aus seinem Blut in 1–4 Sitzungen die gewünschten Zellen herausfiltert. Dieser Vorgang heißt **Stammzell-** oder **Leukapherese** und dauert 2–3 Stunden.

Bei der **autologen Stammzelltransplantation** werden die Stammzellen des Patienten nun bis zur Reinfusion bei minus 196 °C in mit dem Gefrierschutzmittel DMSO versehenen Stickstoff gelagert (> Abb. 4.3). So sind die Zellen über 10 Jahre lang haltbar.

Für die **allogene Transplantation** werden Stammzellen von einem gesunden Spender genommen. Auch sie können eingefroren werden. Geeignet ist dazu ein Spender, dessen Gewebemerkmale mit denen des Empfängers weitgehend übereinstimmen, um auszuschließen, dass es zu einer Abstoßung des Transplantats kommt. Dazu macht der Arzt eine sog. HLA-Typisierung (HLA = humanes Leukozyten-Antigen).

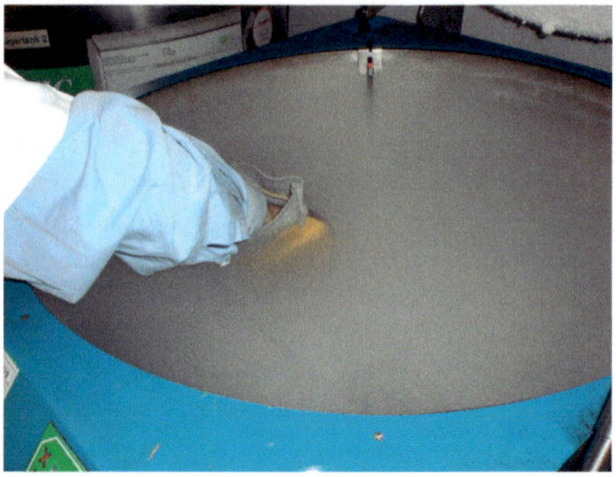

Abb. 4.3 Stickstoffbehälter zur Lagerung der Stammzelltransplantate bei minus 196 °C (Klinikum München-Schwabing, Abt. für Hämatologie und Onkologie) [O527]

4

Stammzellen aus Knochenmark

Die zweite Möglichkeit, Zellen zu gewinnen, ist die Knochenmarkspende. Dabei werden dem Spender bis zu 2 l Knochenmark aus dem Beckenknochen entnommen. Da der Eingriff sehr schmerzhaft ist, findet er unter Vollnarkose statt. Um den Blutverlust für den Spender so gering wie möglich zu halten, bekommt er nach Abtrennung der Stammzellen seine roten Blutkörperchen durch eine Transfusion zurück.

Stammzellen aus Nabelschnurblut

Eine dritte Möglichkeit der Stammzellengewinnung ist die Entnahme der Stammzellen aus dem Nabelschnurblut eines neugeborenen Babys. Es handelt sich dabei um das Blut, das sich in den Gefäßen der Nabelschnur und in der Plazenta befindet. Die kleine Menge (ca. 100–150 ml), die man gewinnen kann, genügt, um das gesamte Knochenmark eines Kindes bzw. eines „leichten" Erwachsenen zu ersetzen. Das Nabelschnurblut wird inzwischen in sog. NSB-Banken in vielen Ländern der Welt gelagert.

Ablauf der Transplantation

Eigentlich steckt hinter der allogenen und der autologen SZT der gleiche Gedanke: Vor der Übertragung der Stammzellen ist das Knochenmark „entleert" worden – entweder weil es krank war (dann erfolgt logischerweise eine allogene Transplantation) oder weil die wegen einer Erkrankung nötige Hochdosistherapie das Knochenmark zerstört hat.

Das „leere" Knochenmark soll dann durch gesunde Stammzellen ersetzt werden, die nach der Transplantation bzw. der Rücktransplantation ihre Aufgabe erfüllen, nämlich ins Knochenmark zu wandern und dort neue und gesunde Zellen zu produzieren. Der Patient ist wieder gesund …

Vorbedingung für eine Stammzelltransplantation ist, dass der Patient keine Infektionen und einen guten Allgemeinzustand hat.

Die allogene SZT

Konditionierung

Bevor die eigentliche Transplantation erfolgen kann, muss eine Konditionierungsphase durchlaufen werden. Das Ziel dieser Phase ist die Abtötung der kranken Zellen, das Schaffen von Platz im Knochenmarkraum für die neuen Zellen und die Schwächung des körpereigenen Abwehrsystems, sodass der Körper sich nicht gegen die ihm bisher fremden Zellen wehrt.

Dies wird mit einer **Hochdosischemotherapie** (➤ 4.2), die 3- bis 10-mal höher dosiert ist als die Standardtherapie, und evtl. einer **Ganzkörperbestrahlung** (total body irradiation, TBI) erreicht. Zwei Verfahren, die sich stark auf den Zustand des Patienten auswirken. Dieser besitzt nun keine kranken Blutzellen mehr, aber auch kaum noch gesunde Knochenmarkszellen. Er befindet sich in der **Aplasiephase** (*griech.* a = ohne, plasie = Formen) mit einer Panzytopenie (*griech.* pan = alles, zyto = Zellen, penie = Mangel), d. h. es fehlen ihm alle Arten von Blutzellen mit schwerwiegenden Folgen: Durch den Mangel an Leukozyten (Neutropenie) besteht ein gewisses Risiko für Infektionen. Die geringe Thrombozytenzahl (Thrombozytopenie, Thrombopenie) kann zu Blutungen führen. Die Anämie (Erythrozytopenie) führt zu allgemeiner Schwäche und einer schlechteren Versorgung der Körperzellen mit Sauerstoff.

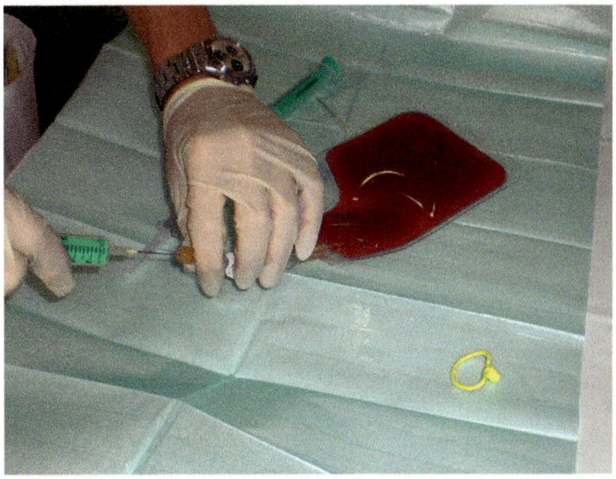

Abb. 4.4 Aufgetautes Transplantat, wie es dann dem Empfänger übertragen wird [O527]

Bei einer Ganzkörperbestrahlung werden zudem die Keimdrüsen schwer geschädigt, sodass Männer zeugungsunfähig und Frauen unfruchtbar werden können. Hier gibt es die Möglichkeit, vor der Therapie Spermien oder Eizellen einfrieren zu lassen.

Transplantation

Nach der Hochdosistherapie könnte man darauf warten, bis der Körper bzw. das Knochenmark selbst wieder anfängt, Zellen zu bilden. Aber das würde viel zu lange dauern oder vielleicht gar nicht eintreten, und der Patient könnte in dieser Zeit an Infektkomplikationen sterben. Deshalb „hilft" man dem Körper, indem man ihm nun die vorher gesammelten Stammzellen transfundiert. Das ist ein an sich unspektakulärer Vorgang, der einer Bluttransfusion ähnelt (➤ Abb. 4.4).

Die autologe SZT

Bei der autologen SZT ist der Patient sowohl Spender als auch Empfänger. Im Transplantat sind demnach keine fremden Zellen erhalten, die der Körper möglicherweise ablehnt. Der Vorgang ist vergleichbar mit der allogenen SZT: Eine hochdosierte Chemotherapie zerstört die Tumorzellen, aber schädigt eben auch die Stammzellen. Der Patient erhält seine vorher gesammelten Stammzellen zurück. Dieser Weg ist natürlich nur dann sinnvoll, wenn das Knochenmark des Patienten tumorzellenfrei war.

Komplikationen der Transplantation

Bei der **autologen Stammzelltherapie** sind wenig Nebenwirkungen zu erwarten, da die eigenen Zellen transplantiert werden, die der Körper wiedererkennt. Einzig die Kälte des Transplantats kann zu Bradykardien führen, und auf das DMSO können allergische Reaktionen eintreten.

Bei der **allogenen Therapie** kann es durch die Übertragung fremder Zellen, die der Empfänger auch als solche erkennt, zu einer Abstoßungsreaktion des neuen Knochenmarks kommen, die **GVHD** (*engl.* graft versus host disease = Transplantat-gegen-Wirt-Reaktion,) genannt wird. Es gibt davon eine **akute** und eine **chronische** Form.

- Die **akute GVHD** tritt innerhalb der ersten Wochen oder Monate nach der Transplantation auf. Die im Transplantat enthaltenen T-Lymphozyten des Spenders, also Zellen des Immunsystems, werden vom Empfänger als fremd erkannt und lösen eine Immunantwort aus. Sie zeigt sich als entzündliche Reaktio-

4

nen vor allem der Haut und Schleimhaut (juckender Ausschlag, Rötung bis „Sonnenbrand"), manchmal im Magen-Darm-Trakt (wässrige Durchfälle) und in der Leber (nicht schmerzhafter Ikterus).

- Die **chronische GVHD** kann ab dem Tag 100 nach der Transplantation auftreten. Häufig befallene Organe sind die Haut (vermehrte oder verminderte Hautpigmentierung, Verhärtung), die Augen (ausgeprägte Trockenheit), die Mundschleimhaut, (landkartenartigen Zeichnung, Xerostomie), der Darm (schmerzhafte Durchfälle), die Leber (massiv erhöhte Leberwerte, Ikterus) und die Lunge (entzündliche Veränderungen, die mit Dyspnoe und Reizhusten einhergehen). Diese Symptome können zunehmen und zu einer schweren chronischen Erkrankung oder sogar zu lebensbedrohlichen Situationen für den Patienten führen.

Wichtig

In geringem Ausmaß kann eine GVH-Reaktion auch erwünscht sein: Inzwischen weiß man nämlich, dass die übertragenen T-Lymphozyten des Spenders evtl. verbliebene Leukämiezellen beim Empfänger zerstören, dies nennt man **Graft-versus-leukemia-Effekt (GVL).** Der „Gast" kümmert sich sozusagen um die noch vorhandenen kranken Zellen des „Gastgebers" – er greift die Leukämiezellen des Gastgebers an.

Regeneration des Blutsystems

Die Stammzellen wandern eigenständig ins Knochenmark und siedeln sich dort an. Schon nach wenigen Stunden beginnen sie ihre Arbeit, nämlich sich zu neuen, funktionstüchtigen und gesunden Blutzellen zu entwickeln.

Nach einer gewissen Zeit (bei der autologen Stammzelltransplantation 10–14 Tage, bei der allogenen 2–4 Wochen) hat das neue Knochenmark wieder ausreichend Blutzellen gebildet, sodass die Blutwerte wieder ansteigen. Ein Ereignis, das manche Menschen als ihre „zweite Geburt" bezeichnen und über das sich alle freuen – Patienten, Angehörige und das Behandlungsteam.

Genesung

Die autologe Transplantation ist naturgemäß die einfachere und sanftere Therapieform. Bei der allogenen Transplantation muss der Patient dagegen noch lange Zeit auf seine besondere Situation Rücksicht nehmen, erst allmählich gewöhnt sich der Körper an das „Fremde" in seinem Körper. Und – wie schon erwähnt – es besteht immer noch die Gefahr, dass der Patient erst nach einiger Zeit anfängt, auf die fremden Zellen zu reagieren (oben).

Indikation

Die wichtigsten Indikationen der autologen Stammzelltransplantation sind multiples Myelom (Plasmozytom), Morbus Hodgkin und Non-Hodgkin-Lymphome sowie wenige solide Tumoren, z. B. Keimzelltumoren.

Eine allogene SZT ist bei erworbenen Erkrankungen des Knochenmarks, z. B. Leukämien, myelodysplastisches Syndrom (MDS), aplastischer Anämie, bei angeborenen Bluterkrankungen und Immundefekten indiziert.

4.4 Strahlentherapie

Eine sehr alte Form der Therapie in der Onkologie ist die Bestrahlung. Dabei verwendet man ionisierende Strahlen, d. h. Strahlen, die das Ionengleichgewicht der Zellen durcheinanderbringen und sie so schädigen, dass sie absterben.

Problematisch daran ist, dass immer nur eine ganze Körperregion durchstrahlt werden kann und so unwillkürlich auch gesunde Zellen getroffen werden. Doch die gesunden Zellen sind in der Lage, den angerichteten Schaden wieder zu reparieren, was Tumorzellen aufgrund ihrer Eigenschaften nicht können.

Es gibt zwei Formen der Strahlenapplikation: die Teletherapie und die Brachytherapie. Bei Ersterer ist die Strahlenquelle fern vom Tumor, bei Letzterer nah am Tumor.

4.4.1 Brachytherapie

Die Brachytherapie (*griech.* brachy = nah) ist eine Form der Strahlentherapie, bei der eine Strahlenquelle nah am Gewebe, das bestrahlt werden soll, platziert wird. Sinn und Vorteil dieser Therapie ist es, die Strahlung direkt an den Tumor zu bringen und so die umgebenden oder weiter entfernt liegenden gesunden Gewebe und Organe zu schonen.

Indikation

Hauptanwendungsgebiete der Brachytherapie sind die Behandlungen von Krebserkrankungen im Hals-Nasen-Ohren-Bereich, der Prostata und der weiblichen Geschlechtsorgane, seltener der Speiseröhre, der Blase und der Harnwege.

Formen

Intrakavitäre Therapie

Dabei werden gekapselte Strahlenquellen mittels Tuben und Sonden in vorhandene Körperöffnungen und Hohlräume eingeführt (*lat.* cavum = Hohlraum), z. B. in die Vagina bei Gebärmutterhalskrebs. Die Methode, die dabei angewendet wird, ist das sog. **Afterloadingverfahren** (Nachladeverfahren).

Dem Patienten werden in einem besonders geschützten Raum, aus dem Strahlen nicht nach außen dringen können, Sonden in den Körper eingesetzt. In diese Sonden wird per Fernsteuerung radioaktiv strahlendes Material eingebracht, das den Tumor bestrahlt. Ist die Bestrahlung abgeschlossen, werden Sonden und „Strahlenkörper" wieder entfernt.

Dieses Verfahren hat den Vorteil des absoluten Strahlenschutzes für Pflegepersonal und Ärzte: Der Patient „strahlt" nur während der Zeit, in der die Strahlenquelle in seinem Körper platziert ist.

Interstitielle Therapie

Strahlenquellen werden mithilfe von sog. Seeds (Kapseln oder Nadeln) ins Körpergewebe implantiert (*lat.* interstitium = Zwischenzellraum), z. B. bei Prostatakrebs. Sie bleiben dort liegen und bestrahlen das Tumorgewebe, deshalb spricht man von permanenter Brachytherapie. Nach der Implantation verbleiben schwach dosierte Strahlenquellen, die sog. Seeds im Körper. Die Strahlung wird nur in der unmittelbaren Umgebung (wenige Millimeter) abgegeben. Es ist vielleicht ratsam nach der Brachytherapie kein Baby oder Keinstkind auf dem Schoss zu haben und ein wenig Abstand zu Schwangeren zu halten.

4.4.2 Teletherapie

Die Teletherapie (*griech.* tele = fern) ist die Bestrahlung einer Körperregion von außen mithilfe einer etwa 1 m entfernten Strahlenquelle, heute meist ein Linearbeschleuniger.

Verfahren

Um den Tumor möglichst genau zu treffen und gleichzeitig gesundes Gewebe möglichst zu schonen, sind einige vorbereitende Maßnahmen notwendig. Arzt und Medizinphysiker müssen hier gut zusammenarbeiten und ein Strahlenfeld berechnen, das exakt für diesen Tumor und seine Ausdehnung passt, d. h. den Tumor zielgenau trifft.

Dazu wird der Tumor mithilfe eines CTs oder MRTs in seiner aktuellen Ausdehnung und Größe genau vermessen, die Strahlendosis und das Bestrahlungsfeld werden am Computer genau berechnet. Dann wird das Bestrahlungsfeld auf den Körper aufgezeichnet. Bei Tumoren in der Kopf-Hals-Region ist dies aus ästhetischen Gründen nicht erwünscht. Deshalb und auch um den Kopf des Patienten immer in die gleiche Position zu bringen, wird eine Maske mit Öffnungen für Augen, Nase und Mund angefertigt. So treffen die Strahlen bei jeder Sitzung die richtige Region, d. h. den Tumor und möglichst wenig vom gesunden Gewebe. Vor der ersten Bestrahlungssitzung wird eine sog. Simulation durchgeführt, bei der überprüft wird, ob alle Berechnungen stimmen.

Nun beginnt die Therapie. Bestrahlt wird in der Mehrfeldertechnik, bei der das Gerät in verschiedene Positionen gebracht wird und der Tumor aus mehreren Richtungen bestrahlt wird. So trifft man den Tumor jedes Mal, das umliegende Gewebe nur jeweils einmal.

Die eigentliche Bestrahlung dauert nur max. 5 Minuten. Die gesamte Strahlenmenge, die man dem Tumor verabreichen will, um ihn zu schädigen, wird in sog. Fraktionen aufgeteilt, d. h. einzelne Portionen. Der Patient muss z. B. 4–7 Wochen lang von Montag bis Freitag zur Bestrahlung kommen. Zwischen den einzelnen Bestrahlungen und am Wochenende erholt sich das gesunde Gewebe wieder. Die Strahlendosis wird in **Gray (Gy)** gemessen. Der Patient bekommt z. B. 1,5–2 Gy pro Tag und insgesamt 30–65 Gy.

Während des gesamten Bestrahlungszeitraums ist darauf zu achten, dass die Markierung des Strahlenfelds erhalten bleibt.

Nebenwirkungen

Die Bestrahlung selbst ist nicht schmerzhaft, sie ist mit einer Röntgenuntersuchung vergleichbar. Aber es kann natürlich Nebenwirkungen geben.

Sie erklären sich damit, dass

- durch die Bestrahlung Zellen geschädigt oder zerstört werden: Dieses Geschehen muss vom Körper „verarbeitet" werden – eine Belastung für den Körper. Manche Patienten spüren so eine allgemeine Müdigkeit und Erschöpfung.
- die Strahlen bei ihrem Eintritt in den Organismus auf eine bestimmte Hautregion treffen: Die Haut kann wie bei einem Sonnenbrand reagieren – diese Reaktion nennt man Strahlendermatitis. Davon ist sowohl die Ein- als auch die Austrittsstelle der Strahlung betroffen.

- in der bestrahlten Region Organe sind, die getroffen werden können. Je nach Körperregion können regionale Beschwerden auftreten.
  - Bei Bestrahlung des Kopf-Hals-Bereichs kann es zu einer oralen Mukositis, zu einer Xerostomie (Mundtrockenheit durch eine dauerhafte Schädigung der Speicheldrüsen), Geschmacksveränderungen oder Haarausfall kommen.
  - Bei Bestrahlung des Brustkorbs kann es zu einer sog. Strahlenpneumonitis kommen, einer Art entzündliche Reaktion des Lungengewebes ohne Bakterien oder Viren (im Gegensatz zu einer Pneumonie, die durch Bakterien, Viren oder Pilze hervorgerufen wird).
  - Bei Bestrahlung im Abdominalbereich kann es zu einer entzündlichen Reaktion des Verdauungstrakts kommen, die sich als Übelkeit, Erbrechen oder Durchfall zeigt.
  - Bei einer Ganzkörperbestrahlung kommt es natürlich zu einer Schädigung des Knochenmarks und damit zu einer Knochenmarkdepression.

4.4.3 Neuere Strahlentherapieformen

Problematisch bei der herkömmlichen Bestrahlung ist die Tatsache, dass Strahlen auf den Körper treffen, durch ihn hindurchgehen, auf der anderen Seite wieder austreten und damit alles, was im Strahlenfeld liegt, treffen – gesundes wie krankes Gewebe. Durch die Fortschritte in der Medizinphysik und die moderne, sehr exakte Bestrahlungsplanung konnten allerdings die dadurch bedingten Nebenwirkungen der Teletherapie erheblich abgemildert werden.

Protonentherapie

Bei einer neueren Form der Tumortherapie, der Bestrahlung mit Protonen, ist dies anders. Hier wird ein geradliniger Strahl gezielt auf das Ziel, den Tumor, ausgerichtet. Die Protonenstrahlung streut damit weniger als die herkömmliche Bestrahlung. Außerdem steigt die Energie des Strahls unmittelbar vor dem Tumor an, hat ihre Maximaldosis am Tumor und fällt hinter dem Tumor relativ rasch ab. Bei Verwendung von Protonenstrahlen wird der Tumor somit effektiv getroffen und umliegendes gesundes Gewebe bleibt weitgehend geschont.

Der Behandlungsablauf ist mit der herkömmlichen Form der Teletherapie (➤ 4.4.2) vergleichbar.

Der Nachteil: Die Methode ist nur bis zu einer bestimmten Tumorgröße sinnvoll, darüber hinaus ist sie extrem aufwändig und deshalb (derzeit noch) sehr teuer.

Indikationen

Gerechtfertigt kann die Protonentherapie vor allem bei Tumoren sein, die nahe der Körperoberfläche liegen: z. B. Tumoren am Auge, der Schädelbasis, im Kopf-Hals-Bereich und evtl. auch Tumoren bei Kindern. Die Deutsche Gesellschaft für Radioonkologie (DEGRO) veröffentlicht im Internet einen Katalog von dafür infrage kommenden Erkrankungen [1].

Intensitätsmodulierte Radiotherapie

Die intensitätsmodulierte Radiotherapie (IMRT) beschreibt eine spezielle und sozusagen verfeinerte Form der Teletherapie (➤ 4.4.2). Dabei werden die Linearbeschleuniger mit Bleilamellen (Multileafkollimatoren) ausgestattet, die geöffnet und geschlossen werden können. So ist die Strahlendosis, die auf ein Gebiet auftrifft, noch exakter steuerbar, und das gesunde Gewebe wird noch besser geschont. Diese Technik kommt, was die Gewebeschonung betrifft, sehr nahe an die Protonentherapie (oben) heran und ist auch für größere Tumore geeignet.

Der Behandlungsablauf ist mit der herkömmlichen Form der Teletherapie vergleichbar. Da bei der IMRT die Strahlendosis genauer berechnet werden kann, sind die Nebenwirkungen meist geringer.

Indikationen

Die IMRT kommt vor allem dann zum Einsatz, wenn im Umfeld des zu bestrahlenden Tumors Organe liegen, die geschont werden sollen, sog. Risikoorgane. Risikoorgane sind Organe, die strahlenempfindlich sind, also schnell geschädigt werden, z. B. Leber, Niere, Rückenmark, ZNS.

Ablauf und Nebenwirkungen

Im Ablauf unterscheidet sich die IMRT kaum von der herkömmlichen Bestrahlung. Da bei der IMRT die Strahlendosis genauer berechnet werden kann, können die Nebenwirkungen geringer sein. Die Technik kommt in der Gewebeschonung sehr nahe an die Protonentherapie heran und ist auch für größere Tumore geeignet.

4.5 Weitere medikamentöse Therapien

4.5.1 Antihormontherapie

Hormone

Hormone sind Substanzen, die, gesteuert von Hypothalamus und Hypophyse, in bestimmten Organen produziert werden und wichtige Vorgänge im Körper regulieren: Östrogene steuern u. a. die Brustdrüse, Androgene die Prostata. Damit eine Zelle Hormone aufnehmen kann, muss sie mit bestimmten Rezeptoren für diese Hormone ausgestattet sein. Ist dies der Fall, kann sich das Hormon an diese Rezeptoren binden und so den Stoffwechsel und das Wachstum der betreffenden Zellen beeinflussen.

Tumorzellen sind entartete Zellen, die allerdings teilweise die Eigenschaften ihres Ursprungsgewebes beibehalten haben. So haben manche z. B. Hormonrezeptoren. Mit diesen Rezeptoren können sie die im Blut zirkulierenden Hormone an sich binden und so das Weiterwachsen und damit die Vermehrung der Tumorzelle stimulieren. Bestimmte Tumorzellen wachsen also verstärkt unter dem Einfluss von Hormonen. Dem soll mit einer Antihormon- oder Hormonentzugstherapie entgegengewirkt werden.

Wirkung

Ziel der Antihormontherapie ist es, die Wirkung der Hormone zu unterdrücken (➤ Abb. 4.5) und damit zu verhindern, dass Tumorzellen Wachstumsimpulse empfangen und weiterwachsen. Das kann man auf verschiedene Weise erreichen:

- **Unterbindung der Hypophysenaktivität:** Die Hypophyse regt endokrine Organe an, Hormone zu produzieren. Wird ihre Funktion mithilfe von sog. LHRH-Analoga unterdrückt, so werden die unerwünschten und die Tumorzellen zum Wachstum anregenden Hormone nicht mehr produziert. Diese sog. chemische oder medikamentöse Kastration kann wieder rückgängig gemacht werden. Beispiel Mammakarzinom: Durch Zoladex wird die Hypophyse „kastriert" und damit die Östrogenproduktion der Ovarien unterdrückt.

- **Entfernung der hormonproduzierenden Drüse:** Beispiel Mammakarzinom: Bei Frauen vor der Menopause kann durch die operative Entfernung der Ovarien die Östrogenproduktion aufgehoben werden. Nachteil: Eine Ovarektomie ist im Gegensatz zur sog. chemischen Kastration nicht reversibel.
- **Hemmung des hormonbildenden Enzyms:** Beispiel Mammakarzinom: Durch Aromatasehemmer wie Letrozol kann das für die Bildung des Hormons Östrogen notwendige Enzym Aromatase gehemmt werden.
- **Blockierung der Hormonrezeptoren:** Ein „Antihormon" wird verabreicht, das die Rezeptoren blockiert. Beispiel Mammakarzinom: Tamoxifen, ein Antiöstrogen, blockiert die Rezeptoren, das Östrogen kann somit seine wachstumsstimulierende Wirkung nicht entfalten.
- **Aufhebung der Hormonwirkung:** Durch die Verabreichung eines „Konkurrenzhormons" wird die Wirkung des für das Tumorwachstum verantwortlichen Hormons aufgehoben. Beispiel Mammakarzinom: Zufuhr von Gestagenen. Dieser Weg bleibt jedoch wegen der Nebenwirkungen bei gleichzeitig schwacher Wirkung Einzelfällen vorbehalten.

Eine Antihormontherapie wird über einen längeren Zeitraum, meist über mehrere Jahre durchgeführt.

4

Indikation

Die Konzentration und Zahl der Hormonrezeptoren im Tumorgewebe ist messbar. Man spricht entsprechend von einem rezeptorpositiven oder einem rezeptornegativen Tumor. Tumoren, deren Zellen Hormonrezeptoren aufweisen, die also hormonrezeptorpositiv sind, können mit einer Hormon- bzw. Antihormontherapie beeinflusst werden.

Nebenwirkungen

Die Antihormontherapie ist eine schonendere Therapie, die weniger und andere Nebenwirkungen hat als die Zytostatikatherapie. So kann es zu Verschiebungen des Hormongleichgewichts kommen: Frauen können Wechseljahresbeschwerden bekommen (Hitzewallungen, Stimmungsschwankungen, langfristig Osteoporose) oder einen männlichen Behaarungstypus entwickeln. Bei Männern kann eine Gynäkomastie auftreten. Auch Haarausfall kann – wie bei jeder Hormonstörung – vorkommen.

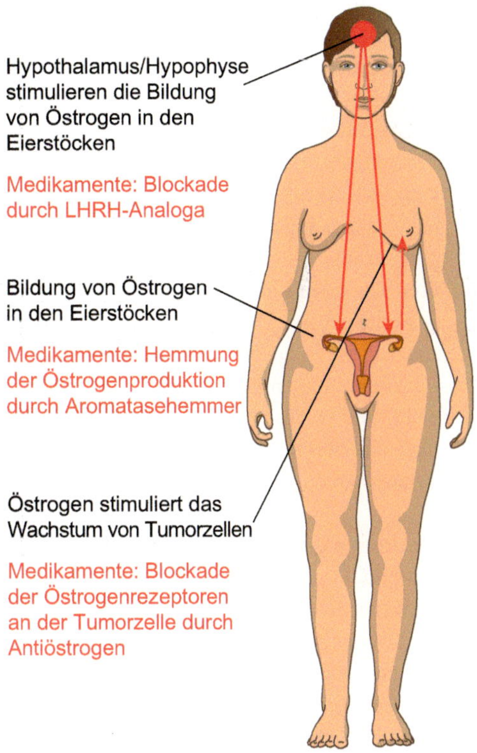

Abb. 4.5 Östrogenproduktion und Wirkansätze der Antihormontherapie, um die krebswachstumsfördernde Wirkung des Östrogens zu verhindern [L138]

4.5.2 Target-Therapien

Die Zytostatikatherapie (➤ 4.2) stört Zellen in ihrem Wachstumsprozess – eine gewünschte Wirkung. Der Nachteil: Klassische Zytostatika können leider nicht zwischen gesunden und Tumorzellen unterscheiden und schädigen deshalb eben nicht nur Tumorzellen. Die Antihormontherapie (➤ 4.5.1) ist schon eine gezieltere Behandlung, weil sie nur die Zellen in ihrem Wachstum hemmt, die mit Hormonrezeptoren an der Zelloberfläche ausgestattet sind, z. B. hormonrezeptorpositive Tumorzellen.

Eine noch „gezieltere" Behandlung sind die sog. Target Therapien. Was sind nun Target Therapien?

Durch die Forschungen in der Molekularbiologie hat man neue Erkenntnisse über das Aussehen, die Eigenschaften und das „Wesen" von Tumorzellen gewonnen. Dieses Wissen wurde und wird eingesetzt, um Medikamente zu entwickeln, die genau zu einer bestimmten Tumorzelle passen, daher die Bezeichnung Target-Therapien (engl. target = Ziel) oder zielgerichtete Therapien. Mit diesen neuen Therapien wurde ein neues Kapitel in der Tumortherapie aufgeschlagen.

Wirkung

Um die Target-Therapien zu verstehen, ist es wichtig, sich den Prozess des Zellwachstums bewusst zu machen (➤ 1.1):

a. Auf der Zelloberfläche sitzen Rezeptoren, die den sog. Liganden als Andockstelle dienen. D. h. die Zelle empfängt über ihre Oberflächenrezeptoren Wachstumsimpulse. Ein wichtiger Rezeptor in diesem Zusammenhang ist der **EGFR (epidermal growth factor receptor, Wachstumsfaktorrezeptor).** Von diesem Rezeptor gibt es verschiedene Varianten, die in bestimmten Kombinationen auf Tumorzellen vorkommen.
b. Der Befehl zum Wachstum wird dann über viele „Befehlsträger" und Signale an den Zellkern weitergegeben **(Signaltransduktionskaskade).** Wenn also ständig Wachstumssignale beim Zellkern ankommen, wird die Zelle aufgefordert, sich immer wieder zu teilen, was z. B. bei Tumorzellen natürlich nicht erwünscht ist.
c. Was noch wichtig ist: Zum Leben benötigt die Zelle Sauerstoff und Nährstoffe, die sie über das Blut erhält. Dazu braucht der Tumor viele Blutgefäße, die er zu diesem Zweck sogar selbst neu bildet **(Neoangiogenese)**.
d. Proteasome sind Enzymkomplexe, die in allen Zellen in großer Zahl vorkommen. Sie haben eine wichtige Aufgabe bei der Regulation von Zellwachstum und Zelltod (der sog. Apoptose), indem sie sozusagen wie ein „Mülleimer" Eiweiße abbauen und so die Zellen „sauber halten". **Proteasominhibitoren** nun verhindern diesen Prozess, die Zelle „müllt sozusagen zu" und stirbt letztlich.

Um zu verhindern, dass die Tumorzellen sich weiterhin vermehren oder ernährt werden, muss an Stelle a, b, c oder d eingegriffen werden.

Wie könnte man nun den Wachstumsprozess und/oder die Versorgung der Tumorzellen (➤ Abb. 4.6) unterbinden?

a. Blockieren der Empfangsstelle: Dies ist dank der sog. **monoklonalen Antikörper** (*engl.* monoclonal antobody) wie Rituximab, Trastuzumab, Cetuximab („mab-Medikamente") bereits möglich. Diese Substanzen sind gentechnologisch hergestellt und auf eine einzige *(mono)* Zielstruktur spezialisiert. Ihre Wirkweise: Wenn diese Wirkstoffe ins Blut gelangen, erkennen sie das zu ihnen passende Eiweiß auf der Oberfläche einer Zelle als Antigen, und es kommt zu einer Antigen-Antikörper-Reaktion, an der die Zelle letztendlich zugrunde geht. Von den wachstumsfördernden Antigenen auf der Zelloberfläche, die ausgeschaltet werden sollen, kennt man zwar viele, allerdings sind nur wenige derzeit für therapeutische Zwecke von Nutzen. Therapeutische Konsequenzen haben z. B.

- das CD20-Antigen auf Zellen des lymphatischen Systems, gegen das sich der Antikörper Rituximab (Mabthera) richtet. Er hat einen festen Platz bei der Behandlung von malignen Non-Hodgkin-Lymphomen.

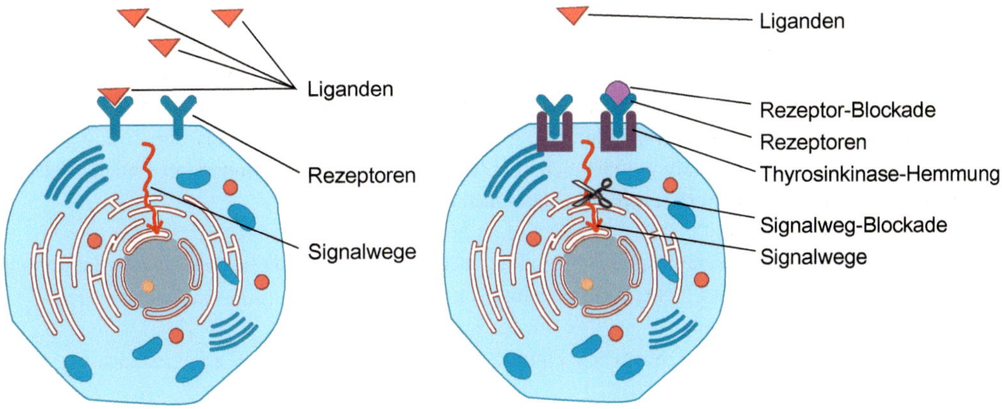

Abb. 4.6 Target Therapie [2] [L138]
a) Zelle mit Rezeptoren auf der Oberfläche, die Wachstumssignale empfangen können und dies über die Signalwege an den Zellkern weiterleiten
b) Die Rezeptoren bzw. die Signalwege werden durch Medikamente blockiert, sodass die Tumorzelle keine Wachstumsimpulse mehr empfangen kann bzw. diese nicht mehr weiterleitet – das Tumorzellwachstum wird gestoppt.

- der EGF-Rezeptor HER-2-neu (humaner epidermaler Wachstumsfaktor), gegen den der Antikörper Trastuzumab (Herceptin) entwickelt wurde. Bei ca. 30 % der Mammakarzinome ist dieser Wachstumsfaktor überexprimiert, also auf der Zelloberfläche im Übermaß vorhanden. Diese Frauen profitieren von der Antikörpertherapie mit Trastuzumab.

b. **Blockieren der Signalübertragungswege:** Beim Prozess der Signalübertragung spielt das Enzym Tyrosinkinase eine wichtige Rolle. Mit Tyrosinkinasehemmern (Tyrosinkinaseinhibitoren, TKI) können bestimmte Signalwege unterbrochen werden. Die Zellteilung wird gestoppt, und die entarteten Zellen sterben ab. Und auch solche Medikamente gibt es bereits, die „inibs" wie z. B. Imatinib (Glivec), Gefitinib (Iressa), Erlotinib (Tarceva), Sunitinib (Sutent) und Sorafenib (Nexavar).
c. **Verhindern der Neubildung von Blutgefäßen** (Antiangiogenese): So bekommt der Tumor nicht genug Nährstoffe und Sauerstoff, er wird sozusagen „ausgehungert". Ein Botenstoff, der bei der Neubildung von Blutgefäßen eine wichtige Rolle spielt, ist der **VEGF (vascular endothelial growth factor).** Medikamente, die die Neubildung von Blutgefäßen und damit die Versorgung des Tumors verhindern, sind z. B. Bevazizumab (Avastin), ein Antikörper gegen den Botenstoff VEGF, und bestimmte Tyrosinkinasehemmer, die auch die Gefäßneubildung verhindern, wie Sunitinib (Sutent) und Sorafenib (Nexavar).
d. **Proteasominhibitoren** sind chemische Substanzen, die die Aktivität der Proteasome hemmen und der Zelle so dazu „verhelfen", abzusterben. Medikament: Bortezomib (Velcade).

Bei der Behandlung mit Antikörpern kommt ein positiver und erfreulicher Effekt dazu: Wenn ein „Antikörpermedikament" auf der Oberfläche einer Tumorzelle angedockt hat, erkennt das körpereigene Immunsystem diese Zelle als Tumorzelle und wird aktiv. So bekämpft der Körper die Tumorzelle zusätzlich mit eigenen Mitteln.

Da auf dem Gebiet der Target-Therapie sehr viel geforscht wird, werden hier aktuell in einem geradezu atemberaubenden Entwicklungstempo ständig neue Therapieansätze geliefert.

Nebenwirkungen

Auch diese vielversprechenden „biologischen" Medikamente haben Nebenwirkungen. Sie sind zwar nicht vergleichbar mit denen einer Zytostatikatherapie, dennoch können sie schwerwiegend sein. Die Nebenwirkungen sind unterschiedlicher Art und von dem Wirkmechanismus des Medikaments abhängig.

Durch die Freisetzung von Zytokinen kann es vor allem bei der ersten Gabe von Antikörpern – am eindrucksvollsten bei Rituximab – zu schweren Infusionsreaktionen kommen mit schwerer Dyspnoe (häufig mit Bronchospasmus), Fieber, Schüttelfrost und Urtikaria (Hautausschlag). In diesen Fällen muss die Infusion sofort abgebrochen werden. Nach vollständiger Besserung der Symptome kann sie wieder aufgenommen und langsamer zu Ende geführt werden.

Bei den EGFR-Hemmern, die naturgemäß auch die Epidermis beeinträchtigen, und bei Tyrosinkinaseinhibitoren kann es nach 7–10 Tagen zu folgenden Reaktionen kommen (➤ 6.6.2):

- Haut:
  - Akneähnliche Veränderungen der Haut (sog. akneiformes Exanthem), die sich als Rötung, Schuppung oder Pusteln zeigen und mit Juckreiz einhergehen
  - Trockene und rissige Haut
  - Veränderungen der Hautfarbe: vermehrte Pigmentierung bzw. (bei Sunitinib) eine Gelbfärbung der Haut
- Nägel:
  - Austrocknen der Haut an den Fingerkuppen, was zu schmerzhaften Einrissen (Fissuren) führen kann
  - Entzündungen des Nagelbetts bzw. des Nagelwalls (Paronychien)
- Haare:
  - Brüchigere und dünnere Kopfhaare, teilweise Haarausfall, vor allem an der Stirn
  - Längere und dichtere Augenbrauen und Wimpern
  - Verminderter Bartwuchs

Weil Hautveränderungen immer auch für andere sichtbar sind, können sie für die Patienten sehr belastend sein. Doch die beschriebenen Veränderungen sind reversibel, wenn die Medikamente abgesetzt werden und es bleiben auch keine Aknenarben zurück – die Haut heilt narbenfrei ab.

Wichtig

Es wird vermutet, dass die Hautreaktion nach EGFR-Hemmern auch ein Hinweis darauf ist, dass und wie gut die Therapie wirkt: Je ausgeprägter die Hautreaktion, umso größer die antitumoröse Wirkung. Dies ist allerdings nicht umgekehrt gültig: Geringe Hautreaktionen sind nicht gleichzusetzen mit einer geringen Wirkung.

4.5.3 Immunonkologie

Therapieansätze wie Zytostatikatherapie oder Target Therapie richten sich direkt gegen die Krebszellen: sie greifen die Krebszellen an, wollen deren weiteres Wachstum verhindern und sie abtöten, was ihnen ja auch häufig gelingt und zu einer Gesundung von Patienten führen kann.

Wirkung

Immunonkologische Therapien haben einen durchaus revolutionären anderen Denkansatz: Die Krebszellen sollen nicht direkt angegriffen werden, sondern man will das patienteneigene Immunsystem so mobilisieren und aktivieren, dass es Krebszellen erkennt und bekämpft. So entwickelt der Patient seine ganz persönliche „Antitumoraktivität“ mit seinen eigenen Zellen, mit seinem eigenen Immunsystem!

Wie funktioniert unser Immunsystem? Erst in den letzten Jahren hat man verstanden, wie fein dieses System in unserem Körper reguliert ist: Es ist ein sehr komplexes, starkes und effektives Netzwerk aus verschiedenen Zellen, das eine wichtige Abwehrfunktion hat. Es kann unerwünschte Eindringlinge in den Körper wie Bakterien, Viren, Parasiten oder Pilze erkennen und unschädlich machen. Aber natürlich soll das Immunsystem nicht dauerhaft und überschießend aktiv sein – es könnte sich sonst irrtümlich gegen eigene gesunde Zellen wenden (Stichwort: Autoimmunerkrankung). Dieses Gleichgewicht wird durch sog. Checkpoints, überwachende Kontrollstellen, geregelt.

Wie kann es nun gelingen, die Fähigkeit des Immunsystems, unerwünschte Zellen zu bekämpfen, auch für Krebspatienten nutzbar zu machen? Denn Krebszellen sind höchst unerwünschte Zellen, auch wenn sie aus körpereigenen Zellen hervorgehen und eben keine Eindringlinge von außen sind.

Lange schon Beschäftigen sich Forscher mit dieser Frage – und inzwischen hat die sog. Immunonkologie auch Antworten und in der Folge neue Medikamente gefunden. Was sich die Forscher bei der Entwicklung dieser Medikamente zunutze machen, ist das Wissen über die Prozesse an der Zelloberfläche – und zwar sowohl die der Tumorzellen als auch die der T-Zellen, den in diesem Zusammenhang wohl wichtigsten Zellen des Immunsystems. So wird z. B. auf Tumorzellen der Ligand *PD-L1*[1] exprimiert, auf den für die Immunabwehr verantwortlichen T-Zellen die Eiweiße *PD-1*[2] oder *CTLA4*[3]. Man spricht von sog. „Checkpoints", d. h. Kontrollstellen, die die Immunantwort des Körpers regulieren. Verbindungen von solchen Checkpoints „bremsen" die Immunantwort: Wenn sich z. B. PD1 auf der Tumorzelle an PDL1 auf den T-Zellen bindet, kann die T-Zelle die Tumorzelle nicht mehr als feindliche Zelle erkennen und wird sie auch nicht angreifen (➤ Abb. 4.7).

Wirkansatz der Medikamente: Sie wirken als sog. *Checkpointinhibitoren* („Checkpointverhinderer"), sie verhindern solche Verbindungen und heben deren „Bremse" auf. Nun kann die T-Zelle ihre Arbeit tun und die Tumorzelle ungebremst – im wahrsten Sinne des Wortes – angreifen. Beispiel für Medikamente, die wir aktuell kennen und die auch schon eingesetzt werden:

- **Ipilimumab** ist ein sog. CTLA4-Inhibitor – seit 2011 zugelassen. Indikation: Metastasiertes Melanom
- **Nivolumab, Pembrolizumab** sind sog. PD1-Inhibitoren (= Anti PD-1) – seit 2015 zugelassen. Indikation: Bronchialkarzinom, Niere, Melanom
- **Avelumumab** ist ein sog. PDL1 Inhibitor (= Anti PD-L1). Noch nicht zugelassen. Indikation: Blase/Magen

Auch hier wird sicher in den nächsten Jahren viel Entwicklung geschehen!

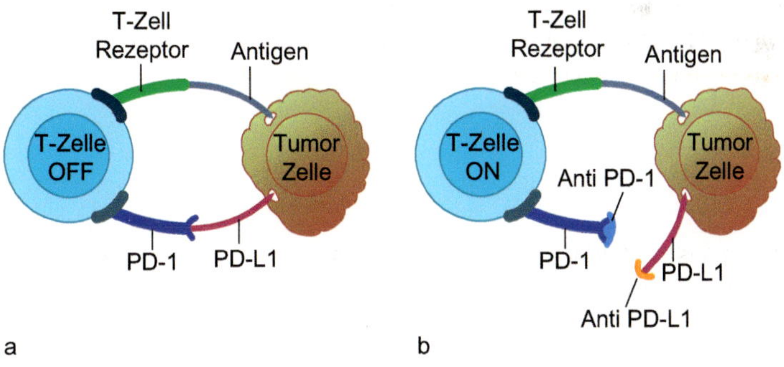

Abb. 4.7 Immunonkologie [L138]a) Die Checkpoints PD-1 und PD-L1 verbinden sich – die T-Zelle greift die Tumorzelle nicht an.
a) Die Checkpoints PD-1 und PD-L1 verbinden sich – die T-Zelle greift die Tumorzelle nicht an.
b) Die Checkpointinhibitoren „Anti PD-1" und „Anti PD-L1" verhindern die Verbindung – die T-Zelle erkennt die Tumorzelle als „feindlich" und greift sie an.

[1] *PD-L = programmed death ligand;*
[2] *PD = programmed death;*
[3] *CTLA = cytotoxic T-lymphocyte assoziiertes Protein*

Nebenwirkungen

Durch die Therapie mit Checkpointinhibitoren können die Zellen des Immunsystems auch übermäßig aktiviert werden, sodass auch gesunde Organe attackiert werden. Diese überschießende Immunreaktion kann sich zeigen als Fieber, Hautbeschwerden mit Ausschlag, Juckreiz, aber auch Entzündungen des Darms, der Leber, der Nieren oder der Lunge sind möglich. Auch sog. Autoimmunerkrankungen, die durch das körpereigene Immunsystem hervorgerufen werden (Beispiel Colitis ulcerosa), können verstärkt werden.
Die überschießende Reaktion kann mit Cortison unterdrückt werden.

4.6 Weitere Therapien

4

4.6.1 Supportivtherapie

Die uns derzeit bekannten Krebstherapien sind oft sehr wirkungsvolle Methoden, die jedoch immer wieder mit durchaus beschwerlichen Nebenwirkungen einhergehen können.

Die Supportivtherapie (*engl.* to support = unterstützen) unterstützt und begleitet die Patienten während der Krebstherapie und hilft dabei, die Nebenwirkungen der Therapien zu mildern. Sie trägt so wesentlich zur Verbesserung der Lebensqualität bei.

Maßnahmen

Einige Beispiele für supportive Maßnahmen:
- Nebenwirkungen der Therapie und ihre Begleitmaßnahmen und Behandlungen:
  - Anämie, Fatigue → Transfusionen
  - Neutropenie → Wachstumsfaktoren
  - Infektionen → Antibiotika
  - Thrombozytopenie → Transfusionen
  - Nausea, Emesis → Antiemetika
  - orale Mukositis → Spüllösungen
  - Knochenmetastasen → Bisphosphonate
  - urogenitale Nebenwirkungen → Medikamente
  - Gerinnungsstörungen und Thrombosen → Medikamente
  - Lymphödem → Physiotherapie
  - Fruchtbarkeitsschädigung (gonadale Toxizität) → Kryokonservierung
- Schmerztherapie
- Ernährungstherapie
- Physiotherapie/Sport/Rehabilitation
- Psychoonkologische Betreuung, die die psychisch-seelischen und psychosozialen Probleme (z. B. Partnerschaft, Sexualität) lösen hilft

Aber auch alle Maßnahmen, die Pflegende initiieren können, unterstützen die Patienten auf ihrem Weg. Pflegende sind also auch „supportiv" tätig (> Kap. 6).

4.6.2 Komplementärtherapie und alternative Therapieansätze

Sanfte Krebstherapie, alternative Krebstherapie, natürliche Krebstherapie, komplementäre Therapieansätze – immer wieder suchen Patienten oder Angehörige nach Alternativen zu den konventionellen und schulmedizinischen Therapieangeboten.

Auch dann, wenn Patienten den anerkannten Therapieansätzen wie Operation, internistische Tumortherapien oder Strahlentherapie vertrauen, möchten sie „alles" machen und erhoffen sich von anderen Verfahren eine Verbesserung ihrer Lebensqualität, eine Linderung der oft belastenden Nebenwirkungen der Schulmedizin oder eine Steigerung der Abwehrkräfte – manchmal erhoffen sie vielleicht sogar für sich ein Wunder und eine Heilung auch noch in einer scheinbar aussichtslosen Situation.

Aber was sind wirklich hilfreiche therapeutische Ansätze? Hier muss zwischen komplementären und alternativen Ansätzen unterschieden werden.

Komplementärtherapie

Komplementärtherapien (komplementär = ergänzend) sind Heilverfahren, die als Ergänzung oder Begleitung zur Schulmedizin zu sehen sind, also Therapien, die **zusätzlich** zu allen klassischen Methoden angewendet werden und für sich alleine gesehen nicht wirksam sind. Beispiele für solche Komplementärtherapien sind Enzymtherapien, sog. orthomolekulare Therapien (*griech.* orthos = richtig), eine aus „richtigen" Vitaminen und Spurenelementen zusammengesetzte Therapie, Selentherapie, Hyperthermie, Misteltherapie, Homöopathie, Aromatherapie, Akupunktur, TCM (traditionelle chinesische Medizin) oder das indische Ayurveda.

Ein wissenschaftlicher Nachweis über die Wirksamkeit und/oder die Unbedenklichkeit dieser Therapien ist nicht erbracht, oft liegen widersprüchliche Meinungen dazu vor.

Ein gutes Beispiel für dieses Problem sind Mistelpräparate: In Deutschland ist die Mistel das bekannteste und am häufigsten eingesetzte Arzneimittel aus der Komplementärmedizin. Mistelpräparate werden s. c. verabreicht. Dabei unterscheidet man zwischen phytotherapeutischen Präparaten (bei jeder Gabe wird die gleiche Menge an Mistellektin verabreicht) und der anthroposophischen Misteltherapie (hier werden unterschiedliche Mistelsorten, z. B. vom Apfelbaum oder von der Eiche, in individuellen Dosierungen eingesetzt).

Zur Mistel existieren bereits sehr viele wissenschaftliche Untersuchungen, die allerdings bisher keinen Wirksamkeitsnachweis gegen Krebszellen erbracht haben. Im Reagenzglas wurde ein positiver Einfluss auf das Immunsystem nachgewiesen, in vereinzelten klinischen Studien wurde nachgewiesen, dass Nebenwirkungen von Standardtherapien reduziert werden konnten. Allerdings gibt es auch Hinweise, dass es bei Tumoren des blutbildenden Systems durch die Immunstimulation zu unerwünschten Effekten kommen kann. Für viele Krebspatienten gehört Mistel „einfach dazu". In den von Fachgesellschaften verantworteten Leitlinien zur Krebstherapie taucht die Mistel jedoch nirgends auf, in den USA bezeichnen Onkologen diese Therapie sogar als Außenseiterverfahren. Die Kostenübernahme für Mistelpräparate durch die gesetzlichen Krankenkassen ist in der Arzneimittelrichtlinie AMR geregelt – danach können z. B. Mistelpräparate in der palliativen Situation zur Verbesserung der Lebensqualität verordnet werden.

Unkonventionelle, alternative Therapieansätze

Damit werden in diesem Buch Therapien bezeichnet, die „ungewöhnlich" und unkonventionell sind. Sie gelten als „alternative" Verfahren, weil sie von den Behandlern als Ersatz der schulmedizinischen klassischen Therapien angeboten werden. Meist liegt der behaupteten Wirkung allerdings kein wissenschaftlicher Nachweis zugrunde oder die Studienlage ist unzureichend, d. h. es handelt sich nicht um evidenzbasierte (wissenschaftlich begründete) Therapieansätze. Das heißt jedoch nicht unbedingt, dass die behauptete Wirkung sich nicht durchaus zeigen kann, und dass diese Therapieansätze grundsätzlich unwirksam sind!

Unkonventionelle Methoden und Verfahren sind bei kaum einer Patientengruppe so weit verbreitet wie bei Krebserkrankungen. Viele Milliarden Euro bezahlen Krebspatienten oder deren Angehörigen weltweit für Therapien und für die Hoffnung, ein Wundermittel zu finden. Aus Angst vor Ablehnung scheuen sich die Patienten oft, mit einem Facharzt oder einem Fachexperten über ihre Überlegungen zu sprechen, manchmal wählen sie bewusst einen ganz „alternativen" Weg als letzten Strohhalm.

Unser Wissen und unsere Ausbildung reichen nicht aus, diese Methoden zu bewerten und sie dann den Lesern oder gar unseren Patienten zu empfehlen oder ihnen davon abzuraten. Wir werden deshalb auf die vielen Wege, die Patienten hier gehen, nicht eingehen. Aber wir möchten ein paar Beispiele vorstellen, welche Mittel und Denkansätze es hier gibt, die manche krebskranken Menschen in der großen Hoffnung auf Hilfe und vielleicht sogar Heilung anwenden: Vitamine, die in großen Dosen eingenommen werden, aufbauende oder sog. zellstärkende Substanzen, bestimmte Diäten, Säfte, Nahrungs- oder Nahrungsergänzungsmittel, Kräuter oder Essenzen aus anderen Kulturen, die auf bestimmte Weise geerntet oder zubereitet wurden, Edelsteintherapien, Verfahren, die „etwas" reinigen (Darm oder Zellen) und den Körper so „entschlacken", Verfahren, die etwas, was dem Patienten angeblich fehlt, ersetzen, psychologische Methoden, die z. B. der „Zellklärung" oder „Zellstärkung" dienen, oder bestimmte neue Medikamente, die es z. B. „nur in den USA" zu kaufen gibt.

Was ist zu tun, wenn Patienten fragen, was von der einen oder der anderen Methode zu halten ist? Hier sollten sich Pflegende mit einer Wertung, aber auch mit einer Abwertung zurückhalten und den Patienten empfehlen, offen mit dem Arzt zu sprechen oder sich bei guten Auskunftsstellen wie dem Krebsinformationsdienst beraten zu lassen.

Manches ist sicher hilfreich und unterstützend, vieles ist jedoch unbewiesen oder sogar gefährlich und kontraindiziert, oder es kostet einfach sehr viel Geld.

Was zu bedenken ist: Hinter dieser Entscheidung, auch Ungewöhnliches, Neues auszuprobieren, andere oder alternative Wege zu gehen, steht der Wunsch des Patienten, selbst etwas beitragen zu wollen, selbst aktiv sein zu wollen, alles zu machen, was der Heilung dienen kann, und dieser „unfassbaren" Krankheit etwas „Fassbares" entgegensetzen zu wollen. Dieser Wunsch ist immer zu respektieren und zu unterstützen!

ZITIERTE LITERATUR

1 www.degro.org/dav/html/download/pdf/Protonen_Stellungnahme_010808.pdf (letzter Zugriff: 5.8.2016).
2 www.krebsgesellschaft.de/onko-internetportal/basis-informationen-krebs/therapieformen/molekularbiologische-therapie.html (letzter Zugriff: 5.8.2016).

KAPITEL

5 Tumorarten und onkologische Diagnosen

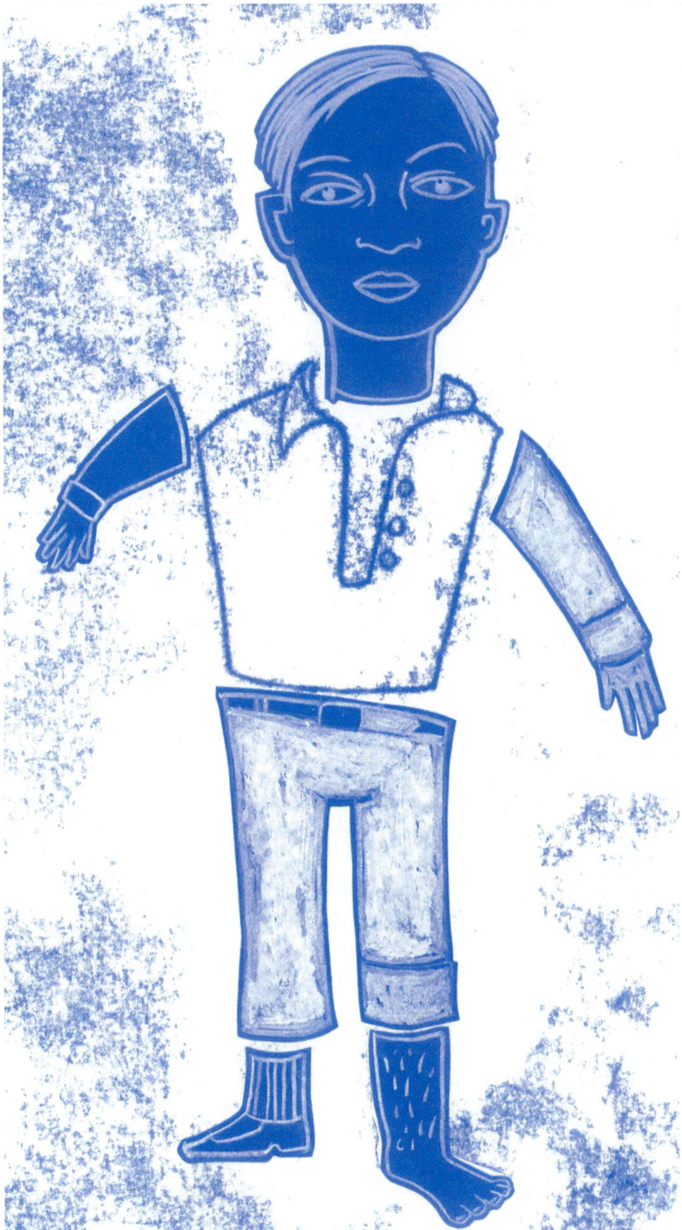

Im Grunde können in jedem Organ des Menschen Zellen entarten, es kann also in jedem Organ Krebs entstehen. In diesem Kapitel werden verschiedene Krebskrankheiten vorgestellt: Solide Tumore (*lat.* solidus = fest, d.h., es handelt sich um einen „greifbaren", festen Tumor) und systemische Erkrankungen (d.h. Krebserkrankungen, die sich von vornherein im ganzen Körpersystem aufhalten).

Die einzelnen Unterkapitel sind so aufgebaut, dass zu Beginn Grundlagenwissen wiederholt wird: Welche Funktion hat das Organ? Dann folgt die Beschreibung der Krebserkrankung nach Risikofaktoren, Beschwerden/Symptome des Patienten, Diagnose, Therapie und möglichen Konsequenzen für den Betroffenen, wenn das betroffene Organ seine Funktion nur noch eingeschränkt erfüllen kann oder entfernt werden musste.

5.1 Einteilung der Krebserkrankungen

Krebs ist nicht gleich Krebs, es gibt Hunderte verschiedene Krebsarten beim Menschen. Um die Erkrankung und den Tumor genauer zu beschreiben und um eine entsprechende Therapie planen zu können, ist es sinnvoll, Unterscheidungskriterien zu definieren. Innerhalb der jeweiligen Krebserkrankung entscheidet das Stadium über die Therapie. Ein Mammakarzinom wird demnach anders behandelt als ein Kolonkarzinom und ein metastasiertes Mammakarzinom anders als ein nicht metastasiertes.
Tumoren lassen sich nach folgenden Merkmalen unterscheiden:

- Gewebetyp
- Größe des Tumors
- Ausbreitung des Tumors in Nachbargewebe, in Lymphknoten oder in andere Organe in Form von Fernmetastasen
- Malignitätsgrad
- Verbliebener Tumorrest nach einer Operation

Gewebetyp

Entartetes Gewebe entstammt immer einem „Muttergewebe" und ähnelt dem Ausgangsgewebe noch in gewisser Weise. Das kann der Pathologe erkennen, wenn er eine Gewebeprobe des Tumors unter dem Mikroskop untersucht. Entsprechend wurden die Namen und Bezeichnungen für die verschiedenen Krebsarten gewählt:

- **Karzinome:** Krebserkrankungen, die aus Epithelzellen entstehen. Das sind die häufigsten Krebserkrankungen. Beispiele: Kolonkarzinom, Brustkrebs, Prostatakrebs
- **Sarkome:** bösartige Erkrankungen des Binde- und Stützgewebes. Beispiele: Tumore des Fettgewebes oder der Muskeln
- **Hämatologische Erkrankungen:**
  - Leukämien: bösartige Erkrankungen des blutbildenden Systems
  - Maligne Lymphome: Erkrankungen des lymphatischen Systems (kann auch in Form vergrößerter Lymphknoten als Tumor auftreten)
  - Multiples Myelom oder Plasmozytom
- **Tumoren des zentralen Nervensystems**

Größe und Ausbreitung

Einteilung solider Tumore

Bei einem soliden Tumor kann die Größe und Ausbreitung mithilfe der **TNM-Klassifikation** beschrieben werden. Kleine Buchstaben, die ergänzt werden, präzisieren die Einteilung (➤ Tab. 5.1).

Tab. 5.1 Tumoreinteilung nach TNM und ergänzenden Buchstaben

Buchstabe	bezeichnet	Abstufungen
T	Tumorgröße	T1–4: 1 = kleinste Größe, 4 = größte Größe T0 = CUP-Syndrom („cancer unknown primary"). Es wurden Metastasen gefunden (d. h. im Befund steht M1), aber nicht der Ursprungs- oder Primärtumor. Tis = Tumor in situ. Eine Krebsfrühform, bei der der Tumor noch nicht in das ihn umgebende Gewebe infiltriert ist.
N	Lymphknoten („nodes")	Nx = regionäre Lymphknoten können nicht beurteilt werden N0 = keine Krebszellen in den regionären Lymphknoten N1, N2 und N3 beschreiben den Befall immer mehr oder immer weiter vom Tumor entfernter regionärer Lymphknoten
M	Metastasen	Mx = (Fern-)Metastasen können nicht beurteilt werden M0 = keine (Fern-)Metastasen vorhanden M1 = (Fern-)Metastasen vorhanden Hier können auch noch die betroffenen Organe ergänzt sein: M1(PUL) = Lunge, M1(OSS) = Knochen, M1(HEP) = Leber, M1 (BRA) = Gehirn usw.
Ergänzungen	a = autoptisch c = klinisch p = Pathologisch m = multipel r = Rezidiv y sn	a = durch eine Autopsie gesicherter Befund (Sektion eines Toten) c = Der Befund beruht auf einer klinischen Untersuchung p = Der Befund beruht auf einer pathologisch-anatomischen mikroskopischen Untersuchung m = multiple Primärtumoren r = Rezidivtumor y = Klassifikation nach Durchführung einer nicht operativen Therapie (Radiotherapie, intern. Therapie) sn = Bestimmung des N-Stadiums nach der Sentinelmethode
G	Grading = Malignitätsgrad	G1 = gut/hoch differenziert (d. h. ähnlich der Ausgangszelle und dem Ursprungsgewebe) G2 = mäßig differenziert G3 = schlecht differenziert G4 = undifferenziert (keine Ähnlichkeit mit der Ausgangszelle) Gx = Differenzierungsgrad kann nicht bestimmt werden Go = Grading ist nicht vorgesehen
R	Radikalität	R0 = Tumor wurde bei der OP ganz entfernt R1 = nur mikroskopisch nachweisbare Reste R2 = makroskopisch sichtbare Reste Rx = Resttumor kann nicht beurteilt werden
L	Lymphgefäßeinbruch	LX = Lymphgefäßinvasion kann nicht beurteilt werden L0 = kein Nachweis einer Lymphgefäßinvasion L1 = Lymphgefäßinvasion, d. h. Tumorzellen sind in den Lymphgefäßen nachgewiesen
V	Blutgefäßeinbruch	VX = Blutgefäßinvasion kann nicht beurteilt werden V0 = kein Nachweis einer Blutgefäßinvasion V1 = Blutgefäßinvasion, d. h. TU-Zellen sind in den Blutgefäßen nachgewiesen

Merke

Je höher die Zahl nach dem Buchstaben, umso ungünstiger ist die Situation, umso „schlimmer" ist die Krankheit.

Beispiel

Bei einer Frau wurde ein Mammakarzinom mit der Tumorformel T4 N3 M1 G4 R2 diagnostiziert. Das bedeutet, dass der Tumor sehr groß (T4) ist und schon in entferntere Lymphknoten (N3) und in andere Organe (M1) gestreut hat. Die Tumorzellen sind schlecht differenziert (G4), und der Tumor konnte bei der Operation nicht ganz entfernt werden: der Operateur konnte mit bloßem Auge erkennen, dass noch ein Rest vorhanden ist (R2). Die Prognose ist sehr ungünstig – es besteht keine Aussicht auf Heilung.

Neben dem international standardisierten TNM-Schema gibt es noch andere Einteilungen, z. B.

- die Lugano-Klassifikation bei Hodentumoren,
- die Dukes-Stadien bei kolorektalen Karzinomen,
- die FIGO-Stadien bei gynäkologischen Tumoren oder
- die Einteilungen der UICC (Union internationale contre le cancer) oder AJCC (American Joint Committee on Cancer).

Diese Einteilungen werden unterschiedlich gebraucht und werden hier nicht weiter beschrieben.

Einteilung der systemischen Erkrankungen

Das TNM-Schema ist nicht bei Krebserkrankungen anwendbar, die sich im Blut- oder im Lymphsystem befinden, den sog. systemischen Erkrankungen. Dafür gibt es andere Einteilungen, z. B. die **Ann-Arbor-Stadieneinteilung** beim Hodgkin-Lymphom: Hier wird nach den Stadien I–IV unterschieden, um die anatomische Ausbreitung zu beschreiben. Zusätzlich werden die Buchstaben A, B und S hinzugefügt: A bedeutet ohne Begleitsymptome, B einhergehend mit der sog. B-Symptomatik: Nachtschweiß, Fieber und Gewichtsverlust, und S steht für Milzbefall.

5.2 Solide Tumoren

5.2.1 Mammakarzinom

Die Brust besteht aus mehreren Drüsenlappen, die durch Fettgewebe voneinander getrennt sind. Diese Drüsenlappen setzen sich aus kleineren Läppchen und diese wiederum aus Milchbläschen (Alveolen) zusammen. Jeder dieser Lappen mündet mit einem Milchausführungsgang in die Brustwarze. Die Brustwarze enthält viele sensible Nervenendigungen, wodurch sie berührungsempfindlich ist und der Milcheinschuss und erotische Empfindungen ausgelöst werden können. Die wichtigste Aufgabe der Brust ist das Stillen. So reifen erst in der Schwangerschaft die Drüsenzellen vollständig aus, um nach dem Milcheinschuss genügend Milch bereitstellen zu können.

Wie andere Organe auch, ist die Brust über Blut- und Lymphgefäße mit dem Kreislauf- und Lymphsystem des Körpers verbunden.

Risikofaktoren

Es gibt keine einzelne Ursache für Brustkrebs, aber es gibt – zumindest statistisch – einige Risikofaktoren:

- Ererbte Genveränderungen (insbesondere Mutationen der Gene BRCA1 und BRCA2)
- Erkrankung von Mutter und/oder Schwester
- Hohe Anzahl an Monatszyklen (frühe erste Regelblutung plus späte Menopause plus keine Schwangerschaft)
- Starker Alkoholkonsum und Übergewicht
- Hormonersatztherapie in und nach den Wechseljahren
- Proliferierende Mastopathien

Auch Männer können an Brustkrebs erkranken, allerdings machen die männlichen Brustkrebserkrankungen weniger als 1 % aller Mammakarzinom-Erkrankungen aus.

Symptome

Das wichtigste Symptom ist sicher der Tastbefund: Die Frau oder der Arzt tastet eine Verhärtung oder einen Knoten. Möglicherweise lässt sich das Drüsengewebe nicht mehr auf dem Brustmuskel verschieben. Auch ein Druck- oder Spannungsgefühl und Schmerzen können auftreten. Äußerlich lassen sich Veränderungen wie eine neu aufgetretene Größen- oder Formdifferenz, Einziehung der Mamille, einseitige Sekretion aus der Mamille oder auch Apfelsinenhaut (Einziehung der Haut) beobachten.

Metastasierungswege des Mammakarzinoms: es metastasiert in Lymphknoten und in Knochen, Leber, Rippenfell, Lunge und das zentrale Nervensystem.

Merke

60 % aller Tumoren bilden sich im äußeren oberen Quadranten der Brust. (➤ Abb. 5.1)

Diagnose

Ultraschall, Mammografie und Stanzbiopsie sichern die Diagnose. Zur Beurteilung der Krankheitsausbreitung im Körper können weitere Untersuchungen gemacht werden:

- Röntgen: Thorax in zwei Ebenen zur Abklärung, ob Lungenmetastasen vorhanden sind
- Ultraschall oder Abdomen-CT zum Ausschluss von Lebermetastasen
- Skelettszintigrafie zum Ausschluss von Knochenmetastasen
- Evtl. Bestimmung der Tumormarker (CA 15–3, CEA) als Ausgangsbefund, um zukünftig u. a. die Wirkung der Therapie(n) beurteilen zu können (➤ Abb. 5.2)

Zusätzlich kann man die Besonderheiten der Brustkrebszelle untersuchen:

- Ist sie ausgestattet mit dem Wachstumsfaktorrezeptor Her-2-neu?

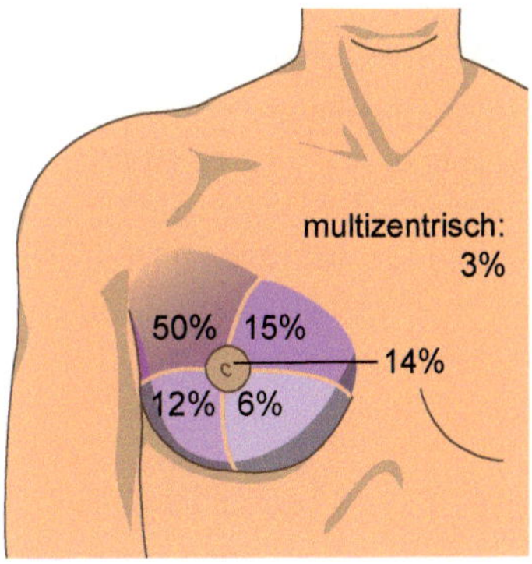

Abb. 5.1 Häufigkeitsverteilung der Mammakarzinome auf die Quadranten und die Brustwarzenregion. Am häufigsten entwickelt sich ein Karzinom im oberen äußeren Quadranten. [L138]

- Besitzt sie Hormonrezeptoren (Östrogen oder Progesteron)?

Die Ergebnisse dieser Untersuchung beeinflussen grundsätzlich die Therapieentscheidung.

Einteilung der Karzinome (WHO 1981)

Dabei unterscheidet man, ob das Karzinom von den Drüsenläppchen (lobuläres Karzinom) oder von den Milchgängen (duktales Karzinom) ausgeht:

- Nichtinvasive Karzinome (entartete Zellen sind nicht in die Umgebung eingedrungen): Intraduktales oder lobuläres Karzinom in situ (DCIS oder LCIS)
- Invasive Karzinome: Invasiv duktales Karzinom (65–80 %) oder invasiv lobuläres Karzinom
- Muzinöses Karzinom und andere seltene Formen

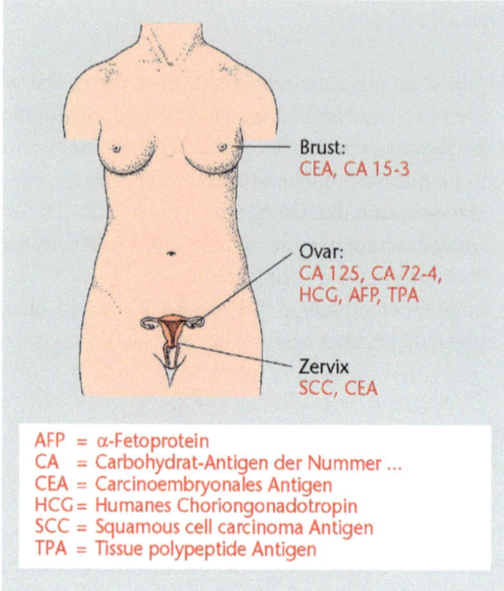

Abb. 5.2 Die Tumormarker des Mammakarzinoms [A400–190]

5

Therapie des Mammakarzinoms ohne Metastasen

Grundsätzlich können beim Mammakarzinom alle Therapieformen (➤ Kap. 4) eingesetzt werden: Operation, Strahlentherapie, Zytostatika, Antihormon- und Antikörpertherapie. Welche Therapie wann, wie oft usw. gemacht wird, ist vom Tumor und von der Gesamtsituation der Patientin abhängig und wird von Fall zu Fall vom Arzt in Absprache mit der Patientin entschieden auf der Grundlage von Leitlinien.

Operation

Ziel ist es, den Tumor so vollständig wie möglich aus dem Körper zu entfernen. Beim Mammakarzinom kann man in den meisten Fällen so operieren, dass nur der Tumor entfernt wird und die Brust erhalten bleibt (brusterhaltende Therapie, BET). Ist eine BET nicht möglich, muss die befallene Brust ganz entfernt werden (Mastektomie).

Weil das Mammakarzinom auch in die Lymphknoten (und später in den ganzen Körper) streuen kann, muss man die Lymphknoten im Blick behalten. Aus diesem Grund führt der Operateur während der OP eine **Sentinelbiopsie** durch, d. h., er untersucht den sog. Sentinel- oder Wächterlymphknoten. Das ist der erste Lymphknoten, den die Tumorzelle auf ihrem Weg in den Körper erreicht. Ist dieser nicht befallen, so geht man davon aus, dass auch alle weiteren Lymphknoten frei sind, ist er befallen, ist eine **Axilladissektion** indiziert, bei der möglichst viele Lymphknoten entfernt werden. Nach der OP wird vom Pathologen die endgültige Tumorklassifikation erstellt (➤ 5.1).

Strahlentherapie

Bei jeder brusterhaltenden Operation wird die erkrankte Brust nachbestrahlt, um das Risiko eines Lokalrezidivs zu senken. Die Strahlentherapie folgt entweder im Anschluss an die Operation, an die Zytostatikatherapie oder parallel während der Antihormontherapie.

Antihormontherapie

Ist der Tumor hormonabhängig gewachsen, wird in der Regel nach der Operation mit einer Antihormontherapie begonnen. Ziel ist es, die Krebserkrankung dadurch aufzuhalten, indem die Östrogene, die weiblichen Geschlechtshormone, den Krebszellen keine Wachstumsimpulse mehr geben. Für die Antihormontherapie gibt es unterschiedliche Möglichkeiten:

- **Ausschalten der Eierstöcke:** Vor Beginn der Wechseljahre (Prämenopause) können die Hormonproduzenten, die Eierstöcke, ausgeschaltet werden, indem man sie entfernt (Ovarektomie) oder durch eine Bestrahlung außer Kraft setzt. Möglich ist auch die sog. chemische Kastration, bei der Medikamente, sog. RHLH-Analoga (z. B. Zoladex), durch die reversible „Kastration“ der Hypophyse die Hormonproduktion stoppen.
- **Gabe von Antiöstrogenen:** Diese Medikamente (z. B. Tamoxifen) besetzen den Hormonrezeptor und verhindern so die Östrogenwirkung, die die Zelle zu weiterem Wachstum anregen würde.
- **Gabe von Antienzymen:** Diese Medikamente (z. B. Arimidex), sog. Aromatasehemmer, schalten das für die Östrogenproduktion nötige Enzym Aromatase aus.
- **Gabe von konkurrierenden Hormonen:** Konkurrenzhormone wie Gestagene (z. B. Megestrolacetat) dämpfen die Östrogenwirkung, haben jedoch eine schwächere Wirkung und gleichzeitig stärkere Nebenwirkungen als z. B. Antiöstrogene.

Chemotherapie

Die Chemotherapie kann präoperativ (neoadjuvant) zur Verkleinerung des Tumors oder postoperativ (adjuvant) zur Beseitigung sog. Mikrometastasen erfolgen. Adjuvant wird mit der Zytostatikatherapie zeitnah (innerhalb von 4–6 Wochen) nach der Operation begonnen. Als Standard wird 3-mal eine anthrazyklinhaltige Kombination wie EC (Epirubicin und Cyclophosphamid) gegeben, gefolgt von einem Taxan (3-mal Docetaxel im Abstand von 3 Wochen oder 9-mal Paclitaxel wöchentlich).

Antikörpertherapie

Bei Patientinnen, deren Brustkrebszellen den Wachstumsfaktorrezeptor HER-2-neu im Übermaß besitzen (überexprimierten), kann eine Antikörpertherapie mit Herceptin zusätzlich zur Chemotherapie durchgeführt werden. Etwa ein Drittel der betroffenen Frauen können von diesem Therapieansatz profitieren (➤ 4.5.2).

Wiederherstellung der Brust

Die Operation an der Brust oder gar ihre Entfernung kann für die betroffene Frau eine große seelische Belastung bedeuten. Auch wenn die Brust ein Körperteil ist, der eigentlich „nicht notwendig“ ist, ist es für die meisten Frauen ein viel schwierigerer Eingriff, die Brust „zu verlieren“ als z. B. die Gebärmutter, obwohl Letzteres schwerwiegendere Folgen hat und unwiderruflich dazu führt, dass eine Frau nie mehr eine Schwangerschaft erleben und ein Kind gebären kann. Die Brust steht wie kein anderes Organ für Weiblichkeit und Attraktivität, und bei einer „Entfernung“ fühlen sich Patientinnen häufig zutiefst in ihrer Weiblichkeit verletzt. Es gibt jedoch Möglichkeiten, das Körperbild nach außen hin wiederherzustellen: die operative Rekonstruktion oder die Anpassung einer externen Prothese.

Operative Rekonstruktion

Der Wiederaufbau der Brust kann gleichzeitig mit der Tumoroperation oder später erfolgen. Voraussetzung ist, dass der Tumor im Gesunden entfernt wurde und die Haut intakt ist. Mögliche Operationsverfahren:

Rekonstruktion mit Silikonimplantat:
- **Silikonimplantat:** Silikonprothesen eignen sich bei kleinen Brüsten. Dazu wird eine Hauttasche aus verschiedenen Muskeln gebildet, in die das Silikonimplantat submuskulär eingelegt wird. Die Operation kann schnell und einfach bei hautsparender Mastektomie sofort durchgeführt werden.
- **Expanderprothese:** Bei der Operation wird eine Expanderprothese in die Brust eingelegt. Sie wird nach Abschluss der Wundheilung schrittweise über ein Ventil mit Kochsalzlösung befüllt (50–100 ml), bis die erwünschte Größe erreicht ist. Geeignet bei zu geringem Hautmantel und mittlerem Brustvolumen.

Nachteile: Nicht vereinbar mit Bestrahlung, häufig Spätkomplikationen (Kapselfibrose).

Rekonstruktion mit Eigengewebe:
- **Gewebe vom Rücken:** Bei der Latissimus-Lappenplastik wird der M. latissimus dorsi vom Rücken an die Stelle der entfernten Brust versetzt. Die Blutgefäße bleiben erhalten und werden durch einen Tunnel unter der Achselhöhle durchgezogen, sodass „die neue Brust" gut durchblutet bleibt. Die Folge sind Narben im Bereich des Rückens und der Brust.
- **Gewebe vom Unterbauch:** Hier gibt es verschiedene Techniken: TRAM-Lappenplastik (transverse rectus abdominus myocutaneus flap), DIEP (deep interior epigastric perforator flap), SIEA (superficial inferior epigastric artery flap). Dabei wird immer ein Unterbauchlappen aus Haut und Fettgewebe nach oben gezogen mit jeweils unterschiedlicher Operationstechnik und unterschiedlicher Blutversorgung.

Vorteile: Unterbauchgewebe ähnelt dem Brustgewebe und meist ist ausreichend überschüssiges Gewebe vorhanden. Die langen Narben über den gesamten Unterbauch werden oft gut akzeptiert, weil es zu einer zusätzlichen Bauchdeckenstraffung kommt.

Rekonstruktion der Brustwarze und des Warzenhofes:
Die Brustwarze kann z. B. durch eine lokale Lappenplastik rekonstruiert werden (3 Monate nach Aufbau), der Warzenhof durch Tätowierung oder Übertragung pigmentierter Haut aus der Leiste oder Oberschenkelinnenseite (6 Wochen nach Brustwarzenoperation).

Für viele Frauen bedeutet die Rekonstruktion der Brust einen Gewinn an Selbstsicherheit und positivem Lebensgefühl. Ob eine Frau die aufwändige Operation durchführen lassen will, ist eine individuelle Entscheidung. Voraussetzung ist hier eine ehrliche, ausführliche Beratung.

Externe Prothesen

Viele Frauen verzichten aus unterschiedlichen Gründen auf eine operative Rekonstruktion der Brust. Mit individuell angepassten externen Prothesen kann auch diesen Patientinnen zu einer optisch und funktionell (im Sinne des Gleichgewichts der Körperregion) befriedigenden Lösung verholfen werden. Die Patientinnen werden noch im Krankenhaus mit einer Erstversorgungsprothese aus weichem Material, später dann mit einer endgültigen Prothese versorgt.

Therapie des Mammakarzinoms mit Metastasen

Die Therapie des metastasierten Mammakarzinoms unterscheidet sich von der Therapie eines nicht metastasierten Mammakarzinoms: Es kann nicht mehr kurativ behandelt werden. Dennoch können verschiedene systemische Therapieansätze wie eine Zytostatikatherapie oder eine Antihormontherapie sinnvoll und hilfreich sein. Auch mit dieser Diagnose und einem palliativen Therapieansatz können Frauen noch viele Jahre bei guter Lebensqualität leben.

5.2.2 Gynäkologische Tumoren

Vulvakarzinom

Die äußeren weiblichen Geschlechtsorgane (➤ Abb. 5.3) schützen und bedecken die inneren weiblichen Geschlechtsorgane sowie den Harnröhrenausgang. Die Vulva ist reich mit Schwellkörpern, feinen Nerven und -endigungen versorgt. Sie ist wichtig für das Sexualleben der Frau und für ihr Lustempfinden und sie ist wichtig beim Geburtsvorgang: sie kontrahiert sich zusammen mit Scheide und Becken. Das Vulvakarzinom ist eine seltene Tumorerkrankung der Frau. Betroffen sind meist die großen Schamlippen, seltener auch die kleinen Schamlippen oder die Klitorisregion.

Risikofaktoren

Risikofaktoren sind chronische Vulvitis (Entzündung der Vulva), Genitalwarzen und humane Papillomaviren (HPV).

Symptome

Im Frühstadium zeigen sich häufig Flecken und Warzen, eine lokale Rötung, weißliche Beläge. Spätsymptome sind blutiger vaginaler Ausfluss (oft über Jahre), lokaler Juckreiz, Brennen, spürbare Knoten/Geschwüre, „Fremdkörpergefühl".

Diagnostik

- Sorgfältige klinische Untersuchung
- Endoskopische Untersuchungen

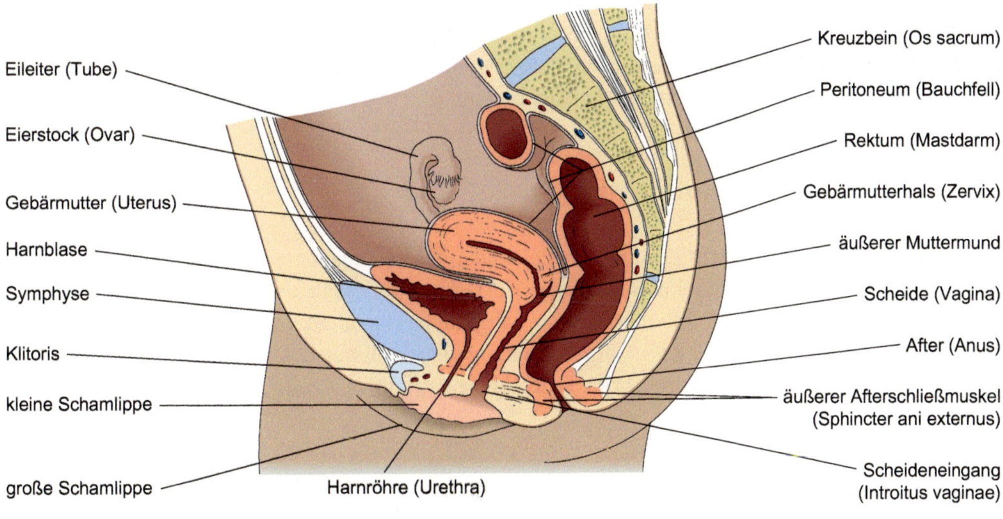

Abb. 5.3 Weibliche Geschlechtsorgane [L190]

- Bildgebung: Sonografie, MRT des Beckens
- Histologie (feingewebliche Untersuchung)
- Tumormarker SCC

Tumorausbreitung/Metastasierung

Das Vulvakarzinom beginnt durch die Schleimhäute in angrenzende Gewebe und Organe zu wachsen. Hierbei sind vor allem der Damm (das Gewebe zwischen den großen Schamlippen und dem Enddarm), die Harnröhre, die Scheide und der Enddarm betroffen.

Bei einer Metastasierung wandern die Tumorzellen zunächst in die Lymphknoten der Leisten- und Beckengegend, später in andere Organe wie Leber oder Nieren.

Therapie

- Operation: Entfernung des Tumors, evtl. der gesamten Vulva mit Ausräumung der Leisten- und Oberschenkellymphknoten
- Evtl. Bestrahlung
- Palliative Chemotherapie bei Metastasen

Folgen und mögliche Spätfolgen der Therapie

- Verlust der äußeren weiblichen Geschlechtsorgane.
- Folgen der Strahlentherapie: Problematisch ist die unmittelbare Nähe zum Enddarm oder zur Blase. Diese Organe können durch hohe Strahlendosen geschädigt werden, was unangenehme Begleiterscheinungen wie Diarrhö zur Folge haben kann.
- Bei Entfernung der Lymphknoten und bei Leistenbestrahlung können Beinödeme auftreten.
- Große psychische Belastung durch die sichtbaren Veränderungen im OP-Gebiet.
- Auch die Folgen für die Sexualität sind erheblich (Scheidenschrumpfung) und schränken Lebensfreude und Lebensqualität deutlich ein.

Prognose

Hohe Rezidivrate (Wiederauftreten der Erkrankung). Aufgrund des oft bei Diagnosestellung schon fortgeschrittenen Tumorstadiums ist die Prognose relativ ungünstig.

Zervix- und Portiokarzinom

Gebärmutterhals (Zervix) und Muttermund (Portio) sind mit Schleimhaut ausgekleidet, deren Drüsen einen zähen Schleim bilden. Der Schleim hat die Aufgabe, die Gebärmutterhöhle nach außen zu verschließen und somit vor Keimen aus der Scheide zu schützen. Nur während der fruchtbaren Tage und bei der Menstruation verdünnt sich der Schleim, und der Kanal öffnet sich um wenige Millimeter. Während einer Schwangerschaft schließt der geschlossene Gebärmutterhals die Fruchthöhle nach unten ab und schützt so die Frucht.

Risikofaktoren/Prophylaxe

Risikofaktoren für ein Zervix- (➤ Abb. 5.4) oder Portiokarzinom sind sexuell übertragbare Infektionen mit bestimmten humanen Papillomaviren (v. a. Typ 16 u. 18), frühe und sehr häufige sexuelle Aktivität mit wechselnden Partnern sowie eine HIV-Infektion. Dazu kommen Rauchen, chronische Genitalinfektionen mit unterschiedlichen Erregern oder genetische Veränderungen (z. B. p53-Mutation). Als Vorsorgemaßnahmen werden Impfungen für Mädchen gegen bestimmte Papillomaviren empfohlen bzw. diskutiert.

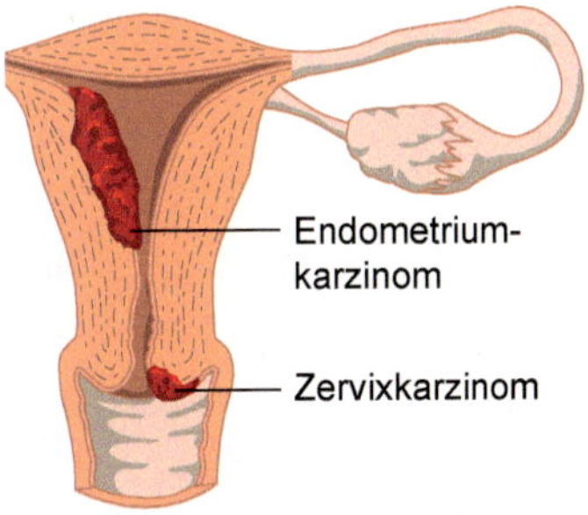

Abb. 5.4 Lokalisationen von Endometriumkarzinom und Zervixkarzinom [L138]

Symptome

Es gibt keine Frühsymptome, deshalb sind Maßnahmen zur Früherkennung (Zellabstrich vom Gebärmutterhals, der sog. PAP-Abstrich) besonders wichtig.

Ernst zu nehmende Warnzeichen sind:

- Untypische Blutungen, z. B. nach dem Geschlechtsverkehr, nach Belastungen wie Radfahren oder Reiten oder nach hartem Stuhlgang
- Blutiger, übelriechender vaginaler Ausfluss
- Schmerzen
- Spät: Lymphstau in den Beinen

Diagnostik

- Gynäkologische Untersuchung: Inspektion und Palpation
- Transvaginale Sonografie (Ultraschalluntersuchung über die Vagina)
- Zytologie, Kolposkopie (Spiegelung der Portio)
- Histologie durch Biopsie (Konisation)
- Tumormarker nach Sicherung der Diagnose als Ausgangsbefund (SCC, CEA, CA 12–5)

Tumorausbreitung/Metastasierung

Der Tumor breitet sich zuerst in das Nachbargewebe aus: Vagina, Uteruskörper, Parametrien, Lymphknoten, Bauchhöhle, Blase und Darm. Gelangen Tumorzellen in die Blutbahn, können auch weiter entfernt liegende Organe (z. B. Lunge, Leber oder Knochen) betroffen sein.

Therapie

- Operation: je nach Stadium Radikal-OP nach Wertheim-Meigs, bei der Uterus, Parametrien und Teile der Vagina und Lymphknoten entfernt werden
- Strahlentherapie: extern oder intrakavitär (Afterloadingverfahren)
- Kombinierte, simultane Radiochemotherapie

Folgen und mögliche Spätfolgen

- Konisation: keine Folgeprobleme.
- Entfernung der Gebärmutter (Hysterektomie): Die Patientin kann keine Kinder mehr bekommen.
- Entfernung der Lymphknoten: Wenn viele Lymphknoten entfernt werden mussten, ist der Ablaufweg der Lymphe gestört, es kann zu einem Lymphödem in den Beinen kommen.
- Nach Bestrahlung: Blasen- und Enddarmreizung, Scheidenschrumpfung.

Prognose

Sie ist abhängig von Tumorstadium und Lymphgefäß-/Lymphknotenbefall. Da die Erkrankung häufig durch die möglichen Früherkennungsmaßnahmen rechtzeitig erkannt wird, ist die Prognose im Allgemeinen günstig.

Endometriumkarzinom (Korpus- oder Uteruskarzinom)

Die Gebärmutter (Uterus) gehört mit Eierstöcken, Eileitern und Scheide zu den inneren weiblichen Geschlechtsorganen (Genitale). Der Uterus besteht aus dem Gebärmutterkörper (Corpus uteri) mit der Gebärmutterhöhle (Cavum uteri, hier kann sich während der Schwangerschaft das Kind entwickeln) und dem Gebärmutterhals (Zervix uteri) mit dem Gebärmuttermund (Portio vaginalis).

Vor den Wechseljahren erneuert sich die Schleimhaut jeden Monat und die „alte" Schleimhautschicht wird mit der Regelblutung abgestoßen. Die fehlende Erneuerung ist möglicherweise der Grund, warum Frauen vor allem **nach** dem Ausbleiben der Regelblutung, d. h. in der Postmenopause, an Gebärmutterkrebs erkranken: Die Zellveränderung gehen vom die Gebärmutter auskleidenden Schleimhautgewebe (Endometrium) oder seltener vom Muskelgewebe der Gebärmutter aus. Vor dem 40. Lebensjahr ist die Krankheit extrem selten.

Risikofaktoren/Prophylaxe

Faktoren, die die Entstehung eines Korpuskarzinoms begünstigen können, sind:
- Einnahme von Östrogenen über einen längeren Zeitraum (Hormonersatztherapie)
- Metabolisches Syndrom (gemeinsames Auftreten von Diabetes mellitus Typ II, Adipositas und Bluthochdruck)
- Polyzystische Ovarien (PCO-Syndrom), bei denen die Funktion der Eierstöcke und damit der Hormonhaushalt gestört sein kann
- Hohe Anzahl an Monatszyklen (frühe erste Regelblutung plus späte Menopause plus keine Schwangerschaft)
- Wahrscheinlich auch familiäre Disposition
- Bestimmte Veränderung der Gebärmutterschleimhaut, die atypische Gewebehyperplasie – sie gilt als Krebsvorstufe

Das Risiko wird gesenkt durch Hormongabe, durch die Antibabypille oder postmenopausale Hormonsubstitution von Östrogen **und** Gestagen. Hier ist also eine Hormonsubstitution von Vorteil.

Symptome

Das Früh- und Kardinalsymptom sind ungewöhnliche Blutungen – z. B. postmenopausale Blutungen oder unerwartete Blutungen vor der Menopause. Zu den Spätsymptomen zählen chronische Unterleibsschmerzen, Gewichtsverlust, eitriger Ausfluss, Blutabgänge aus Blase und Rektum, tastbarer Tumor, Beinödeme.

Diagnostik

- Gynäkologische Untersuchung, diagnostische Hysteroskopie
- Vaginal- und Abdominalsonografie des kleinen Beckens
- Ausschabung der Gebärmutter und Untersuchung des Gewebes
- Tumormarker nach Diagnosestellung als Ausgangsbefund (CEA, CA 12–5)

Tumorhistologie

Man unterscheidet beim Endometriumkarzinom zwischen Typ-I- und Typ-II-Karzinomen:

- Typ I: östrogenabhängige Tumoren. Sie kommen häufiger vor und haben eine bessere Prognose als die Typ-II-Tumoren.
- Typ II: östrogenunabhängige Tumoren. Sie können aus einem atrophischen Endometrium entstehen.

Eine Sonderform ist das **Uterussarkom,** ein Krebs der Gebärmuttermuskulatur. Es macht zwar nur ca. 2–3 % aller Uterusmalignome aus, zeichnet sich aber durch eine frühe hämatogene Metastasierung aus und hat deshalb eine extrem schlechte Prognose.

Tumorausbreitung/Metastasierung

Die lokale Ausbreitung erfolgt in die Muskelschicht und die Gebärmutterhöhle, später in den Gebärmutterhals, die Vagina, Parametrien, Eileiter und in die lokalen Lymphknoten. Der Tumor metastasiert in die Bauchhöhle, in Lunge, Leber und Knochen.

Therapie

- Operation: Je nach Stadium des Tumors werden die Gebärmutter, beide Adnexe (Eileiter), Parametrien und Lymphknoten entfernt. Meist ist der Tumor operabel. Ziel ist die vollständige Entfernung des Tumorgewebes. Operiert wird durch die Scheide und/oder die Bauchdecke.
- Strahlentherapie: Diese kann vor der Operation durchgeführt werden (neoadjuvant) oder die Operation ergänzen (adjuvant). Sie kann auch allein ausgeführt werden, wenn der Allgemeinzustand der Patientin eine Operation nicht zulässt. Die Strahlentherapie senkt das Risiko eines Rezidivs.
- Chemotherapie: Die Chemotherapie verbessert nicht die Heilungsaussicht. In bestimmten Fällen kann sie jedoch nach der Operation eines fortgeschrittenen Endometriumkarzinoms alternativ zur Strahlentherapie angewendet werden.

Folgen und mögliche Spätfolgen

- Verlust der Gebärfähigkeit: Eine Schwangerschaft ist nach einer Hysterektomie nicht mehr möglich. Dieser Eingriff ist besonders einschneidend für jüngere Frauen, wenn noch ein Kinderwunsch besteht. Da sich die meisten Betroffenen aber zum Zeitpunkt der Diagnose schon in der Postmenopause befinden, ist die Hysterektomie in dieser Hinsicht kein Problem.
- Wechseljahresbeschwerden: Durch den Verlust der Eierstockhormone werden prämenopausale Frauen in die Wechseljahre versetzt.
- Lymphstau mit Lymphödemen nach Entfernung von Lymphknoten.
- Evtl. Schmerzen beim Geschlechtsverkehr durch postoperative Vernarbungen im Bauchinnenraum oder durch Verkürzung oder Verengung der Scheide. Dieser kann mithilfe eines Dilatators (Dehngerät) entgegengewirkt werden.
- War der Tumor bereits in Blase oder Darm eingewachsen, kann es nötig sein, dass künstliche Ausscheidungswege geschaffen werden müssen, wie Kolostoma (künstlicher Darmausgang) oder Urostoma (künstlicher Ausgang der Harnwege).
- Mögliche Komplikationen der Operation: Infektionen, Beeinträchtigung der Blasenfunktion (Harninkontinenz oder Blasenentleerungsstörungen), Verletzungen benachbarter Organe wie Blase, Harnleiter oder Darm.
- Mögliche Bestrahlungsfolgen: Strahlendermatitis, schmerzhafte Schädigung der Schleimhaut in der Scheide, später evtl. Vernarbungen des Gewebes.

Prognose

Das Endometriumkarzinom ist der gynäkologische Tumor mit der günstigsten Prognose.

Ovarialkarzinom

Die Eierstöcke sind die weiblichen Keimdrüsen und für die Produktion der weiblichen Geschlechtshormone zuständig. Sie sind sowohl exokrine (nach außen absondernde) wie endokrine (ins Blut absondernde) Drüsen. Die Hormone Östrogen und Gestagen regeln den Monatszyklus. Der Produktionsprozess der Hormone beginnt in der Pubertät, wird dann über Jahrzehnte aufrechterhalten und mit den Wechseljahren langsam wieder eingestellt.

Bei prämenopausalen Frauen bringen die Eierstöcke einmal im Monat ein befruchtungsfähiges Ei hervor, das über die Eileiter in die Gebärmutterhöhle gelangt. Dort wird es dann evtl. von einer vorhandenen Samenzelle befruchtet und ein Kind entsteht. Wenn keine Hormone mehr produziert werden, weil die Eierstöcke entfernt wurden, ihre Funktion unterdrückt wurde oder altersbedingt aufhört, beginnen die Wechseljahre (Klimakterium), was sich durch Hitzewallungen, Stimmungslabilität, Schlafstörungen etc. äußern kann. Wie stark diese Beschwerden sind, variiert sehr stark von Frau zu Frau.

Das Ovarialkarzinom ist nach dem Endometrium- und dem Zervixkarzinom der dritthäufigste gynäkologische Tumor.

Risikofaktoren

- Eine hohe Anzahl an Monatszyklen (frühe erste Regelblutung plus späte Menopause plus keine Schwangerschaft).
- Genetisch bedingte Prädisposition: Diskutiert wird hier v. a. eine Mutation im Brustkrebsgen BRCA1, das für die meisten genetisch verursachten Krebsereignisse im Ovar verantwortlich sein könnte.
- Polyzystische Ovarien (PCO-Syndrom): Hier kann die Funktion der Eierstöcke und damit der Hormonhaushalt gestört sein.
- Ernährung: Hier werden hoher Fleischkonsum und tierische Fette sowie Adipositas diskutiert.

Symptome

Es gibt keine Frühsymptome, ein Ovarialkarzinom wird oft spät entdeckt. Im fortgeschrittenen Stadium treten Bauchschmerzen, Übelkeit, Völlegefühl, Zunahme des Bauchumfangs ohne Gewichtszunahme (plötzlich passt die Hose nicht mehr) auf. In zwei Drittel der Fälle hat sich der Tumor bei Diagnosestellung bereits in Becken- und Bauchraum ausgedehnt und ist im Unterbauch tastbar. Zusätzlich können Obstipation, Miktionsbeschwerden, allgemeine Müdigkeit und ein Gewichtsverlust auftreten.

Diagnostik

- Keine effektive Früherkennungsuntersuchung verfügbar
- Bimanuelle gynäkologische Untersuchung (rektal und vaginal)
- Transvaginale und abdominale Sonografie

Tumorausbreitung/Metastasierung

- Lokale Ausbreitung vor allem in die Bauchhöhle (Peritonealkarzinose), Eileiter, Gebärmutter, in den gegenüberliegenden Eierstock, in die Bauchwand

- Lymphknoten: Leiste, Becken
- Metastasierung hämatogen in Leber, Brustfell, Lunge und Knochen

Therapie

- Operation: je nach Ausbreitung abdominale Gebärmutterentfernung und Entfernung der Eierstöcke und der Eileiter, evtl. auch des großen Netzes, der Lymphknoten und des Blinddarms. Sonderfall bei Kinderwunsch: Belassung des gesunden Eierstocks und der Gebärmutter (nur im Stadium T1a, G1)
- Chemotherapie: abhängig von Stadium und Malignitätsgrad des Tumors als adjuvante oder als primäre Chemotherapie. Kombinationschemotherapie (6-mal Carboplatin in 3-wöchigem Abstand und Paclitaxel wöchentlich 18-mal)

Folgen und mögliche Spätfolgen

- Verlust des weiblichen Fortpflanzungsorgans – eine Mutterschaft ist nicht mehr möglich.
- Wechseljahresbeschwerden (besonders belastend für jüngere Frauen).
- Postoperative Verwachsungen/Verklebungen im Operationsbereich, die beim Geschlechtsverkehr, beim Stuhlgang oder beim Wasserlassen unangenehme Empfindungen oder Schmerzen verursachen können.
- In sehr fortgeschrittenem Stadium der Erkrankung müssen evtl. Teile von Blase, Darm und Scheide entfernt werden. Dann müssen evtl. ein Urostoma und/oder ein Kolostoma angelegt werden.
- Durch Irritation oder Verletzung von Nerven während der Operation können vorübergehende Entleerungsstörungen der Blase oder des Darms auftreten.

Prognose

Bei epithelialen Karzinomen besteht eine günstige Prognose in den frühen Stadien mit radikaler OP ohne Resttumor, aber auch Frauen mit kleinen Resttumoren (unter 1 cm) können durch eine Chemotherapie (Carboplatin und Paclitaxel) kurativ behandelt werden.

5.2.3 Tumoren des Gastrointestinaltrakts (GIT)

Ösophaguskarzinom

Der Ösophagus ist ein 25 cm langer elastischer Schlauch, der sich beim Schlucken bis zu 3,5 cm dehnen kann, außer an 3 physiologischen Engstellen (Ringknorpel-, Aorten-, Zwerchfellenge). Er verläuft hinter der Trachea und besteht aus 3 Schichten: Längs- und Ringmuskulatur und mehrschichtig unverhorntes Plattenepithel. Seine Aufgabe ist der Transport des Speisebreis vom Mund in den Magen.

Beim Ösophaguskarzinom unterscheidet man zwischen **Plattenepithelkarzinom,** das aus dem Oberflächengewebe der Speiseröhre entsteht und sich im proximalen Ösophagus findet, und **Adenokarzinom,** das aus Drüsengewebe (*griech.* aden = Drüse) entsteht und sich im distalen Ösophagus findet.

Risikofaktoren

Für das Plattenepithelkarzinom stellen Alkohol und Rauchen Risikofaktoren dar, wobei die Kombination von beiden das Risiko erhöht. Für das Adenokarzinom sind (noch) keine Risikofaktoren bekannt. Die Refluxkrankheit (Säure- und Gallenrückfluss mit Sodbrennen) kann die Entwicklung eines Ösophaguskarzinoms begünstigen, möglicherweise auch Übergewicht, ballaststoffarme Ernährung (wenig Gemüse und Früchte) sowie hoher Fettkonsum, der den Säurerückfluss begünstigt.

Symptome

Schluckbeschwerden (Dysphagie), retrosternale Schmerzen, Husten, Sodbrennen. Spätsymptome sind Heiserkeit, wenn der Tumor auf den Nervus recurrens drückt, Gewichtsabnahme und Mangelernährung.

Diagnostik

- Endoskopische Untersuchungen: Ösophagoskopie, Gastroskopie, Bronchoskopie (Infiltration?)
- Bildgebung: Ösophago-Gastro-Duodenoskopie (ÖGD) mit Biopsie, Röntgen-Breischluck, Sonografie, CT-Thorax (Lymphknotenbefall? Tumorgröße?), Skelettszintigramm (Knochenmetastasen?)

Therapie

Grundsätzlich ist die Operation inkl. einer Lymphadenektomie die wichtigste Therapiemaßnahme, evtl. nach einer neoadjuvanten Radiochemotherapie.

Bei inoperablen Tumoren kommt eine Strahlen- oder eine kombinierte Radiochemotherapie infrage. Wegen des dann oft schlechten Allgemeinzustands sind oft nur symptomatische Maßnahmen möglich: Bestrahlung, Bougierung, Laserabtragung, Afterloading oder das Implantieren eines Tubus (Stents), um den Patienten das Schlucken wieder zu ermöglichen.

Eine Fistel zwischen Speiseröhre und Bronchialsystem ist eine häufige Komplikation, durch die es zu Aspirationen und massiven Problemen in den Bronchien oder der Lunge kommt. Abhilfe schafft hier ein Stent zur Überbrückung der Fistel, im schlimmsten Fall Nahrungskarenz und enterale oder parenterale Ernährung über PEG oder Port, zudem sekretolytische und antibiotische Maßnahmen.

Folgen und mögliche Spätfolgen

- Massive Ernährungsprobleme wegen Schluckproblemen, Schmerzen, Stenosen, Fistelbildung
- Dyspnoe durch Kompression des Tumors auf die Trachea und/oder infolge einer Aspirationspneumonie und/oder infolge von Lungenmetastasen
- Schmerzen aufgrund von Skelettmetastasen

Magenkarzinom

Der Magen nimmt die Speise als Speicher auf, vermischt sie mit Magensaft und gibt sie portionsweise zur Verdauung und zur Resorption der Nährstoffe im Dünndarm in den Darm ab. Die Magenschleimhaut ist reich mit Drüsen durchsetzt, je nach Nahrungsaufnahme werden durchschnittlich 2 l Magensaft produziert. Bestandteile des Magensafts sind:

- Salzsäure als „Desinfektionsmittel“ und zur Einleitung der Eiweißverdauung
- Pepsinogen und Pepsin zur Eiweißverdauung
- Magenschleim, der von den Nebenzellen kontinuierlich abgegeben wird, zum Schutz der Schleimhaut vor der aggressiven Salzsäure
- Intrinsic-Factor, der zur Resorption von Vitamin B_{12} im Dünndarm benötigt wird

Beim Magenkarzinom handelt es sich meist um ein Adenokarzinom. Meist sind Antrum, Pylorus und kleine Kurvatur betroffen.

Risikofaktoren

Zu den Risikofaktoren zählen die Infektion der Magenschleimhaut, chronische Gastritis durch Helicobacter pylori sowie eine erbliche Disposition. Vermutet wird auch, dass Lebensgewohnheiten und Ernährung eine Rolle spielen, z. B. gepökelte oder stark gesalzene Nahrungsmittel (unabhängig davon, ob es sich um Gemüse, Fleisch oder Fisch handelt), wenig Obst und Gemüse und toxische Substanzen wie Rauchen, Alkohol oder solche, die beim Grillen oder Räuchern entstehen oder bei Beschäftigung in Kohle- oder Gummiindustrie.

Symptome

Im Frühstadium macht der Tumor meist keine oder sehr uncharakteristische Beschwerden. Oft wird der Tumor „zufällig" entdeckt. Spätsymptome sind Völlegefühl/Druckschmerzen im Oberbauch (meist abhängig von der Nahrungsaufnahme), Nahrungsunverträglichkeiten (Kaffee, Obst, Alkohol, Fleisch), Appetitlosigkeit, ungewollte Gewichtsabnahme, Leistungsknick, Übelkeit und Erbrechen (nach dem Erbrechen kurzzeitig Erleichterung), Blutarmut (Anämie), Teerstühle (dunkle Stühle ohne Blutauflage), Hämatemesis (Bluterbrechen).

Diagnostik

- Endoskopische Verfahren: Gastroskopie mit Biopsie und Endosonografie, evtl. präoperative Laparoskopie (zur Abklärung eines Lymphknoten- oder Bauchfellbefalls)
- Bildgebung: Abdomen-Sonografie und/oder Abdomen-CT, Ösophagus-Breischluck zur Passagebeurteilung
- Routinelabor und Tumormarker (CEA, CA 19–9, CA 72–4) zur Verlaufsbeurteilung
- Ausschluss von Fernmetastasen (Bauchfell? Leber? Lunge? Skelett?)

Therapie

- Endoskopische Therapie (Mukosaresektion): Entfernung von Tumorvorstufen (Polypen, Zellmissbildungen) und kleinen Tumoren, die auf die Magenschleimschicht begrenzt sind (Frühkarzinom).
- Chirurgie: Oft ist keine kurative Therapie möglich, weil der Tumor schon bei Erstdiagnose weit fortgeschritten ist. Operation: Gastrektomie (➤ Abb. 5.5) mit Entfernung der regionären Lymphknoten, selten Magenteilresektion, evtl. Milzentfernung.

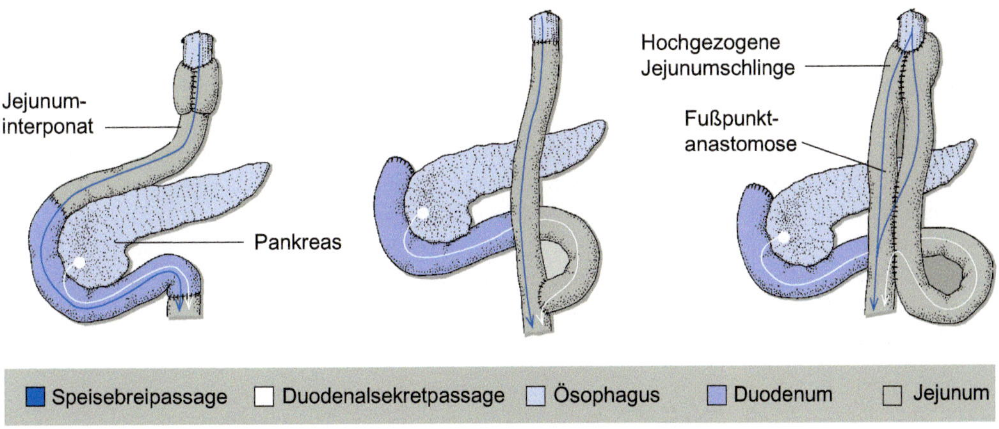

Abb. 5.5 Gastrektomie: OP-Techniken ohne Bildung eines Ersatzmagens mit Darstellung des Passageverlaufs [L138]

- Ersatzmagen: Meist wird ein Reservoir aus einer Dünndarmschlinge gebildet, die so mit der Speiseröhre verbunden ist, dass weder Gallen- noch Pankreassäfte in die Speiseröhre zurückfließen können. Das Reservoir dient dazu, den Speisebrei zu speichern, damit der Körper viel Energie aus der Nahrung aufnehmen kann.
- Strahlentherapie: in Kombination mit Chemotherapie als adjuvante Maßnahme möglich.
- Chemotherapie: als neoadjuvante Therapie (präoperativ), um den Tumor zu verkleinern oder zumindest dessen Wachstum zu stoppen, danach ist evtl. ein kurativer chirurgischer Eingriff möglich.

Folgen und mögliche Spätfolgen nach totaler Gastrektomie

- Fehlen der Reservoirfunktion des Magens: häufig Druck- und Völlegefühl, Appetitmangel, Aufstoßen
- Dumping-Syndrom: beschleunigte Entleerung des Magens (Sturzentleerung). Folge: eine unzureichende Verdauung vor allem bei kohlenhydratreichen Mahlzeiten (Symptome: Schweißausbrüche, Blässe, Übelkeit)
- Perniziöse Anämie: Der Intrinsic-Faktor, der von der Magenschleimhaut gebildet wird, fehlt nach einer totalen Gastrektomie. Dadurch kann Vitamin B_{12}, das den Intrinsic-Faktor für die Resorption braucht, nicht mehr genutzt werden und muss, um einer perniziösen Anämie vorzubeugen, substituiert werden
- Mangelerscheinungen aufgrund von Resorptionsstörungen, Gewichtsabnahme, Vitaminmangelsyndrom
- Stadium der Metastasierung: Metastasierungsorte sind Leber, Lunge, Gehirn, Knochen und der Bauchraum selbst (Aszites, Peritonealkarzinose, Passagehinderung)

5

Ernährungstipps für gastrektomierte Patienten

- Mehrmals täglich kleine Portionen essen, gut kauen, damit die Nahrung gut mit Speichel vermischt wird.
- Auf fettreiche Speisen und blähende Kost verzichten!
- Trinken: Während der Mahlzeiten nichts oder wenig trinken. Kohlensäurehaltige Getränke meiden, Wasser, Tee und Säfte bevorzugen.
- Nach dem Essen nicht hinlegen.
- Zusammensetzung der Nahrung: Der Kalorienbedarf ist etwa um ein Drittel erhöht, da die Nahrung schlechter verwertet wird, deshalb sollte man auf eine kalorienreiche, vitamin- und mineralienreiche Nahrung achten.
- Der tgl. Energiebedarf sollte ungefähr zu 50 % durch Kohlenhydrate, zu 20 % durch Eiweiß und zu 30 % durch Fett gedeckt werden, dabei werden vor allem MCT-Fette (mittelkettige Fettsäuren, die gut vom Dünndarm resorbiert werden) empfohlen.
- Evtl. Appetitanregung durch niedrige Dosen Cortison oder Megestat (ein Gestagen).

Dünndarmkarzinom

Der Dünndarm ist 2–3 Meter lang und liegt verschlungen im Bauchraum. Er ist ein lebensnotwendiges Organ – ohne Dünndarm können wir nicht leben. Wir brauchen ihn und die durch ihn fließenden Säfte, um die vorverdaute Nahrung (diese Aufgabe haben Speichel und Magensaft erledigt) weiter zu verdauen und wertvolle Nährstoffe dann über die Darmschleimhaut in den Körper aufzunehmen. Der nicht verdaute Rest der Nahrung gelangt in den Dickdarm. Dünndarmkrebs ist eine extrem selten vorkommende Krebsart. Möglicherweise ist das darin begründet, dass der Nahrungsbrei sehr rasch weiter wandert.

Risikofaktoren

Bei bestimmten Darmerkrankungen, wie dem chronisch entzündlichen Morbus Crohn oder der familiären Polyposis, ist das Risiko eines Dünndarmtumors erhöht.

Symptome

Es gibt keine verlässlichen Frühzeichen, die auf das Vorliegen eines Dünndarmkrebses hinweisen. Typischerweise treten erst mit zunehmender Tumorgröße Beschwerden auf. Eine lebensbedrohliche Situation entsteht, wenn es durch den Tumor zu einem Darmverschluss kommt.

Mögliche Symptome: Länger anhaltende Schmerzen oder Krämpfe im Bauchraum, ungewollte Gewichtsabnahme und Blut im Stuhl.

Diagnose

Magen-Darm-Passage mit Kontrastmittel, CT, ERCP.

Therapie

Der Tumor sollte so schnell wie möglich operativ entfernt werden, der befallene Darmabschnitt wird dabei mit einem Sicherheitsabstand entfernt. Adjuvant können auch Strahlentherapie und Zytostatikatherapie zum Einsatz kommen.

Folgen und mögliche Spätfolgen

Nach einer Dünndarmresektion ist möglicherweise die Aufnahme und Aufspaltung von Nährstoffen, z. B. von Vitaminen, Mineralstoffen und Eiweißen, gestört. Dies muss durch angepasste Ernährung und die Einnahme von Medikamenten ausgeglichen werden.

Gallenblasenkarzinom

Die Gallenblase dient als Reservoir für die Galle, bis diese zur Verdauung abgegeben wird. Das Gallenblasenkarzinom (➤ Abb. 5.6) ist ein seltener Tumor in der Gallenblase.

Risikofaktoren

Ein erhöhtes Risiko besteht bei Arbeitern der Gummi- und Automobilindustrie. Chronische Entzündungen der Gallenblase und Kalkeinlagerungen der Gallenblasenwand (Porzellangallenblase) scheinen die Entwicklung eines Karzinoms zu begünstigen.

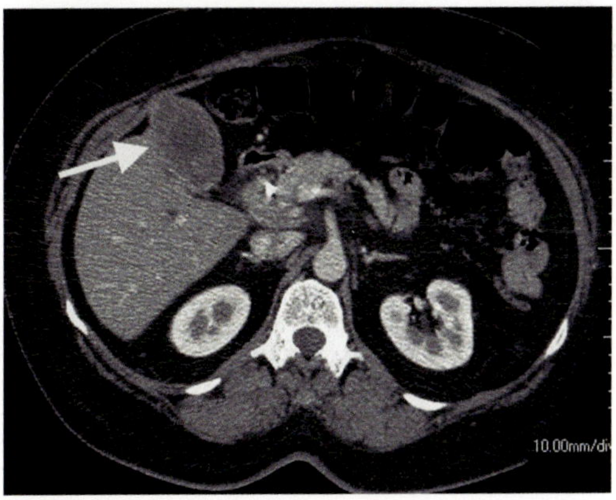

Abb. 5.6 Gallenblasenkarzinom [F248]

Symptome

Der Tumor wächst lange Zeit symptomlos oder -arm, meist treten erst bei lokal fortgeschrittenem Befall Symptome auf. Leitsymptome sind

- Ikterus mit oder ohne Bauchschmerzen: Bilirubin, ein Abbauprodukt des Hämoglobins, wird normalerweise mit der Galle über den Darm ausgeschieden. Staut sich das Bilirubin zurück ins Blut, so führt dies zu einer Gelbfärbung der Haut (Ikterus), andererseits fehlt das Bilirubin im Darm und der Stuhl wird deshalb acholisch („ohne Galle"), d. h. weniger braun.

- Organstörungen/Gewichtsverlust: Wenn zu wenig Galle in den Darm abgegeben wird, kommt es zu einer Fettverdauungsstörung und damit zu einer ungenügenden Aufnahme von fettlöslichen Vitaminen. Dies kann zu einem erhöhten Risiko von Knochenbrüchen, Gerinnungsstörungen und – in Ausnahmefällen – sogar zu Nerven- und Sehstörungen führen.
- Tastbare Resistenz im rechten Oberbauch und eine Hepatomegalie.
- Leberfunktionsstörung: Wenn die Gallenflüssigkeit aufgrund eines Tumors nicht mehr richtig abfließen kann, staut sie sich auf und Gallenblase und Gallengänge können sich entzünden. Durch den Rückstau kann auch die Leberfunktion beeinträchtigt werden.
- 75 % der Patienten haben gleichzeitig Gallensteine.

Diagnostik

Abdomensono, CT, MRT. Die Diagnosesicherung erfolgt meist erst durch eine Bauchwandspiegelung mit Probeentnahme.

Therapie

Aussicht auf Heilung besteht, wenn eine vollständige Resektion des Tumors möglich ist. Meist werden die Tumoren allerdings durch Zufallsbefund entdeckt – z. B. bei einer geplanten Cholezystektomie. Operation: Entfernung der Gallenblase mit dem Tumor, evtl. ist auch eine Leberresektion mit Lymphknotenentfernung indiziert. Eine wirksame Chemotherapie gibt es noch nicht. Bei einer Porzellangallenblase ist aufgrund des erhöhten Risikos eines Gallenblasenkarzinoms eine vorbeugende Cholezystektomie sinnvoll.

Folgen

Eine Entfernung der Gallenblase hat für den Patienten kaum Folgen: Die Galle, die in der Leber gebildet wird, fließt nun bei Bedarf ohne den „Umweg" über die Gallenblase direkt in den Zwölffingerdarm.

Gallengangkarzinom

Die Gallengänge sind für den Abfluss der Galle aus der Leber in die Gallenblase verantwortlich. Ein Gallengangkarzinom ist ein bösartiger Tumor in diesen Gängen.

Risikofaktoren

Das Risiko, an Krebs des Gallengangs zu erkranken, ist erhöht nach chronischen Entzündungen der Gallengänge, bei Gallengangssteinen oder bei zunächst gutartigen Geschwülsten oder Zysten im Gallengang. Auch Rauchen, höheres Alter oder eine Infektion mit Parasiten können das Risiko erhöhen.

Symptome

Kardinalsymptom – bedingt durch den verhinderten Gallenabfluss – ist die Gelbfärbung der Haut und der Bindehaut (Ikterus), Entfärbung des Stuhls, Juckreiz. Typischerweise bestehen dumpfe Schmerzen im rechten Oberbauch. Zum Diagnosezeitpunkt weist ein Drittel der Patienten Gewichtsverlust und Appetitlosigkeit auf.

Diagnostik

Sonografie, CT, MRT, ERCP zur Darstellung und Gewebeentnahme. Meist sind die Befunde der bildgebenden Verfahren so eindeutig, dass die Therapie auch ohne histologische Sicherung eingeleitet werden kann.

Therapie

Einzige Möglichkeit, den Gallengangtumor zu heilen, ist eine Operation, bei der der Tumor vollständig entfernt wird. Wegen der ungünstigen Lage müssen auch Teile der Leber, die Gallenblase und des Gallengangs mit entfernt werden.

In der palliativen Situation, wenn der Tumor nicht vollständig entfernt werden kann, geht es primär darum, Symptome zu lindern und Lebensqualität zu erhalten oder zu bessern. Zur Herstellung eines geregelten Gallenabflusses kann eine Gallengangsdrainage eingelegt werden. Eine Chemotherapie wird nur in Einzelfällen angewandt und dann auch nur in einer milden Form. Es sprechen weniger als ein Viertel der Patienten auf eine solche Behandlung an.

Folgen für die Patienten

Siehe Gallenblasenkarzinom (oben).

Leberzellkarzinom (hepatozelluläres Karzinom)

Die Leber (➤ Abb. 5.7) ist die „Entgiftungsmaschine" des Körpers, sie reinigt (mit der Niere) das Blut von Schadstoffen. Darüber hinaus verwertet die Leber bestimmte Nahrungsbestandteile und regelt den Glukose-, Fett- und Eiweißstoffwechsel. Sie produziert lebenswichtige Eiweißstoffe wie Albumin und auch Blutgerinnungsfaktoren, ohne die eine Blutgerinnung nicht möglich wäre. Darüber hinaus ist sie die größte Verdau-

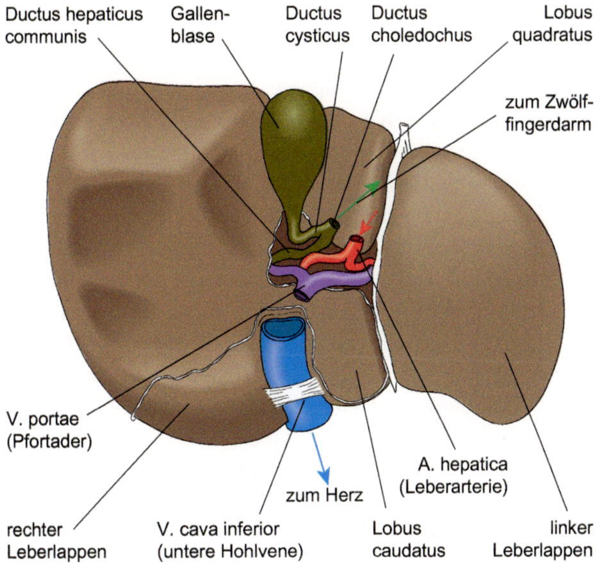

Abb. 5.7 Anatomie der Leber [L190]

ungsdrüse, die Gallensaft bildet und somit die Fettverdauung ermöglicht. Das hepatozelluläre Karzinom (HCC) entsteht aus den Leberzellen selbst – es wird deshalb auch **primärer Leberkrebs** genannt. Als **sekundärer Leberkrebs** werden Metastasen in der Leber bezeichnet, d. h. Absiedelungen von bösartigen Tumoren anderer Organe wie etwa dem Darm oder der Brust.

Risikofaktoren

Ein erhöhtes Risiko, an einem Leberzellkarzinom zu erkranken, besteht bei Leberzirrhose, Virushepatitis, Hämochromatose (Eisenspeicherkrankheit), aber auch bei der Aufnahme von Nahrungsmitteln, die mit einem Schimmelpilz (Aflatoxine) kontaminiert sind.

Symptome

Die Beschwerden sind meist uncharakteristisch, wie Abgeschlagenheit, Gewichtsverlust, dumpfe Oberbauchschmerzen, gastrointestinale Beschwerden (Völlegefühl, Übelkeit, Stuhlgangsveränderungen) und subfebrile Temperaturen.

Diagnostik

Es werden Blutuntersuchungen gemacht und bildgebende Verfahren wie Sonografie, CT, MRT. Eine Angiografie oder ein Angio-CT erlaubt neben der Tumorlokalisation eine Einschätzung der Operabilität. Für die Therapieplanung ist der Nachweis bzw. Ausschluss von Metastasen und die Einschätzung der Leberfunktion von Bedeutung. Gerade in einer zirrhotischen Leber kann es schwierig sein, einen Lebertumor von einem Knoten der Zirrhose zu unterscheiden. Die Konzentrationsbestimmung des „lebertypischen" Proteins AFP (Alfafetoprotein) hilft sowohl bei der Diagnose als vor allem auch bei der Verlaufsbeobachtung.

Therapie

Kurativ: Die einzig heilende Chance liegt in der chirurgischen Entfernung des Tumors. In vielen Fällen verbieten jedoch Ausdehnung und Lage des Tumors, Gefäßeinbrüche, Metastasen oder reduzierte Leberfunktion eine Tumorresektion.
Als palliative Therapiemaßnahmen stehen zur Verfügung:

- **Transarterielle Chemo-Embolisation (TACE):** Arterien, die den Tumor mit Blut versorgen, werden „verstopft". Die Krebszellen sterben ab, die Geschwulst verkleinert sich.
- **Selektive individuelle Radiotherapie (SIRT):** Bei dieser Methode werden Millionen winziger radioaktiver Mikrokügelchen in die Leberarterie (Arteria hepatica) eingeschleust. Sie schwimmen mit dem Blutstrom zum Tumorgewebe und können dort die Tumorzellen „zu Tode bestrahlen".
- **Perkutane Äthanolinstillation (PEI)** zur Verödung des Tumors: Hierbei wird durch die Bauchdecke hochprozentiger Alkohol direkt in den Tumor gespritzt und dieser auf diese Weise verödet. Damit der Arzt die Geschwulst richtig trifft, kontrolliert er die Position der Nadel mit Ultraschall. Je nach Größe des Tumors erfolgt die Verödung in einer oder mehreren Sitzungen. Wenn sehr viele Knoten behandelt werden müssen, kann dies auch in Narkose geschehen. Ob die Verödung erfolgreich war, lässt sich durch eine Ultraschalluntersuchung mit Kontrastmittel überprüfen.
- **Radiofrequenz-Thermoablation (RFTA):** Wärmebehandlung, bei der eine Hochfrequenzsonde durch die Haut direkt in den Tumor eingeführt wird. Durch Aufheizen der Sondenspitze wird der Tumor „verkocht". Es besteht auch die Möglichkeit, heiße Kochsalzlösung einzuleiten und so die Tumorzellen lokal zu erhitzen.

- **Laserinduzierte Thermotherapie (LITT):** Das deutlich seltener angewendete Verfahren funktioniert ähnlich wie die beiden bereits beschriebenen Verödungsmethoden. In diesem Fall wird die Wärme im Tumor durch Laserstrahlen erzeugt. Wie alle Verödungsmethoden ist auch diese für den Patienten schmerzfrei, da die Leber keine schmerzleitenden Nerven enthält und die Punktion durch die Bauchdecke immer mit lokaler Betäubung geschieht.

Folgen

Wenn die Leber aufgrund der Erkrankung ihre vielfältigen Aufgaben nicht mehr richtig erfüllen kann, wirkt sich das auf den gesamten Organismus aus. Überschüssige Abfallprodukte und Gifte gelangen ins Blut bzw. werden nicht mehr „abgebaut" und es kommt zu einem Mangel an Nährstoffen. Der Patient leidet an Ermüdung („Müdigkeit ist der Schmerz der Leber") und Appetitverlust. Bei einem Rückstau des Bilirubins färben sich die Haut und die Bindehaut des Auges gelb (Ikterus).
Nach einer Leberteilresektion kann die verbleibende Restleber die Aufgaben der Leber übernehmen.

Pankreaskarzinom (Bauchspeicheldrüsenkrebs)

Grundsätzlich erfüllt die Bauchspeicheldrüse zwei lebensnotwendige Funktionen. Zum einen ist sie wichtig für die Verdauung, zum anderen für die Steuerung der Blutzuckerregulation. Sie hat also eine exokrine Funktion, die Bildung des Verdauungssafts, und eine endokrine Funktion, die Produktion von Insulin und Glukagon. Wenn eine oder gar beide Funktionen auf Dauer ausfallen, kann das unbehandelt lebensbedrohliche Folgen haben.

Vom Pankreaskarzinom gibt es verschiedene Formen, die von den unterschiedlichen Gewebetypen der Bauchspeicheldrüse ausgehen können. Am häufigsten ist ein Adenokarzinom, d. h. ein vom Drüsengewebe ausgehender Tumor.

Risikofaktoren

Rauchen, regelmäßiger Alkoholgenuss und chronische Bauchspeicheldrüsenentzündungen sind bekannte Risiken für eine Entstehung von Bauchspeicheldrüsenkrebs. Auch Schadstoffe am Arbeitsplatz, Ernährungsfaktoren und genetische Vorbelastung können ein erhöhtes Erkrankungsrisiko bedeuten.

Symptome

Im Frühstadium ist der Tumor asymptomatisch. Erste Beschwerden sind uncharakteristisch und schleichend: Appetit- und Gewichtsverlust, Schmerzen/Druckgefühl im Ober- und Mittelbauch mit Ausstrahlung in den Rücken, Rückenschmerzen (Infiltration des plexus coeliacus), ein schmerzloser Verschlussikterus durch Kompression des Gallengangs, Übelkeit und Erbrechen, aber auch ein neu aufgetretener Diabetes mellitus sind Symptome bei Diagnosestellung.

Diagnostik

Ein Pankreaskarzinom kann mit einer Abdomensonografie entdeckt werden. Bei kleineren Tumoren ist ein CT mit Kontrastmittel die erste Wahl. Die genauesten Informationen bezüglich der Tumorgröße liefert der endoskopische Ultraschall. Große Bedeutung hat die ERCP, die in mehr als 90 % das Karzinom korrekt diagnostiziert und gleichzeitig palliativ zur Entlastung von Verengungen (Stenosen) im Gangsystem eingesetzt werden kann.

Therapie

Kurativ: Nur jeder fünfte Tumor ist zum Zeitpunkt der Diagnose überhaupt noch operabel. In diesen Fällen wird die sog. Whipple-Operation (➤ Abb. 5.8) durchgeführt, bei der Pankreaskopf, Duodenum, Gallenblase und ein Teil des Magens entfernt werden. Der Einsatz einer adjuvanten Chemotherapie mit Gemcitabine oder gar einer simultanen Radiochemotherapie ist der Diskussion des Einzelfalles vorbehalten (Tumorkonferenz!)
Palliativ: Da die Symptome z. T. sehr unterschiedlich sind, ist ein individualisierter und symptomorientierter Therapieplan besonders wichtig. Beispiele für chirurgische palliative Eingriffe: biliodigestive Anastomose oder Gastroenterostomie (Magen und Darm werden verbunden), pyloruserhaltende Duodenopankreatektomie, um den „Nahrungsweg" offen zu halten, Gallengangsdrainage (Stent), damit die Galle weiter abfließen und ihre Aufgaben erfüllen kann.

Als palliative Therapie, wenn der Tumor bereits Metastasen gebildet hat, kann eine Therapie mit Gemcitabine mit und ohne Platinverbindungen eingesetzt werden – evtl. in Kombination mit dem Tyrosinkinaseinhibitor Tarceva (Erlotinib).

Folgen einer Pankreatektomie

5

- Diabetes mellitus: Nach Entfernung der Bauchspeicheldrüse kann sich ein Diabetes mellitus entwickeln, der mit Insulin behandelt werden muss.
- Verdauungs- und Nahrungsverwertungsstörungen: Die fehlenden Verdauungsenzyme wirken sich in Durchfällen oder Fettstühlen aus. Die Enzyme müssen deshalb dauerhaft medikamentös ersetzt werden. Ein großes Problem ist die Verwertung der Nahrungsmittel, sodass Patienten ein Mangelernährungszustand droht, der mit enteraler oder parenteraler Ernährung verhindert werden muss.

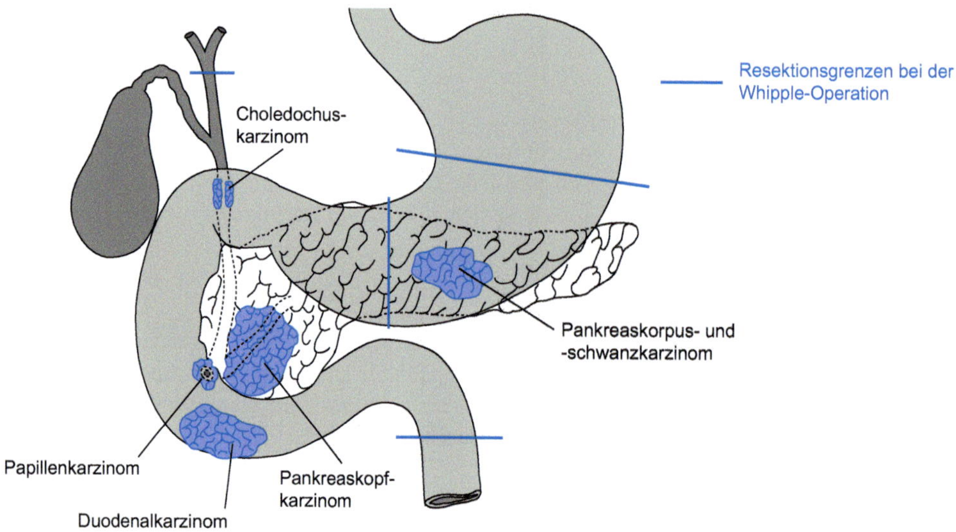

Abb. 5.8 Bei der Whipple-Operation werden Pankreaskopf, Duodenum, Gallenblase und regionäre Lymphknoten sowie zwei Drittel des Magens entfernt. [L126]

5.2.4 Urogenitale Tumoren

Nierenkarzinom

Die Nieren befinden sich an der Rückwand des Bauchraums (im Retroperitonealraum) rechts und links der Wirbelsäule in Höhe der 12. Rippe. Die rechte Niere sitzt unter der Leber und daher meist etwas tiefer als die linke Niere, die sich unter der Milz befindet. Die Nieren sind jeweils ca. 140 g schwer, 10 cm lang, 5 cm breit, 4 cm dick und bohnenförmig. An den oberen Nierenpolen liegen die Nebennieren auf, die zwar nichts mit der Nierenfunktion zu tun haben, aber anatomisch mit ihr verbunden sind. Beide sind von einer gemeinsamen Fettkapsel umgeben, und diese wiederum wird von einem Bindegewebssack umhüllt (➤ Abb. 5.9).

Die Niere ist das Filtersystem in unserem Körper. Sie filtert aus dem Blut Abbauprodukte von Eiweißstoffen wie Harnstoff und Harnsäure und andere Stoffwechselprodukte. Sie spielt aber auch eine wichtige Rolle bei der Ausscheidung von Arzneistoffen. Zudem ist sie an der Blutbildung (Erythropoese) beteiligt. Sie produziert das Hormon Erythropoetin, das für die Ausreifung der roten Blutkörperchen (Erythrozyten) verantwortlich ist. Auch das Hormon Renin wird von der Niere produziert. Es beeinflusst den Wasser- und Elektrolytgehalt im Blut und spielt somit eine Rolle bei der Regulation des Blutdrucks. Außerdem wird der Säure-Basen-Haushalt über die Nieren gesteuert.

Der häufigste Tumor in der Niere ist das Nierenzellkarzinom, ein Adenokarzinom (➤ 5.2.3). Es gibt aber auch andere seltenere Formen wie das Nierenbeckenkarzinom oder den Wilmstumor bei Kindern (➤ 10.1.2).

Risikofaktoren

Bis heute sind keine Faktoren bekannt, die die Entstehung eines Nierenkrebses begünstigen könnten.

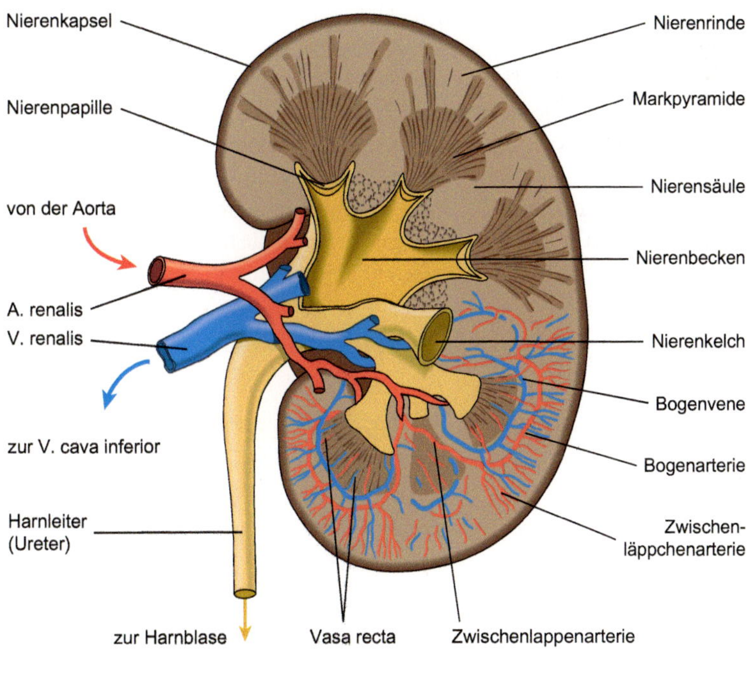

Abb. 5.9 Anatomie der Niere [L190]

Symptome

Im Anfangsstadium ist das Nierenkarzinom meist symptomlos, wird also nur zufällig entdeckt. In späteren Stadien kommen Patienten mit Makrohämaturie, Flankenschmerzen, Gewichtsverlust, tastbarem Tumor, Bluthochdruck oder Fieber zum Arzt.

Diagnostik

Sonografie und i.v. Urogramm dienen als Basismethode, um Tumoren in den ableitenden Harnwegen zu erfassen und die noch bestehende Funktion der Nieren nachzuweisen, z.B. vor einer geplanten Operation. CT, Angiografie und MRT dienen der Operationsplanung.

Therapie

Chirurgische Therapie

Die operative Entfernung des Tumors ist die wichtigste und prognostisch günstigste Therapieform. Hier gibt es die Möglichkeit organerhaltend zu operieren, d.h. nur der Tumor wird entfernt, die Niere bleibt erhalten. Wenn ein Patient nur noch eine Niere hat bzw. die nicht betroffene Niere nicht ausreichend arbeitet, so muss der Operateur diese Lösung wählen. Eine weitere Möglichkeit ist die Nephrektomie. Hier wird die ganze betroffene Niere mit der Nebenniere, der umliegenden Fettkapsel und den regionalen Lymphknoten entfernt.

Ist der Tumor inoperabel bzw. lässt der Allgemeinzustand des Patienten eine Operation nicht zu, kann eine Embolisation durchgeführt werden. Dabei wird die Blutversorgung der Niere und damit des Tumors mithilfe eines Medikaments gestoppt, der Tumor wird „ausgehungert".

Medikamentöse Therapie

Vielversprechende neue Therapieansätze des Nierenkrebses bieten die Target-Therapien. Hier sind es vor allem die VEGF-Hemmer, die erfolgreich eingesetzt werden: Diese Medikamente verhindern und stoppen das Wachstum von Blutgefäßen, die den Tumor mit Sauerstoff und Nährstoffen versorgen würden. Mehrere Target-Therapien sind inzwischen für die Behandlung des Nierenkrebses zugelassen, z.B. Sunitinib (Sutent), Sorafenib (Nexavar), Temsirolimus (Torisel) und Everolimus (Afinitor).

Ein weiterer Therapieansatz ist die Immuntherapie (Interferon, Interleukin). Das Ziel dieser Therapie ist die Eindämmung des Tumorwachstums durch die Stärkung der körpereigenen Abwehrzellen. Zytostatika werden nur in Einzelfällen in palliativer Absicht eingesetzt. Auch die modernen Immuntherapien (➤ 4.5.3), die den Tumor für das Immunsystem demaskieren, spielen eine große Rolle, deren Bedeutung stetig zunimmt.

Folgen

Menschen können auch mit einer Niere leben, das bedeutet, dass der Patient nach einer Nephrektomie auch mit einer gut funktionierenden gesunden Niere sein gewohntes Leben ohne größere physische Einschränkungen weiterführen kann.

Bei Menschen mit einem metastasierten Nierenkrebs verbessern die neuen Therapiemöglichkeiten die Lebensqualität deutlich.

Tumoren der Harnblase

Die Harnblase (Vesica urinaria) besteht aus einer von Fettgewebe umgebenen Muskelschicht, die nach innen mit einer Bindegewebsschicht und Schleimhaut ausgekleidet ist. Sie liegt im kleinen Becken auf der Beckenbodenmuskulatur hinter der Symphyse.

Die beiden Harnleiter (Ureter) befördern den Urin von den Nieren in die Blase. Dort wird der Urin gesammelt, bis das Fassungsvermögen von ca. 500 ml erreicht ist. Beim Wasserlassen zieht sich die Blasenmuskulatur zusammen und die Schließmuskeln entspannen sich. Jetzt kann der Urin über die Harnröhre (Urethra) ausgeschieden werden. Die Blasenschleimhaut, mit der die Blase ausgekleidet ist (Urothel), schützt die Blase vor toxischen, reizenden oder krebserregenden Substanzen. Langandauernde Reizungen, chronische Entzündungen o. ä. können diese Schleimhautbarriere jedoch angreifen und so kann Krebs entstehen, der sich in die Muskelschicht der Blase und in die umliegenden Gewebe ausbreiten kann.

Risikofaktoren

Risikofaktoren für eine Schädigung der Blasenschleimhaut und eine Krebsentstehung sind Rauchen (Stichwort „aromatische Amine"), Industrietoxine, Medikamente, die die Blasenschleimhaut angreifen, und chronische Entzündungen.

Symptome

Das klassische Symptom ist eine schmerzfreie Makrohämaturie. Staut sich der Urin in die Niere zurück, treten Flankenschmerzen auf.

Diagnostik

- Endoskopische Untersuchungen: Eine Blasenspiegelung (Zystoskopie) ist unerlässlich.
- Bildgebende Untersuchungen: Sonografie, evtl. i. v. Urogramm, CT, Skelettszintigrafie.
- Urinzytologie: Untersuchung des Urins auf Tumorzellen.

Therapie

Chirurgische Therapie

Mittels transurethraler Resektion (TUR) kann ein kleiner Tumor entfernt werden. In seltenen Fällen ist eine **Blasenteilresektion** sinnvoll. Hierbei wird nur ein Teil der Blase entfernt. Bei einem ausgedehnten Befund ohne nachgewiesene Metastasierung wird eine **radikale Zystektomie** durchgeführt. Dabei werden die Blase, die regionalen Lymphknoten sowie die jeweiligen inneren Geschlechtsorgane entfernt.

Wenn die Blase entfernt wurde, gibt es kein Urinreservoir mehr. Damit die Patienten nicht ständig Urin verlieren, kann eine neue Blase hergestellt werden. Hier gibt es verschiedene Möglichkeiten:
Zu den trockenen Harnableitungen gehören:

- **Neoblase:** Aus einem Stück Dünndarm (Ileum), das an der bisherigen Blutversorgung bleibt, wird eine neue Blase geformt, die mit Harnleiter und Harnröhre verbunden wird. Der äußere Blasenschließmuskel bleibt erhalten, dadurch bleiben die Patienten in vielen Fällen langfristig kontinent und können wie gewohnt Urin entleeren (➤ Abb. 5.10). Sie spüren allerdings keinen Harndrang, wenn die Blase voll ist und der Urin läuft auch nicht von alleine ab, sondern muss „herausgespresst" werden mit Hilfe der Bauchmuskulatur.
- **Kontinenter Pouch:** Der Patient bekommt ein Reservoir aus Darmteilen, das mit einem Auslassventil versehen ist und einen Ausgang auf die Bauchdecke in Höhe des Bauchnabels hat. Der Patient hat auch hier keinen Beutel, der Patient spürt keinen Harndrang, die neue Blase wird mittels Einmalkatheterisierung entleert.

5

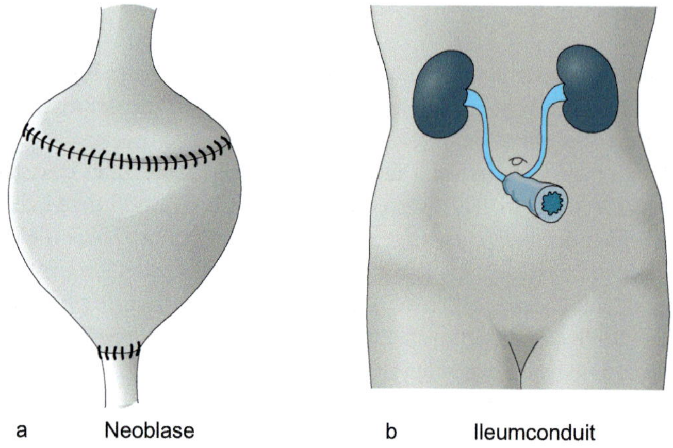

Abb. 5.10 Methoden der Harnableitung nach Zystektomie [L138]

5

- **Ureterosigmoidostomie:** Beide Harnleiter werden mit dem Sigma verbunden, der Urin wird mit dem Stuhl ausgeschieden.

Zu den nassen Harnableitungen gehören:

- **Conduit:** Auch hier wird ein Stück ausgeschalteter Dünndarm (Ileumconduit) oder Dickdarm (Kolonconduit) als Blasenersatz verwendet. Der Urin wird aber über einen künstlichen Ausgang (Urostoma) an der Bauchdecke in einen selbstklebenden Beutel ausgeleitet. Der Urin fließt ständig und sozusagen „unkontrolliert" in den Beutel.
- **Harnleiter-Haut-Fistel:** Harnableitung direkt vom Harnleiter zur Bauchdecke in einen Beutel.

Medikamentöse Therapie

Eine Chemotherapie wird im fortgeschrittenen Stadium neoadjuvant verabreicht. Die adjuvante Chemotherapie ist noch Gegenstand von Studien. Bei oberflächlichen Harnblasenkarzinomen wird zur Prophylaxe von Rezidiven eine lokale Zytostatikatherapie durchgeführt.

Zur Rezidivprophylaxe des Blasenkarzinoms kann auch eine Immuntherapie mit BCG (Bacille Calmette-Guérin, Tuberkelbakterien) durchgeführt werden. Sie werden in die Blase instilliert und bewirken dort eine Entzündungsreaktion, die dann körpereigene Zellen zur Tumorabwehr anregt.

Im metastasierten Stadium kann eine palliative Chemotherapie die Lebensqualität erheblich verbessern. Hier wird derzeit eine Kombination von Platin mit Gemcitabine eingesetzt.

Folgen und mögliche Spätfolgen

Trockene Ableitung: Hier sollten die Blutgaswerte regelmäßig kontrolliert werden. Die Darmwand der neuen Blase ist nicht so „dicht" wie die ursprüngliche Blasenwand, es kommt zu einem Austausch von Flüssigkeiten und der „fertige" Urin kann wieder in die Blutbahn gelangen – so besteht die Gefahr einer Übersäuerung des Bluts. Auch die Gefahr einer Inkontinenz besteht.

Nasse Ableitung: Hier muss der Patient den Ausgang mit selbstklebenden Platten und Beuteln versorgen. Meist haben die Patienten Hemmungen, sich leicht bekleidet in der Öffentlichkeit zu zeigen (Schwimmbad, Sauna, Strand etc.).

Zudem verliert der männliche Patient nach einer Zystektomie die Erektionsfähigkeit, wenn notwendige Nerven durchtrennt wurden. Bei einer Frau kommt es darauf an, ob die Scheide entfernt wurde. Wurde sie nicht mit entfernt, ist Geschlechtsverkehr weiterhin möglich, aber nicht lustvoll.

Prostatakarzinom

Bei einem jungen Mann ist die Prostata (oder Vorsteherdrüse) so groß wie eine Kastanie und wiegt nur 20 g. Die Prostata gehört zum männlichen Fortpflanzungsorgan. Sie liegt vor dem Mastdarm und unterhalb der Blase und umgibt den Anfangsteil der männlichen Harnröhre. Die Prostata besteht aus 30–40 Drüsen, die in Bindegewebe und Muskulatur eingelagert sind. Diese sondern ein milchiges, dünnflüssiges, leicht saures Sekret ab, das Enzyme enthält und dem Samen beigemischt wird, sodass die Samenzellen auf diese Weise beweglicher werden. Bei der Ejakulation (Samenerguss) werden Samenfäden und Drüsenflüssigkeit über die Harnröhre aus dem Penis geschleudert.

Die Prostata produziert auch ein Eiweiß mit dem Namen prostataspezifisches Antigen (PSA). Dies ist Bestandteil des Spermas und bewirkt dessen Verflüssigung. Es kann gemessen werden und ist eines der wichtigsten Früherkennungszeichen des Prostatakarzinoms.

Das Prostatakarzinom ist ein Karzinom der Vorsteherdrüse. Es ist das häufigste Karzinom beim Mann. Von einem bösartigen Tumor zu unterscheiden ist die Prostatahyperplasie, eine gutartige Vergrößerung der Prostata.

Risikofaktoren

- Alter: Das Prostatakarzinom ist ein „Krebs des Alters".
- Genetisches Risiko: familiäre Häufung.
- Lebensstil: häufiges Auftreten in Entwicklungsländern; fettreiche, faserarme Ernährung; wenig Bewegung, Rauchen.

Symptome

Meist keine Frühsymptome.

Spätsymptome:

- Veränderungen der Urinausscheidung (Harnstrahlschwächung, Nachträufeln, Restharngefühl und Harnverhalt wie bei einer gutartigen Prostatahyperplasie)
- Harnstau: 24-Stunden Urinmenge ist stark reduziert (bei < 100 ml besteht die Gefahr einer Niereninsuffizienz)
- Blut im Urin
- Bei Metastasen, die am häufigsten in den Knochen auftreten: Ischiasbeschwerden und Rückenschmerzen bei Wirbelsäulenmetastasen, „rheumatische" Beschwerden bei anderen Knochenmetastasen

Diagnostik

- Rektalpalpation: Durch den Darm wird die Rückfläche der Prostata abgetastet auf Knoten, Verhärtungen und Veränderungen der ganzen Drüse (➤ Abb. 5.11).
- Blutchemie: PSA-Wert. Bei Werten über 4,0 ng/ml wird der Prostata eine Gewebeprobe entnommen und untersucht. Der PSA-Wert kann jedoch nicht allein zur Diagnose verwendet werden. Er wird langfristig beobachtet, dabei spielt eine Rolle, mit welcher Geschwindigkeit er über die Zeit ansteigt.
- Histologie: transrektale Nadelbiopsie (digital oder mit transrektalem Ultraschall gesteuert).
- Weitere Untersuchungen: MRT des Beckens, Abdomen-CT, transrektale Sonografie, bei der die Ultraschallsonde durch den Darm an die Prostata herangeführt wird, um die Ausbreitung des Tumors zu erkennen, Skelettszintigrafie.

Therapie

- Kurative Behandlungsmöglichkeiten sind bei den Stadien T1–3, G1–3, N0 und M0 möglich.
- Operation: vollständige Entfernung der Prostata (Prostatektomie), d. h. Entfernung der Prostatakapsel und Samenblasen mit Reanastomierung zwischen Blasenhals und hinterer Harnröhre.
- Strahlentherapie: im kleinen Becken mit 70 Gy.
- Antihormontherapie: Blockierung der Wirkung des Testosterons an der Prostatazelle bzw. Blockierung der Testosteronproduktion.
- Chemotherapie: Docetaxel bei metastasiertem und hormonresistentem Karzinom.

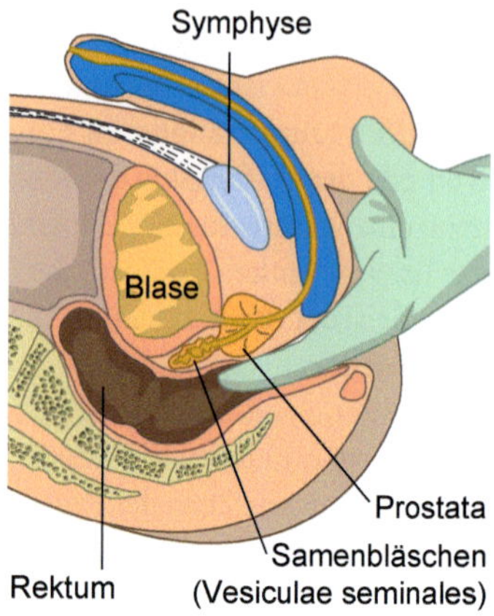

Abb. 5.11 Die digitale Untersuchung von Prostata, Rektum und kleinem Becken ist bei über 40-jährigen Männern obligater Bestandteil der körperlichen Untersuchung. [L138]

Folgen und mögliche Spätfolgen

Man(n) kann auch ohne Prostata leben. Aber die Behandlung der Erkrankung und die Entfernung der Prostata können verschiedene Beschwerden mit sich bringen:

- Inkontinenz durch veränderte „Abflussbedingungen“ aufgrund der Operation und der Bestrahlung.
- Impotenz durch Nervenschädigung.
- Erektionsstörungen aufgrund der hormonellen Veränderungen.
- Gynäkomastie: Die Antihormontherapie kann zu einem weiblichen Brustwachstum führen. Das kann so beschwerlich werden, dass evtl. operiert oder bestrahlt werden muss.

5.2.5 Kolorektale Karzinome

Kolon- und Rektumkarzinom

Der Darm besteht aus mehreren Abschnitten: dem 4–5 m langen Dünndarm (Duodenum, Jejunum, Ileum), dem 1–1,5 m langen Dickdarm (Kolon) und dem 10–15 cm langen Mastdarm (Rektum). Im Magen wird Nahrung durch die Magensäure und eiweißspaltende Enzyme (Pepsin) grob in ihre Bestandteile zerlegt und auf die Wirkung des Bauchspeichels im Zwölffingerdarm vorbereitet, der die Nahrung zerlegt. Der Nahrungsbrei gelangt in den Dünndarm, wo die Nährstoffe durch die Darmschleimhaut in den Körper aufgenommen werden. Die restliche Masse wird in den Dickdarm transportiert. Dort werden die nicht verdauten Bestandteile der Nahrung durch Wasserentzug eingedickt und gesammelt. Die zunehmende Füllung des Mastdarms löst schließlich den Drang zur Stuhlentleerung aus. Normalerweise dauert es rund 48 Stunden, bis die Nahrung den gesamten Verdauungstrakt passiert hat. Der Transport erfolgt durch die Bewegung der Darmmuskulatur (Peristaltik). Diese Bewegungen können nicht willentlich gesteuert werden. Ihre Funktionsfähigkeit ist darauf angewiesen, dass der Darm bis zu einem gewissen Grad gefüllt ist. Dazu sind vor allem unverdauliche Ballaststoffe in der Nahrung und eine ausreichende Flüssigkeitszufuhr notwendig.

Meist entstehen bösartige Tumoren im Dickdarm (Kolon) oder Mastdarm (Rektum). Krebserkrankungen des Dünndarms (➤ 5.2.3) kommen selten vor.

Darmkrebs entwickelt sich fast immer aus Schleimhautwucherungen, sog. Polypen (➤ Abb. 5.12, ➤ Abb. 5.13). Dabei handelt es sich um gutartige Wucherungen der Darmschleimhaut, die in den Darmraum hineinragen und häufig finger- oder pilzartig aussehen. Bis zu 10 % der Bevölkerung haben solche Polypen, zu 75 %

sind es Adenome. Bei allen Adenomen besteht allerdings das Risiko einer bösartigen (malignen) Entartung. Die Darmspiegelung (Koloskopie) ist daher ein anerkanntes und sinnvolles Verfahren zur Früherkennung und hat den Vorteil, sogar zur Prävention beitragen zu können: Polypen, die potenziell entarten können, werden dabei entfernt.

Darmkrebs ist die zweithäufigste Tumorerkrankung (nach dem Mammakarzinom bei den Frauen und dem Lungenkarzinom bei den Männern), in Deutschland erkranken jährlich 50.000–55.000 Menschen.

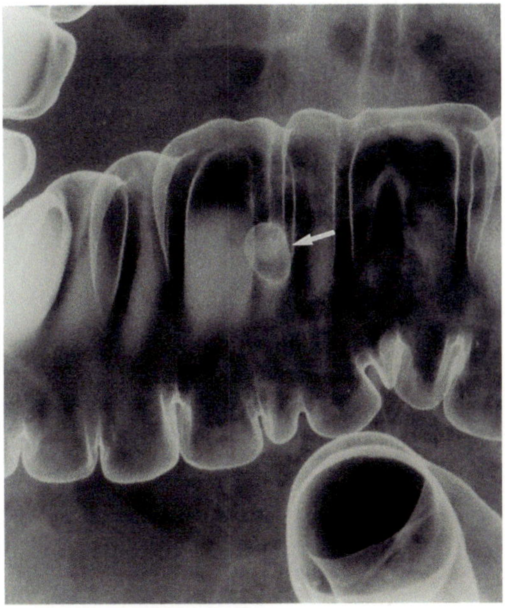

Abb. 5.12 Darmpolypen [F249]

Risikofaktoren

Als Risikofaktoren gelten fettreiche und ballaststoffarme Ernährung, Bewegungsmangel, Alkohol und eine genetische Disposition, z. B. FAP (familiäre adenomatöse Polyposis) und HNPCC (hereditary nonpolyposis colorectal carcinoma).

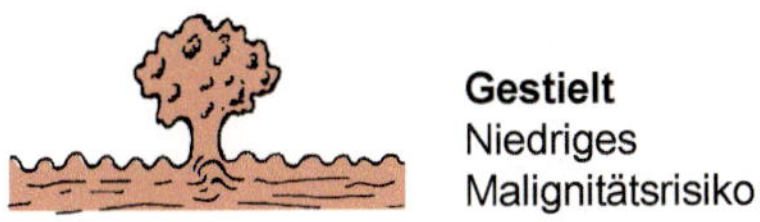

Abb. 5.13 Gestielte Wuchsform des Dickdarmpolypen [L190]

Symptome

Ein Tumor im Dick- oder Mastdarm wächst sehr langsam im Lauf von Jahren oder Jahrzehnten. Bei einer Krebserkrankung des Darms zeigen sich deshalb oft lange Zeit keinerlei Symptome.

Mögliche Symptome, die auf eine Krebserkrankung hinweisen können:

- Blut- und Schleimbeimengung im Stuhl (Hämoccult-Test!)
- Änderung der Stuhlgewohnheiten: Wechsel von Durchfall und Verstopfung bis zum Darmverschluss
- Anämie (als Zeichen einer unentdeckten Blutung des Tumors)
- Bauchschmerzen
- Bleistiftstuhl bei einem Rektumkarzinom aufgrund der verengten Darmpassage

Diagnostik

- Endoskopische Verfahren: Koloskopie mit Biopsie
- Klinische Untersuchung: rektale digitale Untersuchung
- Bildgebende Verfahren: Ultraschall, Abdomen-CT, evtl. endoluminale Sonografie (Ultraschallsonde im Rektum)
- Tumormarker (CEA, CA 19–9) zur Verlaufsbeurteilung

Therapie

Operation

- **Kolonkarzinom:** Resektion des tumorbefallenen Darmabschnitts (➤ Abb. 5.14) und der Lymphdrüsen des Lymphabflussgebiets. In der Regel werden die zwei Darmenden wieder miteinander verbunden (Ana-

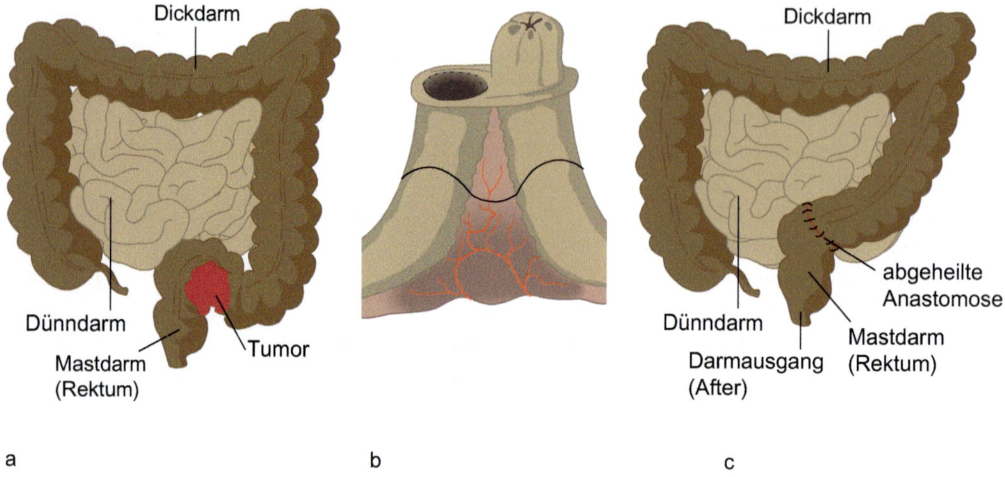

Abb. 5.14 Anlage eines doppelläufigen Entlastungs-Ileostomas [L138]
a) Präoperative Situation
b) Operation: Das Karzinom wird entfernt und eine Anastomose angelegt. Zur Entlastung der Anastomose (bessere Abheilung) wird ein doppelläufiges Ileostoma angelegt.
c) Rückverlegung des Stomas nach einigen Wochen und die neue Situation für den Patienten mit normaler Stuhlausscheidung.

5

stomose). Die Operationsverfahren sind Hemikolektomie (Entfernung des „halben" Darms) rechts oder links, erweiterte Hemikolektomie und Sigmaresektion. Der Patient benötigt kein dauerhaftes Stoma.

- **Rektumkarzinom** (die letzten 16 cm des Gastrointestinaltrakts): Meist ist nach einer neoadjuvanten Radiochemotherapie eine kontinenzerhaltende Operation möglich (TAR = tiefe anteriore Rektumresektion mit Anastomose). Eine Stomaanlage ist nicht nötig. Allerdings kann ein passageres oder Entlastungsstoma (➤ Abb. 5.14) angelegt werden, dann scheidet der Patient nach der Operation vorübergehend – bis zur Abheilung der Wunde – den Stuhl über das Stoma aus. Danach wird der Darm wieder zurückverlegt und die normale Stuhlpassage ist wiederhergestellt. Auch im metastasierten Stadium wird eine Operation durchgeführt, um einem Darmverschluss vorzubeugen: Der Darmabschnitt, in dem der Tumor sitzt, wird entfernt und eine Anastomosennaht verbindet die beiden Enden.
- **Analkarzinom:** Primärtherapie ist hier die kombinierte Radiochemotherapie, evtl. ergänzt durch eine Nachresektion. Bei einem Rezidiv Versuch der chirurgischen Sanierung (APE = abdomino-perineale Exstirpation).

Strahlentherapie

Kolonkarzinome sind mäßig strahlensensibel.

Beim **Rektumkarzinom** vergrößert eine neoadjuvante Radio-Chemotherapie die Chance, schließmuskelerhaltend und damit kontinenzerhaltend zu operieren. Wurde präoperativ keine Bestrahlung durchgeführt, ist oft eine postoperative (adjuvante) Bestrahlung sinnvoll.

Beim **Analkarzinom** ist die kombinierte Radiochemotherapie die Therapie der ersten Wahl.

Internistische Therapien

- Zytostatikatherapie und Target Therapie:
  - Zytostatikatherapie ohne Operation nicht kurativ und daher als alleinige Therapie nicht sinnvoll.
  - Als adjuvante Therapie beim Kolonkarzinom sinnvoll (Schema Folfox = 5FU mit Leukovorin und Oxaliplatin oder Folfiri = 5 FU mit Leukovorin und Irinotecan, je nach genetischer Eigenart des Tumors ergänzt durch Cetuximab [EGFR-Antikörper] oder Bevazizumab[VEGF-Antikörper]).

- Als neoadjuvante Radio-Chemotherapie beim Rektumkarzinom: Dadurch wird es oft erst möglich, kontinenzerhaltend (den Schließmuskel erhaltend) zu operieren.
- Radio-Chemotherapie als Primärtherapie beim Analkarzinom.

Folgen

Wird durch die Operation der Dickdarm ein Stück kürzer, so hat das für den Patienten keine lebensverändernden Folgen: Die Aufgabe des Dickdarms kann auch vom verbleibenden Restdarm übernommen werden. Möglicherweise ist zu Beginn der Stuhl etwas dünner. Muss allerdings der Schließmuskel entfernt werden, verändert das die Lebensführung und die Lebensqualität erheblich: Der Patient muss in Zukunft den Stuhl über einen Beutel und unkontrolliert ausscheiden. Das verändert nicht nur sein Aussehen, sondern kann sich auch auf soziale Beziehungen und auf das Zusammensein mit anderen auswirken, es kann zu Unsicherheit, Rückzug, sozialer Isolation und sogar zu depressiven Stimmungen führen: Der Patient hat nicht nur die Krebserkrankung zu bewältigen, sondern „auch noch das“.

5.2.6 Tumoren der oberen Luftwege, Lunge und Pleura

Die Lunge ist ein paariges Organ (➤ Abb. 5.15). Ihre Oberfläche ist vom Brust- oder Rippenfell, der sog. Pleura, überzogen. Die rechte Lunge gliedert sich in drei Lungenlappen, die linke in zwei Lappen (dort braucht das Herz noch Platz). Die Lungenlappen auf beiden Seiten werden in mehrere Segmente unterteilt. Am Lungenhilus treten die Lungengefäße, Bronchialäste und Nerven in die Lunge ein. Außerdem liegen hier viele Lymphknoten, die sich bei entzündlichen Erkrankungen, aber auch bei Tumorerkrankungen vergrößern und dann röntgenologisch zu erkennen sind. Die Bronchialäste gehören zu den luftleitenden Atemwegen. Der rechte Hauptbronchus ist dicker und verläuft steiler als der linke.

Die Funktion der Lunge ist der Gasaustausch. Ohne Lunge können wir nicht leben: Sauerstoff wird von der Umgebungsluft in den Körper aufgenommen, Kohlendioxid und Wasser werden als Stoffwechselprodukte über die Lunge abgeatmet. Dieser Gasaustausch findet in den etwa 300 Millionen Lungenbläschen (Alveolen) statt.

Die Pleura besteht aus zwei Häuten: Die Pleura visceralis (Lungenfell) umhüllt die beiden Lungenflügel, die Pleura parietalis (Rippenfell) kleidet die Thoraxwand aus. Dazwischen liegt der Pleuraspalt, der mit einigen Millilitern seröser Flüssigkeit gefüllt ist. Seine Funktion: Er sorgt aufgrund von Unterdruckverhältnissen

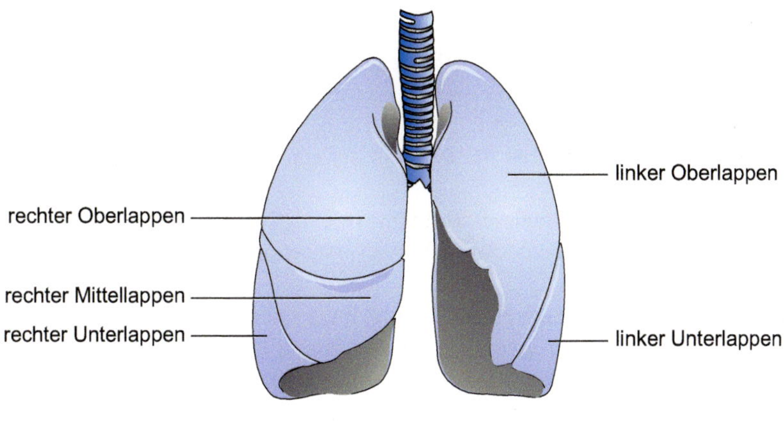

Abb. 5.15 Anatomie der Lunge [L138]

dafür, dass die ja immer luftgefüllte Lunge nicht „zusammenschnurrt" und er gewährleistet eine gute Beweglichkeit zwischen Thorax und Lunge, die für die Atembewegung nötig ist. Die Pleura ist gut mit sensiblen Nerven versorgt, deshalb können bei Entzündungen oder Tumoren starke Schmerzen auftreten.

Bösartige Neubildungen des Lungengewebes werden unter dem Begriff Lungenkrebs oder **Bronchialkarzinome** zusammengefasst, weil sie überwiegend in den Bronchien entstehen.

Auch in der Pleura kann ein Tumor entstehen, das **Pleuramesotheliom.** Es gehört zu den sehr aggressiven Tumoren.

Risikofaktoren

Bronchialkarzinome: Beim Bronchialkarzinom unterscheidet man zwei Typen:

- **Kleinzelliges Bronchialkarzinom** (small cell lung cancer, SCLC). Es wird eingeteilt in LD (limited disease = Tumor nur auf einer Thoraxseite) und ED (extended disease = jede Ausdehnung > LD, auch Fernmetastasen). Ursache: vor allem Rauchen.
- **Nicht-kleinzellige Bronchialkarzinome** (non small cell lung cancer, NSCLC), die etwa 80–85 % der Bronchialkarzinome ausmachen, also wesentlich häufiger auftreten. Sie werden unterteilt in:
  - Plattenepithelkarzinome (entstanden aus dem Oberflächengewebe, dem Plattenepithel). Ursache: vor allem Rauchen, auch Passivrauchen.
  - Adenokarzinome (entstanden aus Drüsengewebe oder drüsigem Scheimhautgewebe). Ursache: Neben dem Rauchen auch die Exposition und Inhalation von chemischen Substanzen wie Arsen, Asbest, Chrom, Nickel, Radon.
  - Großzelliges Bronchialkarzinom.
- **Pleuramesotheliom:** Nahezu alle Pleuramesotheliome werden durch Asbest oder andere biologisch beständige Fasern ausgelöst. Die inhalierten Fasern können vom Immunsystem nicht abgebaut werden und führen zu einer chronischen Entzündung, die dann zu einer bösartigen Erkrankung entarten kann.

Symptome

Bronchialkarzinom: Nur die weit fortgeschrittene Erkrankung zeigt Symptome, typisch sind Husten, Auswurf mit oder ohne Blutbeimengungen, Schmerzen bei der Atmung/beim Husten und Atemnot. Unspezifische Symptome sind dagegen Gewichtsverlust, Fieber, Nachtschweiß, Abgeschlagenheit.
Pleuramesotheliom: Da das Pleuramesotheliom von der Pleura ausgeht, kann es die Lunge regelrecht einmauern, was zu Luftnot und starkem Hustenreiz führt. Eine Infiltration in die umliegenden Brustorgane oder Nervenstränge führt oft zu starken Schmerzen. Pleuraergüsse sind ebenfalls häufig und müssen oft punktiert werden. Die Früherkennung ist schwierig.

Diagnostik

Es gibt verschiedene Diagnostikverfahren bei Verdacht auf ein Bronchialkarzinom oder ein Pleuramesotheliom.

- Bildgebende Verfahren: Röntgenaufnahme des Thorax (wichtigste Untersuchung), CT des Thorax, evtl. mit gesteuerter perkutaner Punktion des verdächtigen Gewebes oder eines Pleuraergusses (➤ Abb. 5.16).
- Endoskopische Verfahren: Bronchoskopie mit Biopsie, VATS (videoassistierte Thorakoskopie = Brustraumspiegelung, bei der über kleine Schnitte in der Haut interkostal eine kleine Kamera eingeführt wird), Mediastinoskopie (Untersuchung des Mediastinums auf Lymphknoten).
- Histologie bzw. Zytologie: Erst durch die Untersuchung des Gewebes kann sicher entschieden werden, ob es sich um Krebs handelt.

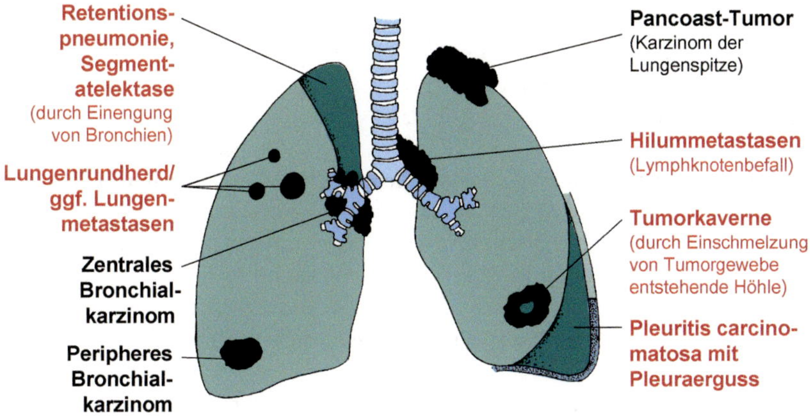

Abb. 5.16 Mögliche Befunde in der Röntgenaufnahme des Thorax bei einem Lungenkarzinom [L215]

- Staging: durch verschiedene Untersuchungen kann die Ausbreitung des Tumors und evtl. vorhandene Metastasen erfasst werden: Ultraschall (Metastasen in Leber und Nebenniere), MRT (Gehirn, Rückenmark), Skelettszintigrafie (Knochen).

5

Therapie der Bronchialkarzinome

Grundsätzlich stehen für die Karzinome in der Lunge viele Therapieoptionen zur Verfügung: Allen voran die Operation, aber auch die Bestrahlung, die Zytostatikatherapie (➤ 4.2), die Target Therapien (➤ 4.5.2) und seit jüngerer Zeit auch die Immuntherapien (➤ 4.5.3). Differenziert wird nach den verschiedenen Tumorarten:

Kleinzelliges Bronchialkarzinom SCLC. Da das SCLC oft erst im metastasierten Stadium erkannt wird, ist eine Operation im Allgemeinen nicht sinnvoll. Therapieansatz deshalb angesichts der guten Chemosensibilität: Chemotherapie mit einer platinhaltigen Substanz (Carbo- oder Cisplatin) in Kombination mit einer oder zwei weiteren Substanzen (Taxane, Etoposid o. a.). In Ergänzung kann zur Sicherung des Therapieerfolgs eine Strahlentherapie parallel oder nach Abschluss der Chemotherapie durchgeführt werden – das SCLC ist sehr strahlensensibel.

Nichtkleinzelliges Bronchialkarzinom NSCLC. Wirkungsvollste und wichtigste Therapie ist die Operation. Hier gibt es verschiedene Optionen: Lobektomie oder Bilobektomie (Entfernung eines oder zweier Lungenlappen), aber auch nur die Segmentresektion (Entfernung eines Teils eines Lappens), selten auch die Pneumektomie (Entfernung einer kompletten Lungenhälfte).

Weitere Therapieoptionen: Zytostatikatherapie (platinhaltige Substanzen in Kombination mit z. B. Taxanen), Tyrosinkinasehemmer (wie Erlotinib, Gefitinib und Afatimib), Angiogenesehemmer (wie Bevazizumab) und neuere Therapieansätze beim metastasierten, weit fortgeschrittenen NSCLC, nämlich die Checkpoint-Inhibitoren wie Nivolumab und Pembrolizumab. Sie versprechen auch beim fortgeschrittenen Lungenkarzinom Erfolge.

Pleuramesotheliom. Pleuramesotheliome metastasieren eher selten, wachsen aber infiltrativ in das umliegende Gewebe ein (Rippen, Interkostalnerven, Muskeln, Perikard, Gefäße wie Aorta oder V. cava). Eine kurative Operation (Pleuropneumonektomie) ist deshalb sehr selten möglich und kann nur im frühen Tumorstadium durchgeführt werden. Zudem ist dieser Eingriff nebenwirkungsreich (Fisteln, Empyem, respiratorische Insuffizienz), geht mit einer hohen Mortalität einher und ist deshalb nur bei Patienten mit einem guten Allgemeinzustand empfohlen.

Nur wenige Chemotherapeutika sind in der Therapie des Pleuramesothelioms wirksam. Als wirksame Substanz wird v. a. Pemetrexed in Kombination mit Cisplatin verwendet. Ergänzend dazu wird auch der Angiogenesehemmer Bevazizumab eingesetzt. EGFR-Hemmer wie Erlotinib haben dagegen keine Wirkung gezeigt.

Das Pleuramesotheliom ist wenig strahlensensibel, die Strahlentherapie kann aber zur palliativen Schmerzbehandlung eingesetzt werden.

Therapie von Pleuraergüssen

Bei immer wieder nachlaufenden Pleuraergüssen infolge der Tumorerkrankung ist eine **Pleurodese** sinnvoll. Dabei wird über eine Pleuradrainage eine entzündungsauslösende Substanz (Talkum, Doxycyclin) in den Pleuraspalt eingebracht. Nach einigen Stunden wird die Flüssigkeit wieder abgesaugt, sodass sich die entzündeten Pleurablätter unter Sog aneinander anlegen. Nachfolgend kommt es zum Verkleben der Blätter. Damit sind ein Nachlaufen des Ergusses und eine durch den Erguss bedingte Kompression der Lunge in vielen Fällen nicht mehr möglich. Die Pleurodese kann sehr schmerzhaft sein, deshalb ist eine frühzeitige und starke Analgesie wichtig.

Folgen und mögliche Spätfolgen

Folgen der Operation: Obwohl dem Patienten nach einer Operation weniger Lungenfläche zur Verfügung steht, kommt es in der Folge kaum zu einer Atembeeinträchtigung: das noch vorhandene Lungengewebe kann den Verlust gut kompensieren. Wenn diese Veränderung durch Nicht-Rauchen und durch Atemtherapie und Atemgymnastik unterstützt wird, kann der Patient bei guter Lebensqualität leben.

Als Spätfolge der Strahlentherapie kann es zu einer Strahlenpneumonitis, selten in Folge zu einer Lungenfibrose kommen.

5.2.7 Hirntumoren

Das Gehirn ist der wichtigste Teil des zentralen Nervensystems. Es besteht aus Großhirn, Zwischenhirn, Hirnstamm sowie dem Kleinhirn. Es beherbergt lebenswichtige Strukturen und Zentren, u. a. ist es zuständig für die Steuerung der Atemtätigkeit und der Motorik, für das Gleichgewicht, die Bildung der Sprache und die Regelung der Körpertemperatur. Es empfängt über die Nervenbahnen Schmerzimpulse, sodass der Mensch registriert, wenn „etwas nicht stimmt", und sich entsprechend verhalten kann.

Aber es ist nicht nur für das Funktionieren des Körpers zuständig, sondern beherbergt auch das, was uns zu dem besonderen Menschen macht, der wir sind: unsere Gefühle, unser limbisches System, unsere Emotionen, unsere Intelligenz, unsere Fähigkeit zu Gefühlen wie Aggression, Freude, Trauer, Empathie …

Tumore des Gehirns werden in primäre und sekundäre Hirntumoren unterteilt. Bei den **primären Hirntumoren** handelt es sich um Neoplasien, die vom Gehirn selbst ausgehen, bei den **sekundären Hirntumoren** handelt es sich um Metastasen eines Tumors, der außerhalb des Gehirns liegt. Primäre Gehirntumore sind z. T. benigne mit einer guten Prognose.

Eine Einteilung der WHO richtet sich nach der Aggressivität des Tumors:

- **Grad I:** langsam wachsender gutartiger Tumor (z. B. pilozystisches Astrozytom)
- **Grad II:** etwas schnelleres Wachstum. Zwischenstufe zwischen gut- und bösartigen Tumoren (z. B. diffuses Astrozytom)
- **Grad III:** aggressives, schnelles Wachstum (anaplastisches Astrozytom)
- **Grad IV:** noch schnelleres, aggressiveres Wachstum als Grad III (Glioblastom)

Risikofaktoren

Trotz intensiver Ursachenforschung konnten bisher keine Faktoren ausgemacht werden, die die Entstehung eines Gehirntumors begünstigen. Eine geringe Erhöhung des Risikos hat sich lediglich bei Kopfbestrahlungen, die bei Leukämieerkrankten durchgeführt wurden, ergeben. Die Bestrahlung selbst konnte aber auch hier nur bei einem Teil der Betroffenen als Ursache ermittelt werden. Ebenfalls nicht bestätigt haben sich Einflüsse aus der Umwelt, wie sie immer wieder diskutiert werden. So konnte kein Nachweis erbracht werden, dass die Benutzung von Mobiltelefonen ein erhöhtes Risiko für die Entstehung eines primären Gehirntumors birgt.

Pathophysiologische Vorgänge des Gehirns

Aufgrund des Tumorwachstums steigt der intrakranielle Hirndruck. Dieser wird zunächst durch Abnahme des Liquor- und Blutvolumens kompensiert. Ist dies nicht mehr möglich, steigt der Hirndruck rapide an. Als Folge wird das Gehirn nicht mehr ausreichend durchblutet, und es kann zu neurologischen Ausfallserscheinungen kommen: Der Patient hat (fein-) motorische Störungen, Gleichgewichtsstörungen oder Ausfälle und Lähmungen: Er sieht schlechter oder „anders", die Sprache wird beeinträchtigt, er hat eine Halbseitenlähmung usw.

Ein weiterer Hinweis auf eine Raumforderung im Gehirn ist das einseitige Auftreten einer Stauungspapille, die aufgrund einer Schwellung an der Austrittsstelle der Sehnerven aus dem Augapfel entsteht (festzustellen durch eine Spiegelung des Augenhintergrunds).

Symptome

Bei den Symptomen werden Herdsymptome und Allgemeinsymptome unterschieden.

- **Herdsymptome:** Sie treten abhängig von der Tumorlokalisation auf und werden meist durch ein perifokales Ödem verstärkt. Ein Beispiel dafür sind Lähmungen oder auch Sehstörungen.
- **Allgemeinsymptome:** Sie sind z. B. durch das Auftreten eines Hirnödems oder die Steigerung des intrakraniellen Drucks bedingt und entstehen unabhängig von der Lokalisation des Tumors. Häufig berichten die Betroffenen oder deren Angehörige über das Auftreten von starken Kopfschmerzen, Sprachstörungen oder sogar motorischen Ausfällen ähnlich wie bei einem Schlaganfall. Weitere Symptome können Übelkeit und Erbrechen sein, Bewusstseinsstörungen bis hin zum Koma sowie Gleichgewichtsstörungen.

Diagnostik

- Bildgebende Untersuchungen: MRT mit Kontrastmittel und CT mit Kontrastmittel
- Elektroenzephalogramm (EEG)
- Biopsie

Therapie

Die Behandlungsstrategie richtet sich nach Tumorbiologie, Lokalisation und Aggressivität des Tumors.

- Operation: Oft wird eine vollständige operative Entfernung angestrebt. Ist dies nicht möglich, weil der Tumor an einer ungünstigen Stelle sitzt (z. B. in der Nähe des Sprachzentrums), wird versucht, so viel Tumorgewebe wie möglich zu entfernen.
- Bestrahlung: Bei umschriebenen Befunden kommt vor allem die Stereotaxie zum Einsatz. Dabei wird der Kopf in einer Kopfmaske bzw. einem starren Kopfring fixiert (Mayfield). Durch eine enorme Dosissteigerung und zielgenaue Bestrahlung kann der Tumor zerstört und gleichzeitig das umliegende Gewebe geschont werden (Gammaknife). Adjuvante Bestrahlung beim Glioblastom oder eine kombinierte Radiochemotherapie mit Ganzhirnbestrahlung und Temozolamid.
- Bei Hirnmetastasen eines bösartigen Tumors anderer Lokalisation ist häufig eine Ganzhirnbestrahlung notwendig.

Folgen und mögliche Spätfolgen

Die Veränderungen, die sich durch den „Druck" des Tumors auf Gehirnregionen ergeben, werden gebessert, wenn durch die Behandlung die Tumormasse und das sie umgebende Ödem kleiner werden – z. B. auch durch die Gabe von Dexamethason.

Bei einem Fortschreiten der Erkrankung kann es zu einer Verschlechterung sowohl der körperlichen als auch der psychischen Symptome kommen. Vielleicht sind es vor allem Letztere, die den Patienten und seine Angehörigen belasten: Wesensveränderungen, Merkfähigkeitsstörungen, veränderte emotionale Reaktionen usw. machen es nicht einfach, mit dieser Krankheit leben zu lernen.

5.2.8 Augentumoren

Das Auge besteht aus einer Hülle, die Sklera genannt wird. Die Hornhaut ist das Fenster des Auges. Hinter der Pupille befindet sich die Linse, die die Lichtstrahlen bündelt. Die Netzhaut ist das eigentliche Wahrnehmungsorgan. Somit ist das Auge ein Sinnesorgan und leitet seine Informationen über den Sehnerv direkt zum Gehirn weiter.

Die Funktion des Auges kann am besten mit einer Kamera verglichen werden. Aus der Komposition der Bilder ergibt sich die Wahrnehmung.

Die beiden häufigsten Augentumoren sind:

- **Malignes Melanom der Aderhaut:** Typisch ist eine Netzhautablösung fern vom Tumor ohne Loch in der Netzhaut. Nur selten wächst der Tumor durch die Lederhaut nach außen. Die Heilungschancen hängen von Größe und Lage des Tumors ab.
- **Basaliom:** bösartiger Lidtumor, der von den Basalzellen der Haut ausgeht. Er bildet keine Metastasen, wächst meist nur in die Tiefe und zerstört somit Gewebe im Gesichtsbereich und – bei einer Lokalisation im Lidwinkel – in den Nasennebenhöhlen und Tränensäcken.

Ursachen

- Metastasen von anderen Karzinomen
- Aderhautmelanom
- Tumoren des Nachbargewebes wachsen ins Auge ein

Symptome

Der Augentumor macht keine Symptome und wird deshalb oft erst sehr spät erkannt. Sehstörungen treten je nach Lokalisation des Tumors aber auch schon früh auf.

Diagnostik

- Klinische Untersuchung mit Augenspiegel
- CT/MRT
- Biopsie bei außen liegenden Tumoren

Therapie

Therapiemöglichkeiten in Abhängigkeit von der Biologie des Tumors: Strahlentherapie, Operation, selten Chemotherapie. Die Heilungschancen sind umso größer, je früher man den Tumor entfernen kann. Bei einem Basaliom im Lidwinkel sind häufig plastische Operationen notwendig, um ein kosmetisch gutes Ergebnis zu erzielen.

Folgen

- Psychische Belastung
- Verlust der Sehfähigkeit
- Verlust des Auges
- Probleme durch Veränderung des optischen Erscheinungsbilds

5.2.9 Tumoren in Mund und Hals

Die Mundhöhle und der Rachen bilden eine funktionelle Einheit. Der Mund nimmt die Nahrung auf und zerkleinert sie mithilfe der Zähne. Der Speichel befeuchtet die Mundschleimhaut. Er enthält geschmacksbildende Substanzen, Immunglobuline zur Abwehr und Mineralien zur Remineralisierung von angegriffenem Zahnschmelz sowie stärkespaltende Enzyme. Die Zunge ist für den Geschmackssinn verantwortlich, sie transportiert den Nahrungsbrei und ist wichtig für die Lautbildung.
Die häufigsten Tumoren:

- Lippe: Bei einem **Lippenkarzinom** handelt es sich meist um ein Plattenepithelkarzinom. Oft ist die Unterlippe betroffen. Ursachen: Sonnenexposition und Pfeifenrauchen.
- Mundboden und Zunge: Plattenepithelkarzinom, das sich meist im mittleren Zungenabschnitt befindet und leicht in ein **Mundbodenkarzinom** übergehen kann.
- Rachen: Das **Hypopharynxkarzinom** ist ein Plattenepithelkarzinom, das meist bei Männern im Alter von 50–70 Jahren auftritt. Dieses wird in der Regel erst sehr spät diagnostiziert – oft erst aufgrund von Metastasenbildung und der daraus folgenden Tumorsuche, da es kaum klinische Symptome gibt.
- Kehlkopf: **Larynxkarzinom.**

Risikofaktoren

- Rauchen und/oder Alkohol
- Chronische Entzündungen und Virusinfektionen (HPV-Infektion)
- Staubbelastungen, z. B. Asbeststaub (Kehlkopf)
- Nickel, aromatische Kohlenwasserstoffe

Symptome

- Veränderte Schluckstraße: Schluckbeschwerden, Heiserkeit, Fremdkörpergefühl, Halslymphknotenschwellung
- Allgemeinsymptome: Gewichtsverlust, Schmerzen, oft im Ohr, Atemnot
- Blutungen: Bluthusten

Diagnostik

- Klinische Untersuchung: Inspektion und Palpation, Anamnese
- Endoskopische Untersuchung: Endoskopie und Biopsie
- Bildgebende Verfahren: Sonografie, CT/MRT

Therapie

- Operation und adjuvante Strahlentherapie
- Primäre, kombinierte Radiochemotherapie, selten gefolgt von OP (bei Larynxkarzinom trägt die kombinierte Radiochemotherapie dazu bei, den Kehlkopf und die Stimme zu erhalten)
- Palliative Chemotherapie

Folgen

Die Operation und die Therapien können weitreichende Folgen für die Patienten haben:
- Veränderung des äußeren Erscheinungsbilds (vor allem bei einer Neck-Dissection, bei der Lymphknoten im Hals entfernt werden). Narben, Ödembildung im Gesicht, Hautprobleme aufgrund der schlechteren Durchblutungssituation mit gestörtem Abfluss, Entstellung im Gesicht und Hals.
- Veränderung der Geschmacks- und Sinneserfahrungen im Mund: z. B. durch trockenen Mund Geschmacksveränderungen, Appetitverlust, Mangelernährung, Schluckprobleme, Engegefühl im Mund.
- Wenn die Stimmbänder entfernt werden mussten und der Patient ein dauerhaftes Tracheostoma hat, entstehen zusätzliche schwerwiegende Belastungen: Verlust der Sprache bzw. Sprechprobleme, psychosoziale Folgen.
- Stigmatisierung, wenn der Patient alkoholkrank oder Raucher ist.

5.2.10 Tumoren der Knochen und Weichteile

Knochen stützen nicht nur unseren Körper, sondern sind für einige Prozesse sehr wichtig: Sie enthalten z. B. Knochenmark, in dem Blutzellen entstehen. Knochen schützen außerdem unsere inneren Organe und dienen als Mineraldepots (Kalzium, Phosphat) für den Körper.

Entsprechend ihrer Form und Funktion unterscheidet man verschiedene Knochenarten. Der gesunde Knochen wird aus einem spezialisierten elastischen Bindegewebe gebildet, in das Kalziumphosphat (Kalk) eingelagert wird. Erst durch diese „Verkalkung“ erhält der Knochen seine Stabilität und Härte und kann seine Funktion erfüllen. Und erst diese Stabilität unseres Knochengerüsts, unseres Skeletts, macht, dass wir stehen und gehen können. Wenn ein Knochen bricht, kann der Körper das wieder reparieren. Die Zellen, die dann in Funktion treten, sind die sog. Osteoblasten (Knochenbildner). Ihre Gegenspieler heißen Osteoklasten, sie bauen Knochengewebe ab. Das Bindegewebe besteht aus Muskeln, Sehnen, Knorpel- und Fettgewebe mit den entsprechenden Funktionen.

Sarkome

Jedes dieser Bindegewebe kann in ein Sarkom (*griech.* sarx = Fleisch) entarten, das seinen Namen vom betroffenen Gewebe bekommt (Liposarkom = Entartung des Fettgewebes, Myosarkom = Entartung des Muskelgewebes, Chondrosarkom = Entartung des Knorpelgewebes). Verlauf und Prognose der Weichteilsarkome sind sehr unterschiedlich.

Osteosarkom

Ein Osteosarkom (*lat.* os = Knochen, *griech.* sarx = Fleisch) ist ein bösartiger Tumor des Knochenapparats, der frühzeitig hämatogen metastasiert.

Beim Osteosarkom entarten die normalerweise knochenbildenden Zellen zu äußerst bösartigen und unkontrolliert wachsenden Zellen, die sich aggressiv vermehren. Diese bilden zwar – wie gesunde Zellen – auch Knochenstützgewebe, haben aber die Fähigkeit verloren, Kalk einzulagern. Das heißt das Osteosarkom bildet ein nicht regelmäßig verkalktes Bindegewebe, eine elastische und strukturlose Tumormasse ohne die erforderliche Härte und Stabilität (➤ Abb. 5.17). Diese unverkalkte Knochensubstanz nennt man Osteoid. Daneben bewirkt der Tumor auch eine Osteolyse (Knochenauflösung) in den gesunden Knochen, d. h., der Tumor zersetzt die Knochensubstanz.

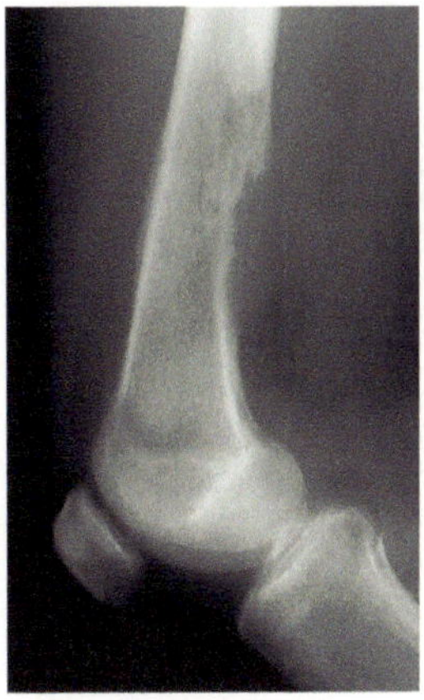

Abb. 5.17 Osteosarkom [E412]

Das Osteosarkom tritt überwiegend in den langen Röhrenknochen (Oberschenkel, Oberarm, Schienbein) und in der Nähe der Kniegelenke (Metaphyse) auf, kann aber auch alle anderen Knochen befallen.

Osteosarkome metastasieren vor allem in die Lunge. Betroffen sind vor allem junge Menschen zwischen dem 10. und 25. Lebensjahr. In Deutschland gibt es 150–200 Neuerkrankungen pro Jahr.

5

Risikofaktoren

Die Ursachen für den primären Knochenkrebs sind weitgehend ungeklärt. Die einzigen nachgewiesenen Risikofaktoren für die Bildung eines Osteosarkoms sind radioaktive Strahlen und bestimmte Zytostatika: Osteosarkome treten gehäuft auf bei Menschen, die sich in ihrer Kindheit einer Chemo- oder Strahlentherapie unterziehen mussten. Es dauert nach der Bestrahlung 10–30 Jahre, bis der Tumor auftritt.
Begünstigende Faktoren sind:

- Hereditäres Retinoblastom (familiärer Augenkrebs).
- Genetische Veranlagung: Menschen mit erblich bedingter gestörter Knochenstruktur oder multipler Knorpelverkalkung (Osteochondrom) haben ein erhöhtes Risiko, an einem Osteosarkom zu erkranken.

Symptome

Das Krankheitsbild äußert sich anhand folgender Anzeichen:

- Bewegungsunabhängiges Spannungsgefühl
- Schmerz im Bereich der Geschwulst (Knochenschmerz), Knieschmerzen
- Typisch: Nachtschmerz
- Volumenzunahme durch Verformung des Knochen/Gelenks mit verdünnter Haut
- Lokale Entzündungszeichen wie Schwellung, Rötung, Überwärmung
- Lymphknotenschwellung
- Bewegungseinschränkungen/Funktionsstörungen aufgrund der Lage/Größe des Tumors, vor allem wenn dieser sich in Nähe eines Gelenks befindet
- Vermehrte Gefäßzeichnung
- Pathologische Fraktur (Knochenbruch ohne Unfallereignis)

Diagnostik

- Bildgebende Verfahren: Röntgen, Sonografie zur Differenzialdiagnostik eines Weichteiltumors, MRT (Tumorausweitung auf Nerven und Gefäße?), Szintigramm, CT (Metastasensuche)
- Biopsie nur, wenn nicht vermeidbar (es ist besser, gleich den ganzen Tumor zu entfernen)
- Labor: Erhöhung der alkalischen Phosphatase (AP) möglich. Kalzium kann erhöht, aber auch erniedrigt sein

Therapie

In der Regel dreistufige Behandlung: neoadjuvante Chemotherapie, Operation, adjuvante Chemotherapie.

Osteosarkome sind zwar wenig sensibel gegenüber Strahlen, sodass eine alleinige Bestrahlungstherapie bei dieser Erkrankung nur eine untergeordnete Rolle spielt, in Kombination mit einer Chemotherapie hat sie aber durchaus ihren Stellenwert.

Folgen

Durch die Operation verliert der Betroffene möglicherweise ein Körperteil mit großen Folgen für seine Beweglichkeit, seine Lebensentfaltung, seine Autonomie, sein Selbstbild, seine Lebensführung und seine Zukunft. Eine Orthese oder Prothese kann diese Folgen zwar lindern, doch das Leben wird anders. Es gibt Versuche, sozusagen auf natürliche Weise ein Körperteil zu ersetzen, z. B. mit einer

- Wachstumsprothese (in der klinischen Erprobung).
- Umkehrplastik: Man amputiert zwar das betroffene Körperteil, aber versucht, die Extremität trotzdem zu erhalten, indem man einem noch vorhandenen Körperteil eine neue Funktion überträgt (die Ferse wird z. B. zum Knie).

Malignes Melanom

Die Haut ist mit einer Fläche von ca. 2 m^2 und einem Gewicht von 3,5–10 kg unser größtes Organ. Sie nimmt Berührungsreize auf, schützt den Körper vor schädlichen Umwelteinflüssen, stellt eine Barriere für Keime dar, regelt den Wasserhaushalt und unterstützt den Körper bei der Aufrechterhaltung einer gleichmäßigen „Betriebstemperatur". Die Haut erneuert sich ständig von unten, indem neu gebildete Zellen sich in Richtung Oberfläche schieben, dort abgeschilfert werden und dann wieder durch neue ersetzt werden, die von unten nachkommen.

Die Haut besteht aus drei Schichten: Oberhaut (Epidermis), Lederhaut (Korium) und Unterhaut (Subkutis). Jede dieser Schichten hat bestimmte Aufgaben.

Die für das Verständnis des Hautkrebses wichtigen Melanozyten finden sich in der Basalzellschicht der Oberhaut. Sie produzieren das Pigment Melanin, eine Substanz, die der Haut und den Haaren ihre Farbe gibt und die Haut bei Sonneneinstrahlung bräunt. Unter bestimmten Umständen, z. B. bei zu starker Sonneneinstrahlung, können die Melanozyten allerdings Schaden nehmen – so kann Hautkrebs entstehen. Ein Melanom (> Abb. 5.18) ist somit ein maligner Tumor, der von den pigmentbildenden Zellen, den Melanozyten, ausgeht.

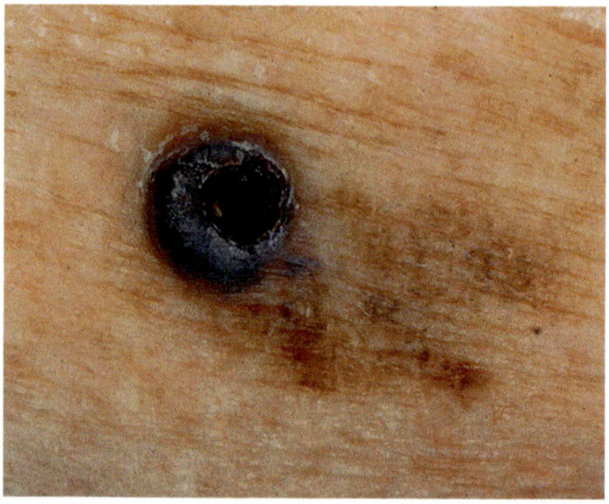

Abb. 5.18 Melanom [E966]

Risikofaktoren

- Exogene Risikofaktoren sind eine hohe UV-Exposition (auch Solarium), häufige schwere Sonnenbrände, vor allem im Kindesalter und immunsuppressive Medikamente.
- Zu den endogenen Risikofaktoren zählt die familiäre Disposition und der Hauttyp: Menschen mit hellem Hauttyp, blondem/rotem Haar und blauen/grünen Augen oder Menschen mit Albinismus (keine Melaninbildung und somit auch kein UV-Schutz) sind stärker gefährdet als andere Hauttypen. Auch zahlreiche Pigmentflecken und Vorläuferveränderungen wie angeborene oder erworbene Nävi erhöhen das Risiko.

Symptome

Maligne Melanome sind oft uneinheitlich gefärbte, dunkle Hautveränderungen, die nässen, bluten oder jucken.

Diagnostik

Früherkennung bedeutet sorgfältige Inspektion der gesamten Haut einschließlich der Kopfhaut und der sichtbaren Schleimhäute.

Für die beobachtete Veränderung und zur Unterscheidung, ob diese Veränderung als gut- oder bösartig eingestuft werden kann, gilt die **ABCDE-Regel:**

- **A:** Asymmetrie?
- **B:** Begrenzung unscharf?
- **C:** Color?
- **D:** Durchmesser > 5 mm?
- **E:** Elevation (Erhabenheit über dem Hautniveau)?

Zusätzlich können beurteilt werden:

- **F:** Farbveränderung?
- **G:** Größenzunahme?
- **H:** Hämorrhagien?
- **J:** Juckreiz?

Untersuchungen bei Verdacht auf ein malignes Melanom: Auflichtmikroskopie zur Beurteilung des Pigmentmusters, hochauflösende Sonografie, Exzisionsbiopsie mit histologischer Sicherung.

Klassifikation

Die Klassifikation erfolgt nach der TNM-Klassifikation (➤ 5.1). Drei Kriterien werden berücksichtigt: Wie dick ist der Tumor? In welche Hautschicht ist er eingedrungen? Gibt es lokale oder Fernmetastasen?

Therapie

- Früherkennung bietet die beste Heilungschance!
- Kurativ ist allein die vollständige chirurgische Entfernung des Tumors und Entfernung befallener Lymphknoten (evtl. Sentineltechnik)
- Operative Entfernung einzelner Fernmetastasen (wenn möglich)
- Adjuvante Strahlentherapie oder adjuvante Interferontherapie bei befallenen Lymphknoten, bei zu geringem Sicherheitsabstand
- Strahlentherapie, biologische Therapie bei bestimmten Mutationen oder eine palliative Immuntherapie beim metastasierten Melanom durch Checkpointinhibitoren
- Bei Lokalrezidiv erneute chirurgische Therapie

Prognose

Die Heilungswahrscheinlichkeit ist abhängig von der Vollständigkeit der Tumorentfernung und vom Stadium bei Diagnosestellung. Das wichtigste prognostische Kriterium ist die Tumordicke.

Folgen

Außer möglicherweise kosmetischen Problemen hat die Therapie keine Folgen.

5.3 Hämato-Onkologie

5

Die Hämatologie (*griech.* haima = Blut, logos = Lehre) beschäftigt sich mit der Physiologie, der Pathophysiologie sowie den benigen und malignen Krankheiten des Bluts bzw. der blutbildenden Organe.

Das Blut macht 6–8 % unseres Körpergewichts aus. Die 5–8 l Blut, die in unseren Gefäßen fließen, setzen sich zusammen aus dem Blutplasma und Blutzellen.

Das Plasma (ca. 55 %) besteht aus einer wässrigen Lösung (90 % Wasser), Proteinen (z. B. Gerinnungsfaktoren), Salzen (z. B. Natrium, Kalium etc.) und niedermolekularen Substanzen (z. B. Glukose). Die restlichen 45 % des Bluts bestehen aus Zellen, von denen es drei Arten gibt:

- Weiße Blutkörperchen (Leukozyten): Granulozyten, Monozyten und Lymphozyten (T-Lymphozyten und B-Lymphozyten)
- Rote Blutkörperchen (Erythrozyten)
- Blutplättchen (Thrombozyten)

Alle Blutzellen werden im Knochenmark im Inneren der großen Röhrenknochen gebildet. Hier befinden sich sog. pluripotente Stammzellen, aus denen sich über verschiedene Vorstufen (Vorläuferzellen) die verschiedenen Blutzellen ausdifferenzieren können (➤ 4.3). Die fertigen Blutzellen werden dann ins Blut ausgeschwemmt, wo sie zirkulieren und ihre Aufgaben erfüllen: Die Thrombozyten sind für die Blutgerinnung mitverantwortlich, die Erythrozyten transportieren Sauerstoff von der Lunge in den gesamten Körper, und die Leukozyten sind für die Infektabwehr zuständig.

Sowohl alle Vorläufer der Blutzellen im Knochenmark und im Lymphgewebe als auch die ausdifferenzierten Zellen können zu malignen Zellen entarten. Je nach betroffener Zellart und Reifungsstufe entstehen vollkommen verschiedene Krankheitsbilder, wie chronische und akute Leukämien, über 25 verschiedene Arten von malignen Lymphomen oder das multiple Myelom.

5.3.1 Leukämien

Das Wort Leukämie kommt aus dem Griechischen und bedeutet wörtlich übersetzt „weißes Blut", da man ursprünglich glaubte, dass bei allen Leukämien der Anteil der Leukozyten im Blut erhöht ist, weil sich obenauf eine weiße Schicht bildete, wenn man Leukämieblut stehen ließ. Doch dies ist nicht bei allen Leukämien der Fall. Ihnen ist jedoch gemeinsam, dass die malignen Zellen zur weißen Zellreihe gehören:

- Aus den Knochenmarksvorstufen der Granulozyten und Monozyten entstehen die myeloischen Leukämien.
- Aus den Vorläufern der Lymphozyten die lymphatischen Leukämien.

Man unterscheidet außerdem zwischen akuten und chronischen Leukämien. Es gibt also vier verschiedene Gruppen von Leukämien:

- Akute myeloische Leukämie (AML)

- Akute lymphatische Leukämie (ALL)
- Chronische myeloische Leukämie (CML)
- Chronische lymphatische Leukämie (CLL), die eigentlich eher zu den Lymphomen gehört.

Akute myeloische Leukämie (AML)

Im Knochenmark existieren Vorläuferzellen der Blutzellen mit verschiedenen Reifegraden. Jede dieser verschiedenen Vorläuferzellen kann maligne entarten. Bei der AML sind es die Vorläuferzellen der Granulozyten und der Monozyten. Es kommt zu einem Reifestopp, die Zelle differenziert sich nicht aus, sie wird „nicht erwachsen" und vermehrt sich unkontrolliert. Diese unreifen, malignen Zellen bezeichnet man als Blasten. Nach der WHO wird die akute Leukämie durch mehr als 30 % Blasten im Blut charakterisiert.

Man unterteilt die AML nach der **FAB-Klassifikation** (französisch-amerikanisch-britische Klassifikation) in acht verschiedene Untergruppen (M0, M1–M7), je nach Reifeniveau der betroffenen Vorläuferzelle zum Zeitpunkt ihrer Entartung.

Risikofaktoren

Ein erhöhtes Risiko zu erkranken haben Menschen, die bestimmten chemischen (Benzol, Zytostatika) oder physikalischen (Strahlen) Noxen ausgesetzt sind. Auch angeborene genetische Anomalien können prädisponierend für eine AML sein, so ist das Risiko bei einer Trisomie 21 um das 20-Fache erhöht.

Symptome

- Die Patienten leiden oft an unspezifischen Symptomen wie Müdigkeit und der sog. B-Symptomatik: Fieber, Gewichtsverlust und Nachtschweiß.
- Da die unkontrolliert wachsenden Zellen im Knochenmark die Bildung der anderen Blutzellen unterdrücken, kommt es außerdem zu Anämie (mit Blässe, Schwindel, Atemnot, Tachykardie), Thrombozytopenie (gesteigerter Blutungsneigung, z. B. Nasenbluten, Petechien, Hämatome) oder Granulozytopenie (Infektanfälligkeit).
- Organbefall: Die Leukämiezellen können auch Organe infiltrieren. So kann es z. B. zu einer Hepatosplenomegalie, zum ZNS-Befall (mit neurologischer Symptomatik), zu Hautinfiltrationen und zu Gingivahyperplasien kommen.
- Blutviskosität: Das Blut kann aufgrund der hohen Zellzahl zu dick sein und so zu Gefäßverschlüssen in der Lunge, im Gehirn und in den Gefäßen führen. Dieses Phänomen nennt man Leukostase.
- Aufgrund von Gerinnungsstörungen kann es auch zu Blutungen kommen – z. B. bei der Promyelozytenleukämie (AML M3).
- Chlorome: Im Verlauf der Erkrankung können selten Chlorome auftreten. Das sind tumoröse Infiltrationen von malignen Zellen in Geweben wie Weichteile und Knochen. Diese Infiltrationen zeigen sich als Wucherungen des betroffenen Gewebes.

Diagnostik

Die Anamnese kann einen ersten Hinweis auf das Vorliegen einer AML liefern. Wichtiger aber ist die Untersuchung des Bluts:

- Peripheres Blut: niedriger Hb-Wert und Thrombozytopenie. Die Leukozyten können vermehrt, normal oder vermindert sein, da sich die unkontollierte Vermehrung der malignen Zellen im Knochenmark und nicht im peripheren Blut abspielt. Im mikroskopischen Differenzialblutbild können bereits Blasten gesehen werden.

- Knochenmarkuntersuchung: Beweisend für das Vorliegen einer AML ist der Nachweis myeloischer Blasten im Knochenmark (Knochenmarkpunktion inkl. Zytologie, Immunzytologie und Zytogenetik).

Bildgebung und weiterführende Labordiagnostik dienen zur Abklärung, ob weitere Organe betroffen sind.

Therapie

Der Therapieansatz bei der AML ist in den meisten Fällen kurativ. Die Therapieentscheidung richtet sich u. a. nach dem Allgemeinzustand der Patienten. Es gibt die Möglichkeit einer Chemotherapie (z. B. für Niedrigrisikopatienten) *oder* einer Hochdosistherapie mit anschließender allogener Knochenmarktransplantation (z. B. für fitte Hochrisikopatienten).

- **Chemotherapie:** Der Patient bekommt von Tag 1 bis Tag 7 hohe Dosen Zytostatika (Cytosinarabinosid, Daunorubicin). Ab Tag 22 folgt der nächste Zyklus. Insgesamt werden 4–5 solcher Zyklen durchgeführt. Die ersten Zyklen nennt man **Induktionstherapie,** sie sollen die Blasten im Knochenmark zum Verschwinden bringen. Mit den weiteren Zyklen, der sog. **Konsolidierung,** soll der Erfolg gesichert werden. Dies bedeutet für den Patienten lange Krankenhausaufenthalte und eine lange, sehr anstrengende Zeit mit potenziell vielen Nebenwirkungen der Therapie: Fatigue, Alopezie, orale Mukositis, Alopezie usw. und – vor allem – einer Panzytopenie, d. h. einer Neutropenie, Thrombozytopenie und Anämie. Die Aplasiephase (der Patient ist „ohne Zellen“) dauert jeweils 2–3 Wochen, dann erholt sich das Knochenmark wieder.
- **Hochdosis-Chemotherapie (HDT) mit anschließender allogener Knochenmarktransplantation:** Bei Patienten, die bestimmte Risikokonstellationen haben (hohe Leukozytenzahl vor Therapiebeginn, bestimmte genetische Veränderungen der Leukämiezellen oder ein Rezidiv der Erkrankung während der Therapie), ist eine noch stärkere Chemotherapie notwendig. Diese Patienten brauchen nach der Chemotherapie eine allogene Knochenmarktransplantation, da sich nach diesen hohen Chemotherapiegaben das Knochenmark nicht von selbst wieder erholen würde (➤ 4.3).

Prognose

Mit einer schlechteren Prognose verbunden sind vor allem höheres Alter (> 60 Jahre), sekundäre Leukämien (aufgrund einer Myelodysplasie), eine hohe Leukozytenzahl bei der Erstdiagnose (> 100.000) und bestimmte genetische Veränderungen der Leukämiezellen.

Akute lymphatische Leukämie (ALL)

Analog zur akuten myeloischen Leukämie entarten bei der ALL die lymphatischen Vorläuferzellen im Knochenmark. Auch bei der ALL existieren verschiedene Subtypen wie z. B. die common ALL (45 % der ALL), die B-ALL (die malignen Zellen stammen von B-Lymphozyten ab) oder die seltenere T-ALL (die malignen Zellen stammen von T-Lymphozyten ab). Während die AML eine Erkrankung ist, die vor allem bei Erwachsenen auftritt, betrifft die ALL häufig Kinder und junge Erwachsene: Von allen Leukämien bei Kindern sind 80 % ALL Erkrankungen.

Risikofaktoren

Identifizierte Noxen, die die Entstehung einer ALL begünstigen, sind ionisierende Strahlen (wie in Tschernobyl oder Hiroshima), Benzol, Alkylantien oder Umweltbelastungen durch Radon. Menschen mit Trisomie 21 haben ebenfalls ein erhöhtes Risiko, an einer ALL zu erkranken.

Symptome

Die Symptome der ALL sind denen einer AML sehr ähnlich:
- B-Symptomatik
- Anämie, Thrombozytopenie, Granulozytopenie aufgrund der Verdrängung gesunder Blutzellen durch Leukämiezellen
- Organbefall (Leber, Milz und Lymphknoten)
- Zerebraler Befall: etwas häufiger als bei der AML, damit verbunden können Sehstörungen, Kopfschmerzen, Übelkeit und Erbrechen auftreten
- Häufig Mediastinaltumore und Hautinfiltrationen bei der T-ALL
- Häufig Gerinnungsstörungen und Leukostasesymptomatik

Diagnostik

- Peripheres Blut: Anämie und Thrombozytopenie. Die Leukozytenzahl kann vermindert, normal oder erhöht sein.
- Knochenmark: Die Diagnose ALL wird durch den Nachweis von lymphatischen Blasten im Knochenmark gestellt.
- Bildgebung.
- Weiterführende Labordiagnostik: Da Gerinnungsstörungen häufig sind, sollten die einzelnen Gerinnungsfaktoren bestimmt werden. Wegen des relativ häufigen ZNS-Befalls zählt auch eine Lumbalpunktion (mit Liquorzytologie) zu den Standarduntersuchungen.

Außerdem erfolgen Untersuchungen auf mögliche Infekte (Röntgen-Thorax etc.).

5

Therapie

Auch die ALL ist eine heilbare Erkrankung, die wegen des raschen Verlaufs möglichst bald nach Diagnosestellung behandelt werden sollte. Die Behandlung der ALL erfolgt abhängig von der jeweilig vorliegenden Untergruppe der Erkrankung, dem Alter des Patienten und den Risikofaktoren.
- **Systemische Chemotherapie:** wichtigste Therapie und unumgänglich! Die Protokolle und Therapieschemata sind sehr komplex. Wichtige Substanzen, die eingesetzt werden: Cyclophosphamid, Methotrexat, Asparaginase, ARA-C, Anthrazykline. Die Therapie dauert insgesamt etwa ein Jahr. Wie bei der AML unterscheidet man die Induktionstherapie (Ziel: die„Abtötung“ aller kranker Zellen) von der Konsolidierung (Ziel: die „Erhaltung des wieder gesunden Bluts“). Die Therapie wird unter bestimmten Umständen ergänzt durch Medikamente aus der Gruppe der Target Therapie (➤ 4.5.2): Imatinib bei Ph+ (Philadelphiachromosom+) oder Rituximab bei CD 20+.
- **ZNS-Prophylaxe:** Intrathekale Chemotherapie und ZNS-Bestrahlung. Ziel ist das Abtöten der Zellen, die bereits in das ZNS gelangt sind.
- **Mediastinale Bestrahlung** bei Vorliegen eines Mediastinaltumors.
- **Hochdosis-Chemotherapie mit allogener KMT,** wenn die erste Chemotherapie nicht zu einer Remission führt oder bei einem Rezidiv.

Die Patienten verbringen zuerst eine längere Zeit im Krankenhaus wegen der Komplikationen, die in der Aplasiephase auftreten können. Oft ist nach den ersten Monaten stationärer Chemotherapie eine ambulante Fortsetzung der Therapie möglich.

Prognose

Die Prognose der ALL ist bei jungen Erwachsenen insgesamt besser als die der AML, bei Kindern sehr gut.

Chronische myeloische Leukämie (CML)

CML-Zellen sind maligne entartete pluripotente Stammzellen des Knochenmarks. Im Knochenmark finden sich daher neben der normalen Blutbildung vermehrt myeloische, monozytäre und thrombozytäre Zellreihen, die nicht funktionstüchtig sind und sich unkontrolliert vermehren. Im Verlauf der Erkrankung verdrängen die malignen Zellen die normale Blutbildung im Knochenmark. Im Gegensatz zur akuten Leukämie kann es jedoch Monate bis Jahre dauern, bis der Patient Symptome entwickelt und die Krankheit überhaupt entdeckt wird.

Bei der CML kann eine bestimmte genetische Veränderung nachgewiesen werden: Die Leukämiezellen enthalten das sog. Philadelphiachromosom, das das Ergebnis eines genetischen Unfalls ist. Bei der Zellteilung werden fälschlicherweise Teile von zwei Chromosomen vertauscht, eine sog. Translokation. Dies führt zu einer vermehrten Produktion einer bestimmten Tyrosinkinase, einem Enzym, das im Übermaß vorhanden die Zelle zu kontinuierlichem Wachstum auffordert.

Risikofaktoren

Risikofaktoren sind Strahlenexposition und bestimmte chemische Substanzen wie Benzol, Chemotherapeutika und Immunsuppressiva.

Symptome

Die Symptomatik ergibt sich aus der Tatsache, dass die malignen Zellen in einem langsamen Prozess die normale Blutbildung verdrängen. Die Symptome entwickeln sich langsam (chronisch).

- Allgemeinsymptomatik: B-Symptomatik, Abgeschlagenheit, Krankheitsgefühl.
- Labor: Philadelphia-Chromosom+.
- Im Blutbild ist meist eine Leukozytose nachweisbar, d. h., der Patient hat sehr viele Leukozyten, die aber nicht funktionsfähig sind! Leukozytenzahlen von über 200.000 sind keine Seltenheit. Die hohe Zellzahl macht das Blut zäher (Hyperviskosität). Hieraus ergibt sich unter anderem das
  - Risiko von Thrombosen und Embolien und das
  - Risiko von zerebralen bzw. kardialen Durchblutungsstörungen (TIA, Apoplex, Angina pectoris).
- Es tritt außerdem typischerweise eine Spleno- und Hepatomegalie auf (erhöhte LDH), da die aus dem Knochenmark verdrängten Blutzellen in diese Organe infiltrieren.

Phasen

Die CML verläuft in drei Phasen:

- **Chronische Phase:** Dauer 5–6 Jahre ohne Therapie. Die Patienten sind oft asymptomatisch, die Diagnose häufig ein Zufallsbefund (Blutbild oder Splenomegalie). In dieser Zeit findet die langsame Vermehrung der malignen Zellen statt.
- **Akzelerierte Phase:** Dauer +/–8 Monate. Die malignen Zellen vermehren sich schneller, und es erfolgt eine zunehmende Störung der normalen Hämatopoese (zunehmende Anämie, Thrombozytopenie oder Thrombozytose, Leukozytose).
- **Blastenkrise:** Dauer eher weniger als 3 Monate. Sie stellt das Endstadium der CML dar. Das klinische Bild ähnelt hier dem einer akuten Leukämie.

Diagnostik

Wie bei den anderen hämatologischen Erkrankungen: Anamnese, peripheres Blutbild (hieraus lässt sich die Diagnose schon ableiten) und ergänzend Knochenmarkpunktion. Zusätzlich Abklärung einer Hepato- oder Splenomegalie.

Therapie

Die früher (außer durch allogene KMT) nicht heilbare Krankheit ist jetzt evtl. medikamentös heilbar! Durch die Entwicklung neuer Medikamente wurde die Therapie revolutioniert und zwar mit dem Tyrosinkinasehemmer Imatinib (Glivec). Bei Patienten mit einer Philadelphiachromosom-positiven CML eine sehr erfolgreiche und gut verträgliche Therapie. Das Medikament blockiert das Enzym Tyrosinkinase, das dadurch seine Wirkung nicht mehr entfalten kann, nämlich die Zelle ständig zu Wachstum zu stimulieren. Imatinib wird als Tablette täglich eingenommen, die Therapie kann somit ambulant erfolgen. Inzwischen sind weitere Medikamente „herangereift“: Substanzen wie Dasatinib, Nilotinib und Posatinib. Chemotherapie und Knochenmarktransplantation spielen kaum noch eine Rolle.

Prognose

Patienten, die mit Imatinib behandelt werden, haben eine 5-Jahres-Überlebenschance von 92 %!

Chronische lymphatische Leukämie (CLL)

Die CLL ist eine Erkrankung des Lymphsystems, also eigentlich ein niedrig malignes Lymphom. Da sie aber Tumorzellen ins Blut ausschwemmt, verläuft sie sozusagen „leukämisch“.

CLL-Zellen sind maligne entartete B- oder (seltener) T-Lymphozyten. Sie sind nicht funktionstüchtig, d. h. nicht immunkompetent. Die malignen Zellen sind im Blut zu finden, kommen aber aus Lymphknoten, Milz und/oder Knochenmark. Abhängig von der Anzahl der betroffenen Lymphknotenregionen und davon, ob Anämie und Thrombozytopenie vorliegen oder nicht, wird die Erkrankung nach Binet in drei Stadien A, B und C (niedriges Risiko, mittleres Risiko, hohes Risiko) eingeteilt.

Die CLL verläuft unbehandelt sehr langsam und über viele Jahre und tritt meist im höheren Lebensalter auf. Es liegt manchmal sogar eine normale Lebenserwartung vor.

Risikofaktoren

Für die CLL sind keine Risikofaktoren bekannt.

Symptome

- Viele Patienten bemerken zunächst eine indolente Lymphknotenschwellung, eine B-Symptomatik (Fieber, Schwäche, Nachtschweiß) und/oder eine Vergrößerung der Milz.
- Bei Knochenmarksinfiltration und Verdrängung der normalen Blutzellen kommt es zu Anämie und Thrombozytopenie. Im Blutbild ist eine Leukozytose nachzuweisen. Da diese Leukozyten aber nicht funktionsfähig sind, besteht eine Immunschwäche, die zu Infekten führen kann – einer häufigen und bei CLL-Patienten oft fulminant verlaufenden Komplikation. Die CLL-Zellen können Autoantikörper bilden und dadurch Hämolysen mit Ikterus und Anämie verursachen.
- Manche Patienten haben Juckreiz am ganzen Körper. Die T-CLL kann auch Hautinfiltrationen bilden.

Diagnostik

- Blutbild: Hier zeigt sich eine Leukozytose. Die Diagnose kann mikroskopisch aus dem Differenzialblutbild gestellt werden. In fortgeschrittenen Stadien sind Anämie und Thrombozytopenie nachweisbar. Routinemäßig wird auch die Zelloberfläche untersucht (Oberflächenmarkeranalyse).
- Da es sich bei den malignen Zellen um Lymphozyten handelt, können in vielen Fällen von den CLL-Zellen gebildete Antikörper nachgewiesen werden.
- Lymphknoten: klinisch als auch sonografische Untersuchung mit Dokumentation der Größe, um ein Ansprechen auf die Therapie beurteilen zu können. Manchmal wird die Diagnose CLL auch durch die Biopsie befallener Lymphknoten gestellt (Lymphknotenhistologie). Ergänzend wird eine Knochenmarksbiopsie durchgeführt, um den Infiltrationsgrad beurteilen zu können.

Therapie

Die CLL ist derzeit nicht heilbar. Wegen ihres langsamen Verlaufs und den Nebenwirkungen der Chemotherapien behandelt man daher nach dem Grundsatz so spät und so schonend wie möglich („slow go"). Konventionelle Chemotherapien kommen in späteren Stadien zum Einsatz, wenn Probleme durch die CLL auftreten, z. B. bei einer Anämie oder Thrombozytopenie, bei großen, verdrängend wachsenden Lymphknotenpaketen, bei einer ausgeprägten Splenomegalie oder bei einer Autoimmunhämolyse. Bei Patienten, auf deren CLL-Zellen man den Oberflächenmarker CD20 nachweisen konnte, wird die Chemotherapie oft mit einem Antikörper gegen diesen Oberflächenmarker kombiniert (Rituximab). Es gibt auch einen etwas spezifischeren Antikörper (Obinutuzumab) gegen DD20. Ein sehr interessanter, völlig neuer biologischer Ansatz ist das Biological Ibrutinib, das sehr gute Wirkung verspricht.

Chemotherapeutische Substanzen, die eingesetzt werden: Fludarabin, Cyclophosphamid, Chlorambucil, R-Bendamustin. R-Chop = Rituximab, Cyclophosphamid, Doxorubicin, Vincristin, Prednison.

Einen wichtigen Stellenwert bei der Behandlung der CLL hat die supportive Therapie. Die antibiotische Behandlung von Infekten bei den immungeschwächten Patienten ist ebenso wesentlich wie die Gabe von Immunglobulinen, die die Patienten selbst nicht in ausreichender Menge bilden können. Hochdosischemotherapien mit autologer oder allogener Stammzelltransplantation (➤ 4.3) werden manchmal bei jüngeren Patienten versucht. Die Ergebnisse sind allerdings nicht überzeugend.

Prognose

Die Überlebenszeit mit einer unbehandelten CLL ist stark abhängig von biologischen Eigenschaften und dem vorliegenden Stadium. Im frühesten Stadium (Stadium A nach Binet) kann die Überlebenszeit genau so lang sein wie bei Gesunden, im fortgeschrittenen Stadium (Stadium C nach Binet) liegt sie bei ca. 2 Jahren.

Eine Heilung ist nicht möglich, durch eine konventionelle Chemotherapie können die CLL-Zellen aber immer wieder vermindert werden, wodurch eine Verlängerung der Überlebenszeit erreicht werden kann. Die Rolle der modernen biologischen Therapeutika muss derzeit noch definiert werden.

5.3.2 Lymphome

Lymphome sind Tumoren, die von Zellen der Lymphknoten ausgehen. Man unterteilt sie in den Morbus Hodgkin und die Non-Hodgkin-Lymphome (NHL).

Morbus Hodgkin

Der Morbus Hodgkin ist eine maligne Erkrankung des lymphatischen Systems. Histologisch findet man in den Lymphknoten wenige Tumorzellen (Sternberg-Reed-Zellen und Hodgkin-Zellen) neben granulomatösem Gewebe.

Risikofaktoren

Als Ursache wird ein Zusammenhang zwischen einer EBV-Infektion und der Entstehung des Morbus Hodgkin diskutiert.

Symptome

- Indolente Lymphknotenvergrößerungen (➤ Abb. 5.19) und z. T. B-Symptomatik sind oft die einzigen Symptome. Häufig wird ein M. Hodgkin auch im Rahmen einer Abklärung von unklarem Fieber entdeckt.
- „Alkoholschmerz“: Schmerzen nach Alkoholgenuss in den sonst nicht schmerzhaften Lymphknoten.
- Hepatosplenomegalie.

Diagnostik

- Lymphknotenbiopsie: Die Diagnose M. Hodgkin wird immer histologisch im Rahmen einer Lymphknotenentnahme gestellt.
- Knochenmark: Eine Knochenmarkbiopsie zum Nachweis eines Befalls gehört ebenfalls zur Diagnostik. Ist das Knochenmark befallen, spricht man von Stadium 4 (*siehe* unten).
- Bildgebende Verfahren (CT, Sonografie) werden zur Bestimmung der Ausbreitung und damit des Stadiums der Erkrankung eingesetzt.
- In den laborchemischen Untersuchungen können Blutbildveränderungen (bei Knochenmarkinfiltrationen) auffallen.

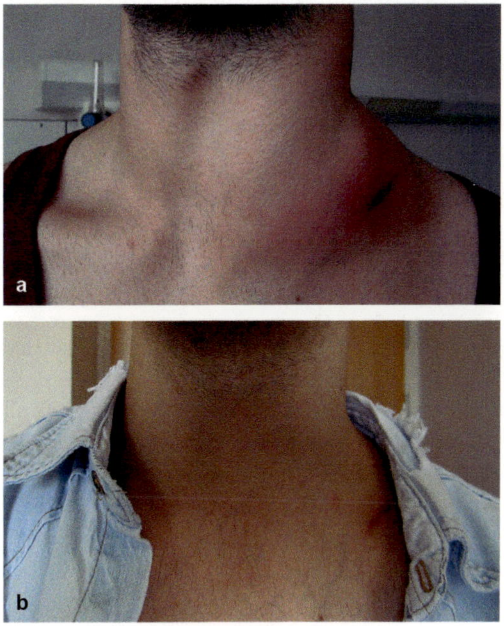

Abb. 5.19 Lymphknotenschwellung bei Morbus Hodgkin [O527]
a) Befund bei Diagnosestellung
b) Befund nach dem ersten Zytostatikazyklus

Stadien

Der Morbus Hodgkin wird in vier Stadien eingeteilt, je nachdem wie viele und welche Lymphknotenregionen betroffen sind:

- **Stadium 1:** Befall einer Lymphknotenregion
- **Stadium 2:** Befall von 2 oder mehr Lymphknotenregionen auf **einer** Seite des Zwerchfells
- **Stadium 3:** Befall von 2 oder mehr Lymphknotenregionen auf **beiden** Seiten des Zwerchfells
- **Stadium 4:** diffuser oder disseminierter Organbefall, d. h. Infiltration extranodaler Gewebe (Nicht-Lymphknotengewebe) z. B. bei Infiltration des Knochenmarks

Therapie

Die Therapie des M. Hodgkin hat auch im fortgeschrittenen Stadium einen kurativen Ansatz. Hodgkin-

Zellen sind strahlensensibel und sprechen auf Chemotherapie an. Die Therapie beinhaltet dementsprechend meist eine Kombination aus Strahlen- und Chemotherapie. Frühe Stadien wurden früher nur mit Strahlentherapie behandelt, mittlerweile ist man jedoch dazu übergegangen, den meisten Patienten auch hier eine zusätzliche (verkürzte) Chemotherapie zu geben. Sogar nach einem Rezidiv der Erkrankung besteht noch ein kurativer Ansatz durch hochdosierte Chemotherapie und anschließender autologer KMT.

Prognose

Der Morbus Hodgkin hat behandelt eine sehr gute Prognose.

Non-Hodgkin-Lymphome (NHL)

NHL sind bösartige Erkrankungen des lymphatischen Systems. Man fasst mit diesem Begriff **alle** Lymphome zusammen, die **keine** Morbus-Hodgkin-Lymphome sind, dabei können über 25 verschiedene Arten unterschieden werden! Beispiele: das diffus großzellige NHL, das Mantelzelllymphom, das MALT-Lymphom (schleimhautassoziiertes Lymphom) etc.

NHL sind Neoplasien, die aus malignen B- oder T-Lymphozyten entstehen, und werden wie der Morbus Hodgkin in **4 Stadien** (oben) eingeteilt. Da sich NHL in ihrem klinischen Verlauf sehr unterschiedlich verhalten, werden sie nochmals in **2 Untergruppen** unterteilt:

- Hochmaligne Lymphome (schneller, aggressiver Verlauf)
- Niedrigmaligne Lymphome (langsamer Verlauf)

Risikofaktoren

Verschiedene Risikofaktoren für das Entstehen von NHL sind bekannt:

- Infektion mit dem Epstein-Barr-Virus als Risikofaktor für das Burkitt-Lymphom
- Helicobacter pylori begünstigt die Entstehung von MALT-Lymphomen
- HIV-Infektion
- Ionisierende Strahlung
- Angeborene und erworbene Immundefekte

Symptome

- Leitsymptom sind derbe, häufig zunächst schmerzlose (indolente) Lymphknotenschwellungen. Sie können am Hals, in den Achselhöhlen, in der Leiste und im Körperinneren auftreten.
- Hepatomegalie oder Splenomegalie können ebenfalls vorliegen.
- Auch eine B-Symptomatik ist häufig (Fieber, Nachtschweiß, Gewichtsverlust).
- Bei Knochenmarkinfiltration durch das NHL können Anämie, Thrombozytopenie und Leukopenie auftreten; Schwindel, Müdigkeit, Blutungsneigung und erhöhte Infektanfälligkeit sind die Folge.
- NHL können auch andere Organe infiltrieren, z. B. die Haut (Hautinfiltrationen), den Gastrointestinaltrakt (→ Blutungen) oder das ZNS (→ neurologische Ausfälle).

Diagnostik

- Klinische Untersuchung: Hier fallen oft Lymphknotenvergrößerungen am Hals, in den Achseln oder in den Leisten auf.

- Bildgebung: Sonografisch oder per CT können Lymphknotenvergrößerungen, Splenomegalie und Hepatomegalie sowie Organinfiltrationen dargestellt werden.
- Laborchemisch zeigt sich als Ausdruck des erhöhten Zellumsatzes ein erhöhter LDH-Wert. Im Blutbild besteht bei Knochenmarkbeteiligung eine Anämie, Thrombozytopenie und/oder Leukopenie. Maligne entartete B-Lymphozyten können (monoklonale) Immunglobuline bilden, die per Eiweißelektrophorese nachgewiesen werden.
- Die Diagnose wird histologisch durch die Biopsie vergrößerter Lymphknoten gestellt.
- Eine Knochenmarkbiopsie wird durchgeführt, um festzustellen, ob eine Infiltration durch das NHL vorliegt.

Therapie

Die Therapie der hochmalignen und niedrigmalignen NHL unterscheidet sich stark. Je nach NHL-Entität kommen außerdem spezielle Therapieverfahren zum Einsatz, die hier nicht im Einzelnen erörtert werden sollen (z. B. Therapie zerebraler Lymphome, MALT-Lymphome etc.). Die Wahl der Therapie orientiert sich zudem am Stadium der Erkrankung sowie am Alter und den Begleiterkrankungen des Patienten.

Die Therapie aller NHL besteht in einer Chemotherapie, seltener auch in einer (zusätzlichen) Bestrahlung. Die schnell proliferierenden, klinisch aggressiven hochmalignen NHL können prinzipiell kurativ behandelt werden, deshalb werden sie aggressiv chemotherapiert. Dagegen besteht für die niedrigmalignen meist kein kurativer Ansatz. Sie werden eher zurückhaltend und nicht so aggressiv behandelt, weil eine Heilung nicht wahrscheinlich ist.

Wird auf den malignen Zellen der Oberflächenmarker CD20 nachgewiesen, kommt zusätzlich ein Anti-CD20-Antikörper wie Rituximab oder Obinutuzumab zum Einsatz. Bei jüngeren Patienten mit hochmalignen NHL, die keine schwerwiegenden Begleiterkrankungen haben, oder bei Rezidiven kann ein intensiverer, kurativer Therapieansatz erfolgen: Hochdosischemotherapie mit evtl. anschließender autologer Knochenmarktransplantation.

Prognose

Bei den hochmalignen NHL sind bestimmte Risikofaktoren bekannt, die allgemein mit einer schlechteren Prognose einhergehen, z. B. höheres Alter, LDH > 240 U/l, mehr als 2 extranodale Herde, fortgeschrittenes Stadium (III/IV) und langsames Ansprechen des Tumors bei der Initialtherapie.

5.3.3 Multiples Myelom (MM) = Plasmozytom

Aufgrund seiner spezifischen Symptomatik und Ausprägung stellt das MM ein vollkommen eigenes Krankheitsbild dar. Die malignen Zellen stammen von terminal differenzierten B-Lymphozyten, den Plasmazellen. Sie bilden wie gesunde Plasmazellen Immunglobuline. Allerdings sind die von Myelomzellen produzierten Immunglobuline krankhaft und nicht funktionstüchtig. Man nennt sie auch **Paraproteine.**

Diagnostische Kriterien sind: klonale Plasmazellen im Knochenmark, monoklonales Protein im Serum und im Urin und Endorganschäden, die wiederum mit Hilfe der sog. CRAB-Kriterien beschrieben werden: Hyperkalzämie (**C** = calcium), Niereninsuffizienz (**R** = renal insufficiency), Anämie (**A** = anaemia) und Anzahl der Osteolysen (**B** = bone lesions). Es werden **3 Stadien** der Erkrankung unterschieden (Stadien nach Durie und Salmon).

Risikofaktoren

Ionisierende Strahlen, verschiedene chemische Stoffe (Schwermetalle, Benzol), aber auch Virusinfektionen (z. B. Kaposi-Sarkom-Virus) werden mit der Entstehung des MM in Verbindung gebracht.

Symptome

In frühen Stadien des MM treten Knochenschmerzen auf. Oft waren die Patienten wegen Knochenschmerzen schon längere Zeit in Behandlung beim Orthopäden oder Neurologen, ehe das MM entdeckt wird. Bei fortgeschrittener Erkrankung kann es durch die Folgen von Osteolysen, irregulären Immunglobulinen und Knochenmarkinfiltrationen zu weiteren Komplikationen kommen:

- Knochenschmerzen, Spontanfrakturen
- Anämiezeichen sowie Folgen von Thrombo- und Leukopenie
- Niereninsuffizienz bis hin zum Nierenversagen
- Periphere Neuropathien, Sehstörungen und Krampfanfälle
- Evtl. Hyperviskositätssyndrom durch die hohe Konzentration der Immunglobuline
- Herzinsuffizienz (durch Amyloidose)

Diagnostik

Der Verdacht auf ein MM kann vorliegen, bei:

- diffusen Knochenschmerzen mit unklar erhöhten Nierenwerten,
- unklaren Osteolysen,
- Panzytopenie,
- dem Nachweis von erhöhten Immunglobulinwerten ohne sonstige Symptomatik als Zufallsbefund.

Zur Diagnostik des MM werden die folgenden Untersuchungen durchgeführt:

- Knochenmarkbiopsie zur Bestimmung des Infiltrationsgrads durch das MM
- Untersuchung von Wirbelsäule, Oberarm- und Oberschenkelknochen, Becken und Schädel per CT (wie beim Polytrauma) bzw. MRT auf Osteolysen
- Nachweis von monoklonalen Immunglobulinen im Serum (Elektrophorese, ➤ Abb. 5.20)
- Quantitative Bestimmung der Immunglobuline (auch als Verlaufsparameter zur Kontrolle eines Ansprechens unter Therapie)

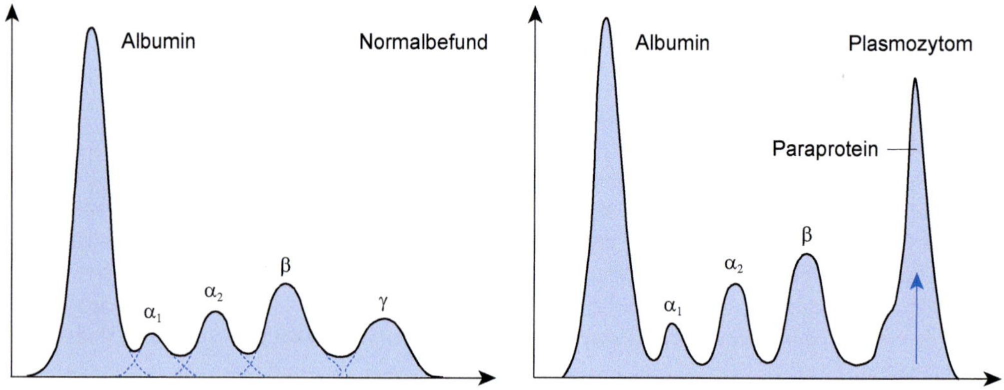

Abb. 5.20 Serum-Eiweißelektrophorese. Normalbefund und Befund bei Plasmazytom [L143]

- Nachweis von bestimmten Proteinen in Serum und Urin (leichte Ketten)
- Bestimmung der Nierenwerte und des Kalziumspiegels (oft erhöht)
- Blutbild (Veränderungen bei Knochenmarksinfiltration)

Therapie

Für die Therapieentscheidung nutzt man die sog. **CRAB-Kriterien:** C = Hyperkalzämie, R = renal, d. h. Nierenschaden/-versagen, A = Anämie, B = Bones, d. h. Knochenherde, Osteolysen, Frakturen, Osteoporose.

- Chemotherapie: Sowohl konventionelle als auch hochdosierte Chemotherapien mit autologer SZT kommen zum Einsatz. Das MM ist wahrscheinlich in den meisten Fällen nicht kurativ behandelbar, sodass die konventionelle Therapie immer palliativ ist. Eine hochdosierte Chemotherapie mit autologer SZT wird bei jüngeren Patienten durchgeführt. Sie führt deutlich häufiger zu Vollremissionen und zu längerer krankheitsfreier Zeit als die konventionelle Chemotherapie. Die therapieassoziierte Sterblichkeit einer allogenen KMT erwies sich als zu hoch und kommt daher für die meisten Patienten nicht infrage.
- Die sog. „-omids“: Thalidomid (Contergan) ist ebenfalls wirksam wie auch die Weiterentwicklung Lenalidomid. Neuentwicklungen sind Pomalidomid und Carfilzomib.
- Ein weiterer Wirkstoff zur Therapie des MM ist der Proteasominhibitor Bortezomib.
- Der erste Antikörper ist bereits im Handel.
- Supportive Therapien:
  - Stabilisierung frakturgefährdeter Knochen: Bestrahlung und Gabe von Bisphosphonaten, evtl. auch Operation.
  - Schmerztherapie: Bestrahlung und Medikamente.
  - Infektabwehr: Immunglobuline. Trotz erhöhter Immunglobulinwerte liegt beim MM meist ein Antikörpermangel vor, da die monoklonalen (von einer Urzelle abstammenden) Immunglobuline nicht funktionsfähig sind.

Wichtig

MM-Patienten sollten grundsätzlich keine nephrotoxischen Medikamente oder andere nierentoxische Substanzen erhalten (z. B. Kontrastmittel beim Röntgen), um eine dialysepflichtige Niereninsuffizienz zu verhindern!

Prognose

Das mediane Überleben ist abhängig vom Stadium der Erkrankung.

5.4 Komplikationen des malignen Wachstums und onkologische Notfälle

Ein Tumor, sein Wachstum und seine Verbreitung und die Veränderungen und Prozesse, die dadurch ausgelöst werden, sowie die Therapien können für den Patienten zu ernsten, ja sogar lebensbedrohlichen Situationen führen. Im folgenden Kapitel werden einige dieser möglichen Folgeprobleme beschrieben.

5

5.4.1 Komplikationen durch raumfordernde Prozesse

Rückenmarkskompression

Wenn ein Tumor auf das Rückenmark drückt, es komprimiert und damit die Nervenbahnen beeinflusst, kann das sowohl zu sensorischen als auch motorischen Beeinträchtigungen führen. Sensorische Beeinträchtigungen sind z. B. Schmerzen (oft das erste Warnzeichen) oder Gefühlsstörungen wie Kribbeln oder Taubheitsgefühle. Motorische Beeinträchtigungen können sein: Störungen beim Wasserlassen oder bei der Stuhlausscheidung bis hin zur Querschnittslähmung.

- Mögliche **Ursachen** einer Rückenmarkskompression: Ein Tumor in der Wirbelsäule oder Skelettmetastasen, die z. B. beim Mammakarzinom, beim Prostatakarzinom oder beim Bronchialkarzinom vorkommen können. Osteolytische Einbrüche in der Wirbelsäule, wie sie beim Multiplen Myelom (➤ 5.3.3) zu beobachten sind, können potenziell auch zu einem Druck auf die Wirbelsäule, zu einem „Zusammendrücken" des Rückenmarks führen.
- **Therapie:** Die Therapie sollte rasch erfolgen – eine komplette Querschnittslähmung ist irreversibel! Erste und wichtigste Therapieoption: Chirurgie (Resektion der Tumoranteile und/oder betroffener Wirbelkörper = Laminektomie). Radiotherapie ergänzend zur Operation oder bei nicht-operablen, strahlensensiblen Tumoren, medikamentöse Therapie (hochdosiert Glukokortikoide). Lokale Zytostatika sind nicht sinnvoll.
- **Pflegeaspekte:** Sorgfältige Beobachtung von Schmerzen, Sensibilitätsstörungen als ersten Hinweis bei o. g. Patienten ernst nehmen. Ansonsten gelten die Regeln der Schmerztherapie (➤ 6.3) und der Therapie von Patienten mit drohender oder vorhandener Querschnittslähmung.

Hirndrucksteigerung

Durch raumfordernde Prozesse im Gehirn kann der intrazerebrale Druck ansteigen. Ursachen sind z. B. Gehirntumore, Hirnmetastasen, Hirnblutungen oder Behinderungen des Liquorabflusses. Jede Hirndrucksteigerung ist potenziell lebensbedrohlich, weil sie wichtige Lebensfunktionen im Gehirn beeinträchtigen kann.

- **Ursachen:** Hirnmetastasen kommen v. a. vor bei Brustkrebs, bei Lungenkrebs, beim Melanom, beim Nierenzellkarzinom.
- Die ersten **Symptome,** die der Patient spürt, sind: Kontinuierliche Kopfschmerzen (Unterschied zur Migräne!) mit Übelkeit, evtl. auch Erbrechen. Erst in der zweiten Stufe kommt es zu neurologischen Veränderungen wie Krämpfen, Sehstörungen, Nackensteifigkeit, Pupillenveränderungen. In der dritten, lebensbedrohlichen Stufe kommt es zu Bewusstlosigkeit, zu Streckreflexen und Atemveränderungen. Übersteigt der Hirndruck den Blutdruck, wird das Hirngewebe nicht mehr ausreichend mit Sauerstoff versorgt und es kommt zum Kreislaufversagen.
- **Therapie:** Eine sehr erfolgreiche Therapie, deren Wirkung bereits nach 20 Minuten eintreten kann, ist die hochdosierte Kortikoidtherapie. Je nach Diagnose und Situation sollte eine Kausaltherapie der Ursache erfolgen, z. B. eine lokale Radiotherapie mit Gamma-Knife oder ein neurochirurgischer Eingriff bei Metastasen.
- **Pflegeaspekte:** Sorgfältige Beobachtung, engmaschige Überwachung aller Vitalzeichen, kopfteilerhöhte Lagerung, Flüssigkeitsbilanzierung, ruhige entspannende Atmosphäre schaffen.

Obere Einflussstauung

Die obere Einflussstauung bezeichnet die Behinderung des venösen und lymphatischen Rückflusses zum Herzen aus dem „oberen“ Teil des Körpers, d. h. aus dem Kopf-Hals-Bereich.

- **Ursachen** sind Tumore oder Metastasen, also „raumfordernde Prozesse“ im oberen Mediastinum, z. B. maligne Lymphome, Bronchialkarzinome oder auch Lymphknotenmetastasen eines Mammakarzinoms. Diese komprimieren die obere Hohlvene und das Blut bzw. die Gewebsflüssigkeit „stauen sich zurück“.
- Erste **Symptome,** die der Patient wahrnimmt: Unspezifischer Kopfdruck (Gefühl der „Fülle im Kopf“), oft einhergehend mit einer Dyspnoe wegen des Drucks auf die Atemwege. Für andere Menschen sichtbar: Gestaute Halsvenen, eine manchmal extreme Schwellung des Gesichts und der Hals- und Armregion bis hin zu einer blauroten Veränderung des Gesichts, der Lippen oder der Fingerspitzen.
- **Therapie:** Vor allem Kortisontherapie. Evtl. auch Diuretika (obwohl die obere Einflussstauung kein chemisches, sondern ein rein mechanisches Problem ist). Unterstützende Maßnahmen wie Sauerstoffgabe, Heparinisierung.
- **Pflegeaspekte:** Sorgfältige Beobachtung. Alle Maßnahmen, um die Atemnot zu lindern. Pflege der Haut, die vom Ödem betroffen ist. Information und Aufklärung der Patienten und Angehörigen – sowohl das Symptom selbst, als auch die damit einhergehende Atemnot können alle belasten.

Intestinale Obstruktion

Eine intestinale Obstruktion bezeichnet eine vollständige oder inkomplette Passagehinderung des Ausscheidungswegs.

- **Ursachen** sind der Tumor selbst (z. B. ein Kolonkarzinom, welches das Darmlumen verengt oder ein Ovarialkarzinom, das „von außen“ auf den Darm drückt) oder auch die Folgen einer Bestrahlungstherapie oder einer Operation im Bauchraum, die zu einer Fibrosierung des Gewebes geführt haben.
- **Symptome,** die der Patient erlebt: kolikartige Bauchschmerzen. Übelkeit, Erbrechen – im Extremfall bis hin zu Miserere. Stuhlgangveränderungen: Obstipation, aber auch Diarrhö.
  Hinweis: Bei langsamer Entwicklung der Obstruktion kann der Stuhlgang lange normal bleiben.
- **Therapie:** Operation – abhängig vom Tumorgeschehen und Allgemeinzustand des Patienten. Palliative Maßnahmen: Einlage eines Stents. Symptomatische Therapie der Beschwerden (Schmerzen, Übelkeit, Defäkationsstörungen). Ernährung und Flüssigkeitssubstitution müssen diskutiert werden – oft hilfreich und lange Zeit möglich ist Essen in kleinen Portionen. Möglicherweise subkutane Flüssigkeitszufuhr.
- Die **Pflege** ist auf die Symptome ausgerichtet und unterstützt die Patienten in Bezug auf ihre Schmerzen und andere mögliche Beschwerden wie Übelkeit, Obstipation oder Diarrhö.

5.4.2 Komplikationen durch Veränderungen des Bluts oder des Blutstroms

Infektionen

Eine Infektion (*lat.* inficere = hineintun) bedeutet allgemein das Übertragen und Eindringen von Mikroorganismen in einen Makroorganismus. Bakterien, Viren, Pilze, Würmer, Einzeller dringen in den Menschen ein und vermehren sich dort.

Risikofaktoren

Folgende Faktoren begünstigen Infektionen bei Tumorpatienten:
- Geschwächte Immunabwehr durch Chemo- und/oder Strahlentherapie (Knochenmarksuppression, insbesondere Neutropenie) oder andere Medikamente (Kortison)
- Geschädigte Haut und Schleimhäute durch Chemo- und/oder Strahlentherapie
- Künstliche Körperöffnungen (venöse Zugänge, Port, ZVK, PEG, Operationen)
- Abwehrschwäche durch Erschöpfung, Energieverlust, allgemeine Körperschwäche, Gewichtsverlust (Kachexie)
- Krankenhausumgebung (erhöhte Anzahl unterschiedlichster Erreger). Stichwort: nosokomiale Infektionen
- Unzureichendes Hygieneverhalten (mangelhafte Händedesinfektion, kein Mundschutz)

Symptome

Die klassischen Entzündungszeichen sind auch hier beobachtbar:
- **Calor:** erhöhte Körpertemperatur über 38 °C (Fieber), evtl. mit Schüttelfrost. Besonders erwähnt sei hier das „neutropene Fieber“, das in der neutropenen Phase nach einer Zytostatikatherapie entstehen kann.
- **Dolor:** Brennen oder Schmerzen z. B. beim Wasserlassen, Schmerzen beim Schlucken, Halsentzündungen (Angina), Schmerzen in einem Abszessgebiet.
- **Tumor:** Schwellungen (Abszesse, Lymphknotenschwellungen).
- **Rubor:** Rötungen (Haut, Schleimhaut).
- **Functio laesa:** veränderte Funktion, z. B. Durchfälle.

Diagnostik

Die Diagnose einer Infektion erfolgt über den Nachweis der Krankheitserreger, die indirekt Hinweise geben auf ihre Existenz (z. B. Fieber, erhöhte BKS, erhöhtes CRP bei bakteriellen Infektionen), oder die in Blut, Urin, Sputum, Stuhl oder auf der Haut nachgewiesen werden können.

Therapie

Prophylaktische Maßnahmen sollen das Eindringen eines Erregers in den Körper verhindern. Ist dies nicht gelungen, stehen verschiedene therapeutische Maßnahmen zur Verfügung. Die Behandlung einer Infektion richtet sich dabei nach dem jeweiligen Erreger (Bakterien, Viren, Pilze, Protozoen).

Infektionsprophylaxe: Hier ist vor allem die **Händehygiene** (➤ Abb. 6.2) wesentlich. Weitere Maßnahmen können den Patienten schützen: Umkehrisolierung, Information und Aufklärung von Patienten und Angehörigen über Infektionsschutz – auch zu Hause, Vermeidung von invasiven Maßnahmen (z. B. Legen eines Dauerkatheters), korrekter und hygienisch einwandfreier Umgang mit Zu- und Ableitungen. Auch „indirekte“ Maßnahmen wie die Gabe von Wachstumsfaktoren, d. h. Medikamenten, die das Wachstum unserer eigenen inneren „Infektionsbekämpfer“, der neutrophilen Granulozyten, stimulieren, können sinnvoll sein.

Therapie von Infektionen: Hier stehen viele Medikamente zur Verfügung:
- Antibiotika bei bakteriellen Infektionen
- Virustatika bei Virusinfektionen
- Antimykotika bei Pilzinfektionen

Thrombosen

Eine Thrombose ist eine lokalisierte, intravasale (= im Gefäß) Blutgerinnselbildung in Arterien oder Venen. Unter einer Embolie versteht man die Verschleppung des Thrombus mit dem Blutstrom und einem nachfolgenden Gefäßverschluss (z. B. in der Lunge = Lungenembolie). Dabei kann nicht nur ein „Blutpfropf" verschleppt werden, sondern auch anderes „thrombotisches Material" wie Tumorpartikel, Leukämiezellklumpen, Sklerosematerial, Fetttropfen, Fruchtwasser, Luft.

Risikofaktoren

Für Tumorpatienten ist das Risiko einer Thrombose sehr hoch. Die Risikofaktoren für eine Thrombose bei Krebspatienten gliedern sich entsprechend der drei Komponenten der Virchowschen Trias (➤ Tab. 5.2).

Symptome

Die Symptome zeigen sich einerseits am Entstehungsort der Thrombose, andererseits dort, wo der Thrombus als Embolus möglicherweise „hinwandert" und neue Probleme verursacht.

- **Tiefe Beinvenenthrombose:** Wadenschmerz, Fußsohlenschmerz, Druckschmerz im Verlauf der tiefen Beinvenen, lokale Schwellung, Überwärmung, Spannungsgefühl, ziehende Schmerzen, Fieber
- **Lungenembolie:** Dyspnoe, Tachypnoe, Husten, Thoraxschmerzen, Tachykardie, Angst, Schweißausbruch, vegetative Symptomatik, Synkope, Schock

Diagnostik, Prophylaxe, Therapie

Hier bestehen keine Unterschiede zu den Maßnahmen bei Nicht-Tumorpatienten.

Karotisruptur

Eine Ruptur der großen Halsschlagader ist eine für alle Beteiligten dramatische Situation, wenn sie zu einer akut einsetzenden massiven Blutung führt. Sie tritt bei Patienten mit Kopf-Hals-Tumoren auf, wenn der Tumor in die Arteria carotis einbricht oder das Gefäß aufgrund einer Gefäßschädigung „ruptiert".

Therapeutische und pflegerische Aspekte: Es sind v. a. vorausschauende Maßnahmen hilfreich, die besprochen werden sollten. Tritt die Situation ein, ist es hilfreich, wenn dunkel gefärbte Tücher bereit liegen (um den Blutstrom nicht so sichtbar zu machen) und dem Patienten und ggf. seinen Angehörigen die Situation mit Sedativa oder Analgetika erleichtert wird.

Tab. 5.2 Entstehung einer Thrombose nach der Virchowschen Trias

Stase: Stillstand des Bluts	• Blutstau, z. B. durch die Kompression von Blutgefäßen durch einen Tumor, durch Metastasen oder durch Lymphgefäße bzw. -knoten oder ein Lymphödem • Verlangsamter Blutstrom durch Immobilisation, Hypotonie
Schädigung der Gefäßwand	• Eingriffe, die Gefäßwände verletzen: Operationen, Venenkatheter, Port • Therapien, die Endothelschäden hervorrufen: Zytostatikatherapie, Hormontherapie • Infiltration von Gefäßen
Veränderte Viskosität, erhöhte Gerinnungsneigung	• Veränderte Blutzusammensetzung, z. B. Fibrinogenerhöhung • Produktion gerinnungsaktivierender Faktoren durch den Tumor • Exsikkose

5

Hyperkalzämie

Hyperkalzämie bedeutet, dass zu viel („hyper") Kalzium im Blut vorhanden ist. Kalzium ist ein lebenswichtiges Mineral, das für den Knochenaufbau gebraucht wird und – noch wichtiger – für die Reizweiterleitung in Herzmuskelfasern und in Nervenzellen. Sowohl zu viel als auch zu wenig davon wirkt sich negativ auf den Körper aus. Bei „zu viel im Blut" kann es sogar zu einer hyperkalzämischen Krise kommen, die lebensbedrohlich sein kann.

Der häufigste Grund für eine Hyperkalzämie bei Tumorpatienten ist der Befall des Skeletts. Die Knochen sind in einem laufenden Umwandlungsprozess, an dem drei verschiedene Zellen beteiligt sind: Osteo**b**lasten (knochen**b**ildende Zellen), Osteoklasten (knochenabbauende Zellen) sowie Osteozyten (aus den Osteoblasten hervorgegangene reife Zellen, die sich nicht mehr teilen und für die Festigkeit des Knochens sorgen). Wenn Tumorzellen in das Skelett einbrechen, kommt dieses Gleichgewicht durcheinander, es kommt zu Osteolysen und zum Knochenabbau. Das Abbauprodukt Kalzium wird vermehrt ins Blut ausgeschwemmt.

5

- **Ursachen** sind vor allem Knochenmetastasen z. B. des Mammakarzinoms, des Prostatakarzinoms, des Nierenzellkarzinoms, des Plattenepithelkarzinoms der Lunge. Ebenso können das multiple Myelom – hier sind sogar Knochenschmerzen oft das erste Symptom – und Lymphome ursächlich sein.
- **Symptome:** allgemeine Symptome wie Muskelschwäche, Müdigkeit. Psychische Veränderungen wie Verwirrtheit, Depression. Veränderungen im Flüssigkeitshaushalt: Durstgefühl, Polyurie, Nierenfunktionsstörungen. Gastrointestinaltrakt: Nausea/Emesis, Bauchschmerzen, Obstipation, Gewichtsverlust. Herz: Rhythmusstörungen, Vorhofflimmern.
- **Therapie:** Sie richtet sich darauf, einen weiteren Knochenabbau zu verhindern und Folgeschäden zu beheben:
  - Korrektur des Flüssigkeitshaushalts: Flüssigkeitszufuhr bis zu 4 l täglich, um den Flüssigkeitshaushalt auszugleichen (Gefahr der Überwässerung bei kardial eingeschränkten Patienten). Evtl. Verstärkung der Diurese und damit der renalen Kalziumausscheidung (Gefahr des Kaliumverlusts).
  - Bisphosphonattherapie: Bisphosphonate hemmen die Osteoklastenaktiviät und damit den Knochenabbau und die Freisetzung von Kalzium. Sie können auch prophylaktisch eingesetzt werden, um die Progression einer Skelettmetastasierung und deren Folgen wie Frakturen und Hyperkalzämien zu reduzieren.
  - Evtl. Verminderung der Kalziumaufnahme durch die Nahrung.
- **Pflegeaspekte:** Beobachtung der Patienten im Hinblick auf o. g. Symptome. Gegebenenfalls Beratung der Patienten zu Nebenwirkungen der Bisphosphonattherapie, insbesondere der Kieferosteonekrose: zahnärztliche Sanierung vor der Therapie, während der Therapie sorgfältige Zahn- und Mundhygiene und besondere Vorsicht bei zahnchirurgischen Eingriffen.

Tumorlysesyndrom

Wenn im Körper große Tumormassen vorhanden sind und der Tumor infolge einer Zytostatikatherapie oder auch spontan zerfällt, kann es zum sog. Tumorlysesyndrom kommen. Durch den übermäßigen Zellzerfall kommt es dann zu Störungen im Stoffwechsel und einer „Überlastung" des Bluts: **Hyperurikämie** (zu viel Harnsäure im Blut), **Hyperphosphatämie** (zu viel Phosphat im Blut), **Hyperkaliämie** und **Hypokalzämie** können die Folgen sein. Insgesamt können diese Veränderungen die Nierenfunktion beeinträchtigen und im schlimmsten Fall zu einem Nierenversagen mit Anurie führen. Die Hyperkaliämie kann Herzrhythmusstörungen hervorrufen.

- **Ursache:** Der Tumorzerfall kann zum einen ausgelöst werden durch eine Hochdosistherapie mit Zytostatika: die massive Zellzerstörung bereitet dem Körper Probleme. Sie tritt bereits in den ersten Tagen nach Beginn der Therapie auf. Zum anderen kann es spontan zu einem massiven Zellzerfall kommen, z. B. bei bestimmten Lymphomen. Der Tumor wächst so schnell, dass der Körper nicht schnell genug die erforderlichen Blutgefäße bilden kann. Die Tumorzellen werden nicht ausreichend ernährt und sterben ab – Tumorlysesyndrom.

- **Symptome:** Beeinträchtigung der Nierenfunktion mit Oligurie bis hin zu Anurie, Vigilanzstörung, Übelkeit und Erbrechen, abdominale Schmerzen, Herzrhythmusstörungen, Muskelkrämpfe.
- **Therapie:** Wichtig ist eine vorausschauende und prophylaktische Therapie, wenn der Patient einen gegenüber einer Zytostatikatherapie hochsensiblen Tumor hat und gleichzeitig große Tumormassen hat. Folgende Maßnahmen sind sinnvoll: Allopurinol/Rasburicase zur Prophylaxe eines Nierenversagens durch Senkung der Harnsäure. Flüssigkeitszufuhr zur Ausschwemmung, insbesondere des Kaliums. Diuretikagabe (Furosemid) zur Senkung des Kaliumspiegels. Bei Nierenversagen kann auch eine Dialyse notwendig werden.
- **Pflegeaspekte:** das Tumorlysesyndrom gilt als eine potenziell lebensbedrohliche Situation. Deshalb ist eine sorgfältige Beobachtung und Überwachung der o. g. Symptome wichtig.

5.4.3 Paraneoplastische Syndrome bei malignen Erkrankungen

Paraneoplastisches Syndrom

Der Begriff paraneoplastisches Syndrom (*lat.* parere = gebären, *griech.* neoplasie = neues Gebilde, Syndrom = Sammlung von Symptomen) bezeichnet einen Symptomkomplex von Funktionsveränderungen oder -störungen, die im zeitlichen Zusammenhang mit einer Tumorerkrankung (Neoplasie) oder sogar *vor* deren Feststellung auftreten können.

Mittlerweile ist eine Vielzahl von paraneoplastischen Syndromen bekannt. Fast alle Organe können betroffen sein. Die Ursachen sind noch wenig geklärt.

Arten der paraneoplastischen Syndrome

Kutane paraneoplastische Syndrome (Hautveränderungen)

- **Vaskulitis am Handgelenk:** Wandentzündung eines Blut- oder Lymphgefäßes; vor allem bei Bronchialkarzinomen; Zeichen: Rötung
- **Akanthosis nigricans:**
  - Symptome: Hyperkeratose, Baumrindenhaut (Vergröberung des Hautreliefs), Dunkelfärbungen (gelblich-braun bis grau-schwarz) z. B. im Nacken, in Beugestellen wie Achseln und Kniekehlen
  - Ursache: z. B. Adenokarzinom des Magens
  - Therapie: Behandlung der Grunderkrankung

Hämatologische paraneoplastische Syndrome (Blutveränderungen)

- **Polyglobulie:** Vermehrung der Erythrozytenzahl im peripheren Blut mit Erhöhung von Hämatokrit- und Hämoglobinwerten
  - Symptome: Erhöhung der Erythrozytenzahl
  - Ursache: erythropoetinproduzierende Tumoren wie das Nierenzellkarzinom
  - Therapie: Behandlung der Grunderkrankung, evtl. Aderlass

- **Hämolytische Anämie:** Zerfall der Erythrozyten
  - Symptome: Blässe von Haut und Schleimhäuten, Ikterus, Müdigkeit, Schwäche, Leistungsverlust, Konzentrationsstörung, Kopfschmerz, Belastungsdyspnoe, Tachykardie
  - Ursache: niedrigmaligne Lymphomen und CLL
  - Therapie: Behandlung der Grunderkrankung

Endokrinologische paraneoplastische Syndrome (Stoffwechselstörungen)

- **Morbus Cushing:** Überproduktion von ACTH (adrenocorticotropes Hormon) in der Hirnanhangsdrüse, vor allem bei SCLC (➤ 5.2.6)
  - Symptome: Stammfettsucht, Vollmondgesicht, Ödeme, Hypertonie, Hyperglykämie, Hyperpigmentierung der Haut
  - Diagnostik: Bestimmung des Plasmacortisolspiegels
  - Therapie: Behandlung der Grunderkrankung und medikamentös
- **SIADH:** Syndrom der inadäquaten ADH-Sekretion, vor allem bei SCLC, NSCLC, Kopf-Hals-Tumoren
  - Symptome: Verwirrtheit und Apathie bedingt durch eine ausgeprägte Hyponatriämie
  - Diagnostik: erhöhter ADH-Spiegel/Natrium und Chlorid im Serum erniedrigt
  - Therapie: Behandlung der Grunderkrankung, wenn möglich Flüssigkeitsrestriktion

5

Neurologische paraneoplastische Syndrome (Nervenschädigungen)

Lambert-Eaton-Syndrom: vor allem beim Bronchialkarzinom
- Symptome: Schwäche der Becken- und Schultermuskulatur, oft Gangstörungen
- Diagnostik: Tensilontest
- Therapie: Behandlung der Grunderkrankung, Gabe von Kalziumkanalblockern

LITERATUR

Pflegeliteratur:
Margulies A, Fellinger K, Kroner Th, Gaisser A (eds.): Onkologische Krankenpflege. 5. Auflage. Berlin: Springer, 2010.

Allgemein:
Arbeitsgemeinschaft wissenschaftlicher medizinischer Fachgesellschaften AWMF: www.awmf.org/die-awmf.html (letzter Zugriff: 20.10.0216).
Seiten des Krebsinformationsdienstes: www.krebsinformationsdienst.de/ (letzter Zugriff: 20.10.0216).
Seiten der Deutschen Krebsgesellschaft: www.krebsgesellschaft.de/basis-informationen-krebs.html (letzter Zugriff: 20.10.0216).

Leitlinien einzelner Fachgebiete (abrufbar über die AWMF):
Hämatologie: www.awmf.org/leitlinien/aktuelle-leitlinien/ll-liste/deutsche-gesellschaft-fuer-haematologie-und-onkologie-dgho.html (letzter Zugriff: 20.10.2016).
Radio-Onkologie: www.awmf.org/leitlinien/aktuelle-leitlinien/ll-liste/deutsche-gesellschaft-fuer-radioonkologie.html (letzter Zugriff: 20.10.0216).
Leitlinien der Deutschen Krebsgesellschaft: www.awmf.org/leitlinien/aktuelle-leitlinien/ll-liste/deutsche-krebsgesellschaft-dkg.html (letzter Zugriff: 20.10.0216).
Pädiatrische Onkologie und Hämatologie: www.awmf.org/leitlinien/aktuelle-leitlinien/ll-liste/gesellschaft-fuer-paediatrische-onkologie-und-haematologie-gpoh.html (letzter Zugriff: 20.10.0216).
Palliativmedizin: www.awmf.org/leitlinien/aktuelle-leitlinien/ll-liste/deutsche-gesellschaft-fuer-palliativmedizin-dgp.html (letzter Zugriff: 20.10.0216).
Urologie: www.awmf.org/leitlinien/aktuelle-leitlinien/ll-liste/deutsche-gesellschaft-fuer-urologie-e-v-dgu.html (letzter Zugriff: 20.10.0216).
Gynäkologie: www.awmf.org/leitlinien/aktuelle-leitlinien/ll-liste/deutsche-gesellschaft-fuer-gynaekologie-und-geburtshilfe-dggg.html (letzter Zugriff: 20.10.0216).

KAPITEL

6 Pflegediagnosen in der Onkologie

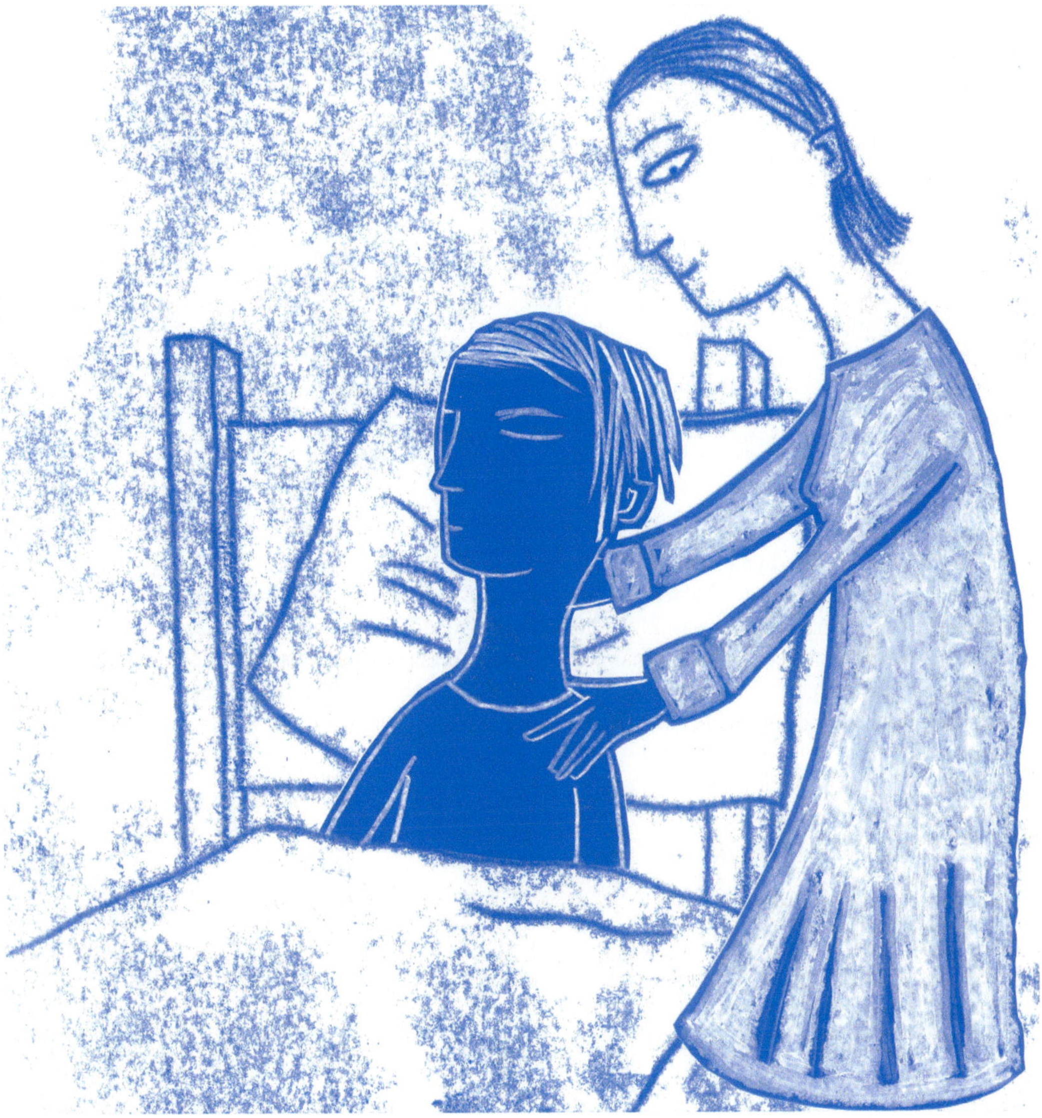

Dieses Kapitel behandelt die Themen **Pflegekompetenz** und **Pflegequalität in der Onkologie:** Es werden relevante und wichtige Pflegeprobleme onkologischer Patientinnen und Patienten beschrieben und Maßnahmen vorgestellt, die dazu beitragen können, diese Probleme zu lösen oder wenigstens zu lindern.

Hinweis: Die Empfehlungen, die hier gegeben werden, beruhen eher auf Meinungen und Erfahrungen von Expertinnen und Experten als auf wissenschaftlichen Erkenntnissen. Leider hat die Pflegewissenschaft bisher noch nicht genügend Forschungsergebnisse entwickelt, auf deren Basis wir als Pflegende evidenzbasierte Leitlinien entwickeln könnten. Unsere wichtigsten Quellen: Fachliteratur [1] [2], Websites und Veröffentlichungen von Fachgesellschaften wie EONS (European Oncology Nursing Society – hier insbesondere die Euro-PEPs), ONS (Oncology Nursing Society – hier die PEPs), der Deutschen Krebsgesellschaft, von ASORS (Arbeitsgemeinschaft Supportive Maßnahmen in der Onkologie, Rehabilitation und Sozialmedizin der Deutschen Krebsgesellschaft) und MASCC (Multinational Association of Supportive Care in Cancer).

Um den Schweregrad und das Ausmaß der Beschwerden der Patientinnen und Patienten zu erfassen, beziehen wir uns auf den CTCAE-Katalog des amerikanischen National Cancer Institutes (NCI).

Einteilung nach CTCAE

CTCAE-Katalog

Ein weltweit anerkanntes Instrument zur Erfassung unerwünschter Wirkungen einer Therapie wurde vom NCI entwickelt – der CTCAE-Katalog (CTCAE = Common Terminology Criteria for Adverse Events = gemeinsame Terminologiekriterien für sog. unerwünschte Ereignisse). Der CTCAE-Katalog erfasst etwa 300 unerwünschte Phänomene und teilt sie in jeweils bis zu fünf Abstufungen/Grade ein. [12]

Der Aufbau der in diesem Kapitel aufgeführten Pflegediagnosen orientiert sich am PES-Schema (Pflegediagnosetitel, Einflussfaktoren, Symptome) der nordamerikanischen Organisation *NANDA International (NANDA-I)* bzw. dem vergleichbaren PÄS-Schema (Problem, ätiologische Faktoren, Cluster von Symptomen) der ENP (European Nursing Care Pathways): Wie heißt das Problem? Wie entsteht es bzw. wie ist es zu erklären? Wie zeigt es sich? Dann werden die Maßnahmen erläutert: Was kann der Arzt tun? Was können Pflegende tun (im Sinne der gezielten Bobachtung der Patienten, aber auch des konkreten pflegerischen Handelns)? Und zu welchen Fragen oder Themen können Pflegende beraten?

6.1 Knochenmarksuppression

Durch eine Krebserkrankung und durch deren Behandlung, z. B. mit einer Zytostatikatherapie, kommt es oft zu Beeinträchtigungen im blutbildenden System, d. h. zu einer sog. Knochenmarksuppression.

Unter einer **Knochenmarksuppression** (*lat.* supprimere = unterdrücken) versteht man die Unterdrückung der Blutzellbildung im Knochenmark (➤ 4.3, ➤ Abb. 6.1), wodurch es zu einem Mangel an Blutzellen im peripheren Blut kommt, der je nach Art der betroffenen Blutzellen als **Leukopenie/Neutropenie, Thrombozytopenie** oder **Anämie** bezeichnet wird

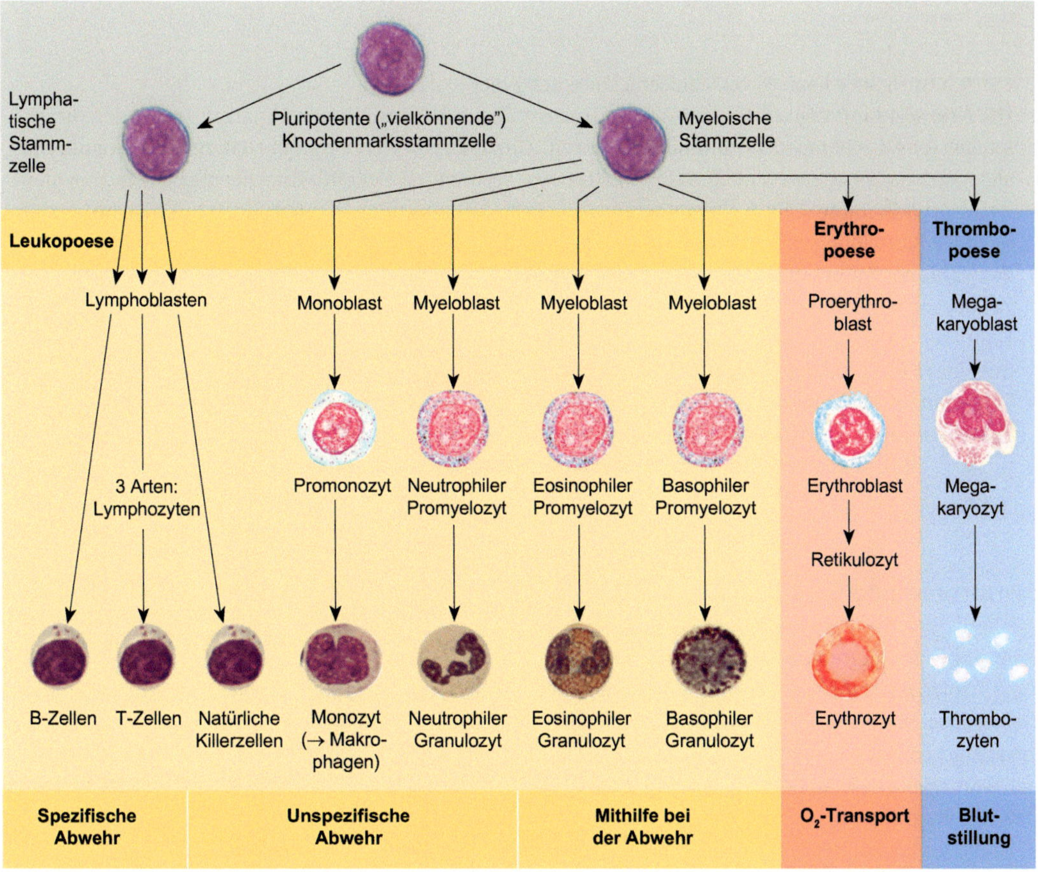

Abb. 6.1 Hämatopoese (vereinfachtes Schema, Megakaryozyt verkleinert). Von einer gemeinsamen Stammzelle ausgehend, entwickeln sich die Blutkörperchen zu Monozyten, Granulozyten, Lymphozyten, Erythrozyten und Thrombozyten. Es sind nicht alle Stadien der Vorläuferzellen dargestellt. [L190]

6.1.1 Leukopenie/Neutropenie

Die weißen Blutkörperchen entwickeln sich wie alle Blutzellen aus pluripotenten Stammzellen im Knochenmark. Sie reifen während des Prozesses der Leukopoese zu unterschiedlichen Untergruppen heran (z. B. zu B-Zellen, T-Zellen, Monozyten, Granulozyten), die dann verschiedene Aufgaben im Immunsystem übernehmen – sie sind also lebensnotwendig! Von größter Bedeutung sind in diesem Zusammenhang die neutrophilen Granulozyten. Ihr Anteil an der normalen Leukozytenzahl von ca. 7.000/µl beträgt ca. 60 %. Ein Absinken der **absoluten Neutrophilenzahl (ANZ)** auf unter 1.500/µl bezeichnet man als **Neutropenie.** Dabei unterscheidet man verschiedene **Schweregrade:**

- Milde Neutropenie: ANZ 1.000–1.500/µl
- Mittelgradige Neutropenie: ANZ 500–1.000/µl
- Schwere Neutropenie: ANZ < 500/µl
- Agranulozytose: vollkommenes Fehlen von Granulozyten im Blut

6

Ursachen

Für eine Neutropenie kann es verschiedene Ursachen geben, z. B.:

- **Die Krebserkrankung selbst:** Zum einen können maligne und vom Knochenmark ausgehende Erkrankungen (z. B. Leukämien) die Blutbildung stören. Zum anderen können Tumorerkrankungen in das Knochenmark metastasieren und blutbildendes Gewebe verdrängen. Beispiel: Knochenmetastasen.
- **Zytostatikatherapie** (CIN = **c**hemotherapie**in**duzierte **N**eutropenie): Die meisten Zytostatika beeinträchtigen die Blutbildung, allerdings in unterschiedlicher Intensität.
- **Bestrahlung:** Bei Bestrahlungen im Bereich des Knochenmarks kommt es je nach Strahlendosis zu einer Zerstörung blutbildenden Gewebes und in der Folge zur Neutropenie. Zur Vorbereitung auf eine allogene KMT (➤ 4.3) kann dies auch erwünscht sein, um „bösartige" Blutzellen zu zerstören. Dies erreicht man mit einer TBI (Total Body Irritation, d. h. Ganzkörperbestrahlung).
- **Infektionen:** Auch Infektionen können eine Neutropenie hervorrufen. Dabei spielen hauptsächlich virale Erkrankungen (z. B. Infektionen mit dem Zytomegalievirus oder dem Epstein-Barr-Virus) eine große Rolle, da sie oft bei Patienten mit lang andauernder therapiebedingter Abwehrschwäche (z. B. nach SZT) auftreten.

Symptome und Probleme

6

Eine sinkende Neutrophilenzahl ist an sich asymptomatisch – der Patient spürt oder sieht keine Veränderung. Trotzdem ist die Neutropenie eine der lebensbedrohlichsten Folgen der Knochenmarksuppression: Das Gefährliche ist die mit der Neutropenie einhergehende Abwehrschwäche des Patienten. Er ist schlecht geschützt gegen Infektionen durch Bakterien, Viren oder Pilze. Allerdings ist hier nicht nur der **Schweregrad** der Neutropenie relevant, sondern auch die **Dauer** der neutropenen Phase. Hier unterscheidet man verschiedene **Risikogruppen:**

- Niedriges Risiko: Neutropeniedauer < 5 Tage
- Standardrisiko: Neutropeniedauer 6–9 Tage
- Hohes Risiko: Neutropeniedauer > 10 Tage

Ob es infolge einer Neutropenie zu Infektionen kommt, hängt auch von der Grunderkrankung und dem Allgemeinzustand des Patienten ab. Die wichtigsten Infektionsquellen sind die Atemwege, die Schleimhaut im gesamten Magen-Darm-Trakt, die Haut und der Urogenitaltrakt. Dabei besteht das höchste Infektionsrisiko in der Nadirphase, d. h. dann, wenn die ANZ ihren Tiefpunkt erreicht. Nach einer Zytostatikatherapie ist das der Zeitraum Tag 7–10 nach der Applikation. Eine besonders schwerwiegende Komplikation ist die **febrile Neutropenie** (FN), wenn die Zellen auf einen Wert von < 500 fallen und eine Körpertemperatur > 38,5 °C gemessen wird. Die febrile Neutropenie kann auf eine potenziell lebensgefährliche Infektion hinweisen und erfordert rasches Handeln.

Ärztliche Maßnahmen

Zeigen sich in einer neutropenen Phase erste Anzeichen einer Infektion (Fieber!), muss sofort mit einer intravenösen Antibiotikagabe, oft ergänzt durch Antimykotika oder Virustatika, begonnen werden.

Um die Dauer der neutropenen Phase zu verkürzen, ist es je nach Grunderkrankung möglich, Wachstumsfaktoren für Granulozyten zu verabreichen. Diese Wachstumsfaktoren (z. B. G-CSF = Granulozytenkolonie-stimulierender Faktor) regen im Knochenmark die Neubildung von Granulozyten an.

Pflegerische Maßnahmen

Patientenbeobachtung

Es ist wichtig, die ersten Infektionszeichen rechtzeitig zu erkennen – so sollten allgemeine Zeichen einer beginnenden Infektion (Schwäche, Schwitzen, Fieber) beachtet, aber auch gezielt gefährdete Körperregionen inspiziert werden:

- Lunge: Atmung? Auswurf? Pneumoniezeichen?
- Urogenitaltrakt: Ausscheidungen? Dysurie?
- Haut: Abszesse? Ulzerationen? *Hinweis:* Bei einer Neutropenie wird wegen des Leukozytenmangels oft wenig oder kein Eiter produziert!
- Schleimhaut: Aphten im Mund? Ulzerationen? Candidiasis? Perirektale, vaginale Infektionszeichen?

Infektionsprophylaxe

Das durch die Neutropenie bedingte, erhöhte Infektionsrisiko kann mithilfe einer **Umkehrisolation** verringert werden. Im Gegensatz zur normalen Schutzisolation, die verhindert, dass Keime des Patienten andere Menschen schädigen, wird hier der Patient vor Keimen geschützt, die von außen zu ihm gelangen könnten. Eine Indikation für den Beginn einer Umkehrisolation ist bei einer Leukozytenzahl von < 1.000 µl bzw. einer Neutrophilenzahl < 500 µl gegeben. Die Regeln der Umkehrisolation sind von Klinik zu Klinik unterschiedlich, das Ziel jedoch immer das gleiche: **Keimreduktion** und somit **Infektionsprophylaxe.** Die wichtigste Maßnahme, die nachweislich von größter Bedeutung ist, ist die hygienische Händedesinfektion (➤ Abb. 6.2) des medizinischen und pflegerischen Personals, aber auch des Patienten und seiner Besucher (www.aktion-sauberehaende.de). Wichtig dabei: Desinfektionsmittel auf die trockenen Hände geben (➤ Abb. 6.2a), eine ausreichende Menge verwenden (die Hände müssen nass sein), Daumen (➤ Abb. 6.2d), Fingerkuppen (➤ Abb. 6.2e) und Nagelfalz nicht vergessen, Einwirkzeit (in der Regel 30 Sek.) beachten! Einmalhandschuhe verlieren übrigens ihre Wirkung, wenn sie mit vom Desinfektionsmittel noch feuchten Händen angelegt werden.

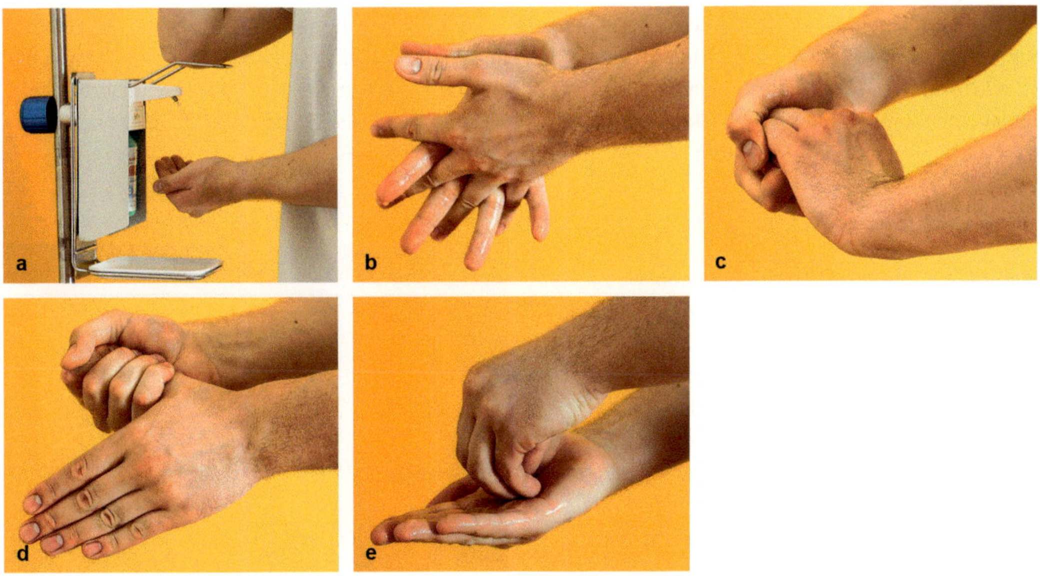

Abb. 6.2 Händedesinfektion [K115]

Des Weiteren können Maßnahmen die Keimzahl in der Umgebung des Patienten reduzieren, wie z. B. die Unterbringung in einem Einzelzimmer, häufiger Bettwäschewechsel, Filter im Leitungswasser oder besondere Regeln bei der Körperhygiene. Nahrungsmittel sollten frisch sein und frisch zubereitet werden und dürfen z. B. keine Nüsse enthalten, die möglicherweise mit Pilzen kontaminiert sind. Pflegende und Besucher werden meist angehalten, die Zimmer mit Mundschutz und in Schutzkleidung zu betreten.

Inzwischen hat sich die Erkenntnis durchgesetzt, dass die meisten Infektionen nicht durch exogene Keime, sondern durch die Keime des Patienten selbst hervorgerufen werden. Deshalb wurden die Regeln der Umkehrisolation in vielen Einrichtungen in den vergangenen Jahren deutlich gelockert, was auch mit mehr Lebensqualität für die Patienten einhergeht [1, S. 523]. Nach wie vor aber gelten strenge Hygienevorschriften bei extrem gefährdeten Patienten, z. B. solchen, die eine allogene Stammzelltransplantation (➤ 4.3) durchlaufen.

Beratung

Damit Patienten die nicht immer einfache Zeit der Isolation mit all den damit verbundenen Einschränkungen gut akzeptieren können, ist es wichtig, sie und ihre Angehörigen sorgfältig zu beraten und aufzuklären: über den Sinn der Umkehrisolation, über die einzelnen Maßnahmen, über Regeln, Ge- und Verbote, über die Möglichkeiten, sich diese Zeit zu erleichtern, über die Dauer und über die Möglichkeiten der Selbstpflege und Selbstbeobachtung.

6.1.2 Thrombozytopenie

6

Die Thrombozyten (Blutplättchen ➤ Abb. 6.1) sind wesentlich an der Blutgerinnung beteiligt. Der gesunde Mensch verfügt über eine Thrombozytenzahl von ca. 150.000–380.000/µl Blut. Wird diese Zahl unterschritten, spricht man von einer Thrombozytopenie, die Blutungen zur Folge haben kann. Bei Werten unter 20.000/µl Blut kann es zu einer gefährlichen Spontanblutung kommen.

Ursachen

Bei Tumorpatienten ist die häufigste Ursache der Thrombozytopenie die Gabe von Zytostatika, die zu einer Knochenmarksuppression (➤ 4.2) führen kann. Aber auch systemische Erkrankungen, wie z. B. Lymphome oder Leukämien, können mit schweren Thrombozytopenien einher gehen: Die Leukämiezellen überwuchern Knochenmark und Blut und verbreiten sich so stark, dass für die gesunden Zellen kein Platz mehr ist.

Symptome

Blutungen können überall dort auftreten, wo Blut ist:

- **In der Haut:** Hämatome, punktförmige Hautblutungen (Petechien ➤ Abb. 6.3)
- **In den Schleimhäuten:** Zahnfleischbluten, Nasenbluten (Epistaxis), Blutung in den Harnwegen (Hämaturie), Bluthusten (Hämoptoe), vaginale Blutung, Blutung im Magen und im oberen Darmabschnitt (zeigt sich als Hämatemesis = Bluterbrechen oder als Teerstuhl), Blutung in den unteren Darmabschnitten (zeigt sich als Blutauflage)
- **Im Gehirn:** Hirnblutungen

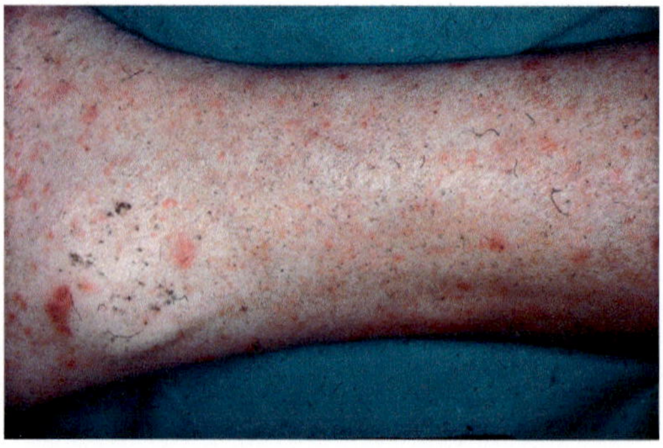

Abb. 6.3 Petechien [E413]

Ärztliche Maßnahmen

- Vermeidung bzw. Reduktion der Zahl an Venenpunktionen
- Thrombozytentransfusionen
- Regelmäßige Blutbildkontrollen

Pflegerische Maßnahmen

- Sorgfältige Patientenbeobachtung: regelmäßige Inspektion des Körpers und der Ausscheidungen (Urin und Stuhl)
- Hautblutungen vermeiden:
  - Nach Venenpunktion evtl. Druckverband anlegen
  - Bei RR-Messungen Verwendung der geringsten notwendigen Drücke
- Schleimhautblutungen vermeiden: keine Einläufe, kein Blasendauerkatheter, evtl. Laxanziengabe
- Blutungen stoppen:
  - Versorgung von blutenden Wunden, evtl. Druckverband
  - Bei Nasenbluten Eiskrawatte in den Nacken, Nasenflügel fest zusammendrücken, evtl. Nasentamponade

Beratung

Es ist wichtig, den Patienten Tipps zur Selbstpflege und zur Selbstbeobachtung zu geben, um eine Blutung zu verhindern oder ggf. rechtzeitig zu erkennen.

- Maßnahmen zum Schutz vor Schleimhautblutungen:
  - Keine harte Zahnbürste, Zahnseide vorsichtig verwenden, um Verletzungen zu vermeiden, die Mundhygiene durch sanfte Mundduschen und Mundspülungen unterstützen. Wird eine bestimmte Thrombozytenzahl unterschritten, sind in manchen Kliniken potenziell zahnfleischverletzende Prozeduren wie der Gebrauch von Zahnstochern nur noch eingeschränkt erlaubt
  - Nasenpflege: Vorsicht beim Schnäuzen, um keine Blutgefäße zu verletzen
  - Vermeidung von Obstipation: Für weichen Stuhlgang sorgen, um eine Bauchpresse und dadurch mögliche Verletzungen innerer Blutgefäße zu meiden
- Maßnahmen zum Schutz vor Hautblutungen:
  - Vorsicht beim Schneiden und Feilen von Nägeln, Elektro- statt Nassrasur
  - Vermeidung von mechanischen Verletzungen, z. B. Gefahrenquellen minimieren, Umgebung sicher gestalten

6.1.3 Anämie

Der Begriff Anämie wird oft falsch mit „Blutarmut" oder „Blutmangel" übersetzt, dabei hat der Patient nicht zu wenig Blut, sondern „nur" zu wenig rote Blutkörperchen (Erythrozyten, ➤ Abb. 6.4). In der Medizin wird die Anämie definiert als eine

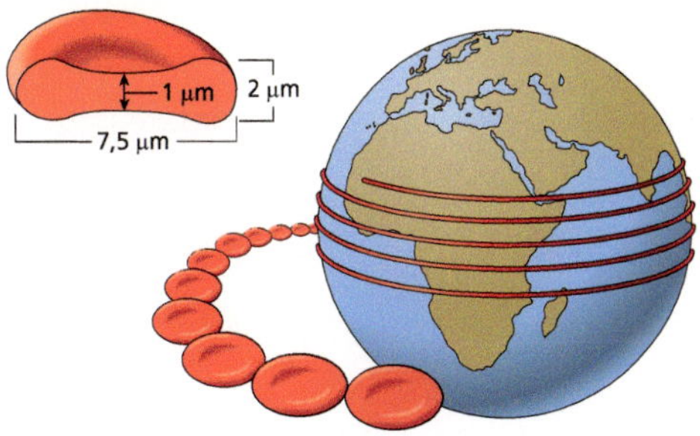

Abb. 6.4 Erythrozyt (Größenvergleich). Würde man die 30.000 Milliarden Erythrozyten eines Menschen hintereinander zu einem Band anordnen, würde dieses fünfmal um den Äquator der Erde reichen. [L190]

- Verminderung des roten Blutfarbstoffs (Hämoglobinkonzentration) und/oder
- Verminderung des Hämatokrits (zellulärer Anteil im Blut > Abb. 6.5) und/oder
- Verminderte Anzahl der roten Blutkörperchen.

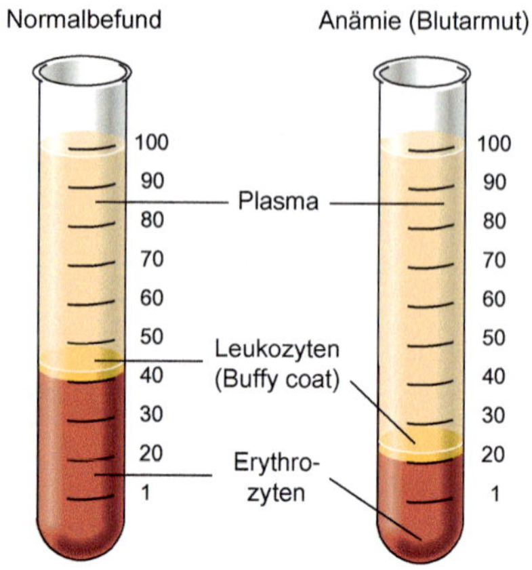

Abb. 6.5 Hämatokrit: Normalbefund und Befund bei Anämie. Durch Zentrifugieren haben sich die festen Bestandteile im unteren Teil des Reagenzglases abgesetzt. [L138]

Ursachen

Für eine Anämie in der Onkologie gibt es mehrere Ursachen:

- Verminderte oder ineffektive Erythropoese:
  - Ernährungsbedingte Faktoren, z. B. Nährstoffmangel, Vitaminmangel
  - Infiltration bzw. Schädigung des Knochenmarks, z. B. bei Leukämie
  - Medikamente, z. B. Zytostatika mit knochenmarkdepressiver Wirkung
  - Chronische Erkrankungen, z. B. Nierenschädigung mit Erythropoetinmangel
- Übermäßiger Erythrozytenabbau/hämolytische Anämie
  - Infolge einer Splenomegalie
  - Mechanische Schädigung der Erythrozyten durch Infektionserreger
- Übermäßiger Blutverlust
  - Akute Blutung, z. B. Gefäßschaden bei invasivem Tumorwachstum
  - Chronische Blutungsanämie, z. B. beim Kolonkarzinom – „stille Blutung“

6

Symptome

Der wichtigste Indikator ist der **Hämoglobinwert** (Hb). Dabei unterscheidet man zwischen einer leichten Anämie (Hb 7–11 g/dl) und einer schweren Anämie (Hb < 7 g/dl). Durch die verminderte Versorgung der Zellen mit Sauerstoff und den Kompensationsversuch des Körpers, dies durch eine erhöhte Herz- bzw. Atemtätigkeit auszugleichen, kommt es zu einer charakteristischen Symptomatik: Schwäche, Müdigkeit, Blässe der Haut und Schleimhaut, Tachypnoe, Tachykardie.

Tab. 6.1 Symptome einer Anämie

Leichte Anämie	Schwere Anämie
• Müdigkeit, Fatigue • Belastungsdyspnoe • Tachykardie bei Belastung • Blässe der Haut/Schleimhaut/Bindehaut	• Fatigue bis hin zu stärkster Erschöpfung • Ruhedyspnoe, Tachykardie • Blässe der Haut/Schleimhaut/Bindehaut • Störung der Menstruation, Impotenz • Weitere körperliche Symptome: – Schwindel, Ohrensausen, Kopfschmerzen – Kälteüberempfindlichkeit – Appetitlosigkeit • Psychische/seelische Symptome: – Überempfindlichkeit, Reizbarkeit – Traurigkeit, Angst, Depression – Verminderte Konzentrationsfähigkeit

Hinweis: Bei einer über Monate langsam entstandenen Anämie, z. B. aufgrund einer geringen, aber andauernden Blutung im Darm, hatte der Körper genügend Zeit, sich an den Hb-Abfall anzupassen und die Patienten erleben oft kaum Einschränkungen.
Einen Überblick über die charakteristischen Anzeichen einer Anämie gibt ➤ Tab. 6.1.

Ärztliche Maßnahmen

- Behandlung der Ursachen
- Bei schwerer bis mäßiger Anämie: Bluttransfusion, evtl. ESF = erythrozytenstimulierende Faktoren wie EPO

Patientenbeobachtung

Patienten auf indirekte und direkte Zeichen der Anämie (➤ Tab. 6.1) beobachten.

Pflegerische Maßnahmen

Die pflegerischen Maßnahmen ergeben sich aus den Symptomen:
- Körperliche Anstrengungen und körperlichen Stress meiden.
- Leichte körperliche Betätigungen können allerdings die Fatigue bessern.
- Förderung des Nachtschlafs, tagsüber ausreichende Ruhepausen.
- Gesunde Ernährung – je nach Ursache der Anämie. Vitamine, reichliche Flüssigkeitszufuhr. *Hinweis:* Bei einer Tumoranämie ist evtl. die Eisenaufnahme gestört, deshalb ist eine Eisensubstitution hier wenig sinnvoll.

6

Beratung

Hilfreich für den Patienten ist vor allem die Beratung über das Phänomen Fatigue (➤ 6.2).

6.2 Fatigue

Müdigkeit und Erschöpfung sind eigentlich gesunde und angemessene Reaktionen auf körperliche oder seelisch-psychische Belastungen, die dem Körper zeigen, dass eine Ruhepause angebracht ist. **Fatigue** (*lat.* fatigare = ermüden) bei Tumorkranken ist nicht mit dieser Müdigkeit gesunder Menschen vergleichbar. Es handelt sich um einen Erschöpfungszustand, den viele Krebspatienten kennen – für viele ist die Fatigue sogar die belastendste Begleiterscheinung ihrer Tumorerkrankung. Sie schränkt die Patienten stark ein und kann sie sogar daran hindern, ein gutes und „normales" Leben zu führen.

Die *Deutsche Fatigue Gesellschaft* definiert Tumorerschöpfung/Fatigue wie folgt:

Die Tumorerschöpfung, auch Fatigue genannt, bedeutet eine außerordentliche Müdigkeit, mangelnde Energiereserven oder ein massiv erhöhtes Ruhebedürfnis, das absolut unverhältnismäßig zu vorangegangenen Aktivitätsänderungen ist.David Cella, 1995 [3]

Ursachen

Wenn Patienten unter Fatigue leiden, so hat das meist mehrere Ursachen. Man spricht hier von einem multifaktoriellen und multikausalen Geschehen. Sowohl die Krankheit selbst, die Therapie(n), aber auch psychisch-seelische Aspekte können die Entwicklung einer Fatigue begünstigen.

Krankheitsbedingte Ursachen

Ein Tumor „raubt“ dem Körper Energie. Dies ist vor allem dann der Fall, wenn

- die Krankheit weit fortgeschritten ist, der Tumor metastasiert und viele Folgeprobleme entstehen: Infekte, Fieber, pulmonale oder kardiale Einschränkungen.
- die Blutbildung beeinträchtigt ist und dies zu einer Anämie geführt hat.
- vermehrt Zytokine (Botenstoffe, die die Kommunikation zwischen Zellen ermöglichen – einige davon können u. a. Tumorzellen zum Wachstum anregen) produziert werden.
- Stoffwechselaktivitäten im Körper verändert sind (Hyperkalzämie, Hypernatriämie, Kachexie, Hyper- oder Hypoglykämie oder Hypothyreose).
- eine Veränderung der neuromuskulären Funktionen vorliegt und es dadurch oder durch Bewegungsmangel zu einem Muskelabbau kommt.

Therapiebedingte Ursachen

6

Die Therapie einer Tumorerkrankung bringt viele oft belastende Begleitsymptome mit sich, die die Entwicklung einer Fatigue befördern können.

- **Operation:** Durch Blut- und Elektrolytverlust, durch Abbau von Körpereiweiß und Energiereserven während und nach der Operation, durch einen evtl. entstandenen Nährstoffmangel und durch die postoperativ vom Körper zu leistende Heilungsarbeit wird das Entstehen einer Fatigue begünstigt.
- **Chemotherapie:** Der durch die Therapie hervorgerufene und erwünschte Zellabbau muss vom Körper verarbeitet werden. Zusätzlich kommt es 4–10 Tage nach der Zytostatikaapplikation zur sog. Knochenmarksuppression (➤ 6.1), die mit einer Anämie einhergehen kann. Die Müdigkeit kann bei jedem Behandlungszyklus zunehmen.
- **Bestrahlung:** Auch bei einer radiologischen Therapie kommt es zum – eigentlich gewünschten – Zellabbau. Je nach Strahlenfeld kann es darüber hinaus zu einer Störung der Blutbildung kommen. Vom Körper wird ein hoher Energieaufwand benötigt, um abgestorbene Zellen zu entsorgen und die durch die Bestrahlung geschädigten gesunden Zellen zu reparieren. Eine kombinierte Radiochemotherapie erhöht das Risiko für Fatigue.
- **Immuntherapien** (z. B. Interferone oder Interleukine): Die Immuntherapie gehört zu der Behandlungsform, die am stärksten Fatigue hervorruft. Hier wird das körpereigene Abwehrsystem beansprucht, was sich in grippeähnlichen Symptomen äußert. Die Fatigue kann so stark werden, dass die Therapie abgebrochen bzw. unterbrochen wird.

Seelische Ursachen

Onkologische Patienten müssen eine potenziell lebensbedrohliche Diagnose verarbeiten und mit einer chronischen Erkrankung, der Krebskrankheit, leben lernen. Unter Umständen verändert sich ihr Leben grundlegend: z. B. ihre Rolle in der Arbeitswelt, in der Familie und im Freundeskreis. Der Alltag ist für eine lange Zeit geprägt von Therapien und daraus resultierenden Belastungen, z. B. von Krankenhausaufenthalten. Dazu kommen physische Veränderungen des Körpers, die verarbeitet werden müssen und die Lebensqualität beeinflussen können, z. B. der Haarverlust oder Schmerzen. Auch Ängste, Unsicherheiten bezüglich der Zukunft, vielleicht sogar Gedanken an den Tod können eine Art „seelische Fatigue" hervorrufen.

Symptome der Fatigue

Körperliche Veränderungen

Um seine gewohnten Alltagsaufgaben erledigen zu können, braucht der Patient viel mehr Energie als früher, Aktivitäten können nur mit großer Mühe und unter großem Kraftaufwand durchgeführt werden. Wegen der dauerhaften Müdigkeit und Schwäche kommt es zu Bewegungsmangel und Inaktivität. Das Schlaf- und Ruhebedürfnis steigt.

Kognitive Veränderungen

Patienten beschreiben im Zusammenhang mit einer Zytostatikagabe oft ein Phänomen, das als **Chemobrain** bezeichnet wird: Bereits einige Tage nach der Applikation zeigen sich kognitive Veränderungen wie Merkfähigkeits-, Gedächtnis- und Konzentrationsstörungen bis hin zu Wortfindungsstörungen. „Es ist wie ein Nebel im Kopf, durch den ich nicht klar denken kann" – so etwa beschreiben Betroffene dieses Phänomen. Die Eingliederung in die Arbeitswelt wird durch die verminderte Konzentrations- und Aufnahmefähigkeit erschwert.

Affektive/emotionale Veränderungen

Durch die ständige Müdigkeit kann es zu einer emotionalen Erschöpfung kommen. Die Betroffenen klagen über Ungeduld mit sich selbst und gegenüber Mitmenschen. Es tritt ein Antriebs- und Motivationsmangel auf, der nicht selten mit depressiven Gefühlen verbunden ist. Dabei ist Fatigue nicht mit einer Depression zu verwechseln! Letztere geht – neben den Stimmungsveränderungen und dem Antriebsmangel – zusätzlich noch mit Schuldgefühlen, Selbstentwertungstendenzen oder Suizidgedanken einher.

Soziale Veränderungen

Durch die Erschöpfung kann es zum Rollenwechsel im Umfeld des Betroffenen kommen: So übernimmt z. B. der Ehemann Haushaltspflichten, was bei seiner erkrankten Ehefrau zu einem „schlechten Gewissen" und zu Versagensgefühlen führen kann. Die Auswirkungen betreffen die ganze Familie und können zu Missverständnissen und Konflikten, aber auch zur sozialen Isolierung des Einzelnen oder der Familie führen.

Maßnahmen

Ein Fatiguepatient hat nur noch begrenzte Ressourcen auf seinem „Energiekonto" – vergleichbar mit einem Geldbeutel, der nur noch eine kleine Summe Geld enthält. Dann kann der Besitzer sparen, sich diese Summe einteilen und nur sie ausgeben oder er muss den Geldbeutel auffüllen.

Energie erhalten durch Sparen

Durch das Sparen von Energie kann der Körper noch vorhandene Reserven erhalten. *Beispiele:* Tagesablauf bewusst gestalten, energiereiche Zeiten herausfinden, z. B. durch Führen eines Energietagebuchs, und den

Tagesablauf danach orientieren. Kraftreserven einteilen, z. B. Einkaufsroller anschaffen oder Einkäufe liefern lassen. Energie auftanken, z. B. durch kleine Ruhepausen zwischendurch, auch während der Arbeitszeit. Die höher gelegene Bushaltestelle wählen und bergab laufen statt bergauf.

Auch zwischenmenschliche Probleme brauchen viel Energie: Betroffenen fällt es z. B. oft schwer, über ihre Fatigue, die sie möglicherweise als eine weitere „Schwäche" sehen, zu reden. Die Aufklärung von Angehörigen und Freunden über dieses Phänomen – auch durch das Pflegepersonal – kann dabei helfen, dass Freunde und Familie Verständnis entwickeln.

Alltagstipps für Betroffene im Haushalt

- Die doppelte Menge kochen, davon die Hälfte einfrieren
- Hilfsmittel einsetzen wie Staubsaugroboter
- Das Essen im Sitzen vorbereiten
- Hilfe von Familienangehörigen annehmen für Aufgaben im Haus wie Fenster putzen
- Küche evtl. umräumen (oft benutzte Gegenstände in Brusthöhe platzieren)

Neue Energie produzieren

- Guter Schlaf: Schlafumgebung so gestalten, dass ein guter Schlaf neue Energie bringen kann.
- „Energiefreundliche" Ernährung: Zu einer ausgewogenen Ernährung gehören Eisen, Folsäure, Vitamine, Mineralien, Eiweiß und Kohlenhydrate und eine ausreichende Trinkmenge.
- Bewegung: Ist das sinnvoll? Überfordert es Fatigue-Patienten nicht, wenn man sie zu mehr Bewegung bzw. zu sportlichen Aktivitäten auffordert und ermuntert? Was zunächst widersprüchlich klingt, ist wissenschaftlich belegt: Der Arzt *Fernando Dimeo* publizierte schon Ende der 1990er-Jahre Studien, in denen er nachwies, dass sich Fatigue bei onkologischen Patienten, die ein Trainingsprogramm mit Ausdauersportarten absolvierten, signifikant bessert: Die Muskelkraft steigt, die Sauerstoffsituation im Körper wird positiv beeinflusst, Lebensfreude und Genussfähigkeit nehmen zu (➤ Abb. 6.6). Dieses Ergebnis wurde in anderen Studien seitdem vielfach bestätigt. Im Jahr 2015 hat sich unter dem Dach von *ASORS* eine *Nationale Expertengruppe für Bewegungstherapie und körperliche Aktivität in der Onkologie (NEBKO)* gegründet, deren Ziel es ist, Forschungsergebnisse zu diesem Thema zusammenzutragen und transparent zu machen und so auch die Kostenträger dafür zu interessieren [4].
- Entspannungsverfahren: Empfehlenswert sind Verfahren, die neue Kraft geben können, wie die progressive Muskelrelaxation nach Jacobson (➤ 8.6), Yoga oder Atemübungen.

Dabei ist es wichtig, sich nicht zu überfordern. Ein in diesem Sinne erfolgreicher „Fatigue-Sport" kann durch einen individuellen Trainingsaufbau, ein Trainingstagebuch, eine laufende Kontrolle der Vitalwerte, aber auch das Einbeziehen subjektiver Empfindungen der Betroffenen optimiert werden.

Neue Energie kann der Patient auch gewinnen, wenn er sich mit Dingen beschäftigt, die ihm gut tun, durch die er einen sog. Flowzustand erreicht, in dem er wie ein spielendes Kind die Welt um sich herum vergisst, z. B. Lesen, Musik machen oder hören, Hörbücher hören, Fotobücher oder -alben betrachten,

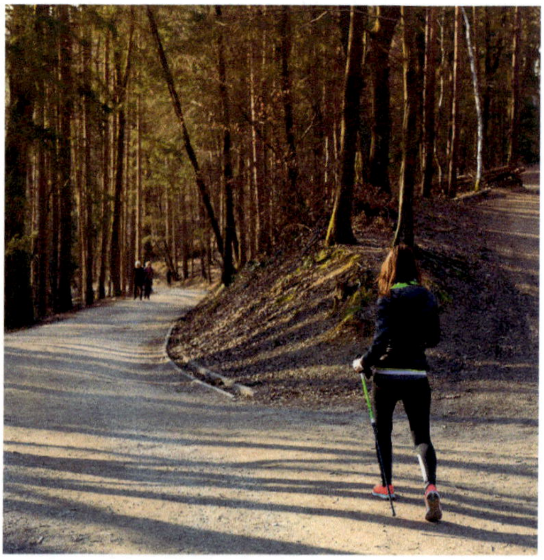

Abb. 6.6 Neue Energie gewinnen: Nordic Walking [J787]

kreative Tätigkeiten wie Malen, Gestalten, Gärtnern, Nähen, Basteln oder auch Naturerfahrungen nachgehen.

Sportarten, die neue Kräfte produzieren können

- Kraft- und Dehnungsübungen, z. B. Wirbelsäulengymnastik
- Ausdauersport, z. B. Walking, Nordic Walking, Fahrradfahren, Schwimmen, Tanzen, Langlaufen. Durch diese Sportarten werden Muskeln trainiert und gestärkt, die dann wiederum zu einer besseren Sauerstoffversorgung des Körpers beitragen
- Körperwahrnehmungsübungen, z. B. (Igel-)Massage

Beratung

Wenn Patienten gefragt werden, was sie in der Zeit ihrer Krankheit und/oder Therapie am meisten beeinträchtigt, so ist es oft das Phänomen Fatigue – diese Erschöpfung, diese Kraftlosigkeit, diese Müdigkeit, die sich wie ein Schleier über den Menschen legt und ihm zu fast jeder Zeit sagt: „Du hast Krebs."

Vielleicht ist es aus dem Grund besonders wichtig, den Patienten dieses Phänomen zu erklären und ihnen und ihren Angehörigen zu sagen, dass es „normal" ist, wenn der Körper in dieser fordernden Zeit ausdrückt, dass er nicht mehr kann oder nicht mehr so kann wie früher ...

6.3 Schmerzen

6

„Schmerz ist ein unangenehmes Sinnes- und Gefühlserlebnis, das mit aktueller oder potenzieller Gewebeschädigung verbunden ist oder in Form einer solchen Schädigungen beschrieben wird."

(IASP – International Association for the Study of Pain, zit. n. [1], S. 290)

„Die Schmerzen zeigen mir ständig, dass ich Krebs habe." „Es ist unerträglich, es ist, als stecke ein Messer in meinem Rücken." Neben der Fatigue sind es die **Schmerzen,** die die Patienten am meisten in ihrer Lebensqualität beeinträchtigen können und vor denen viele Krebspatienten Angst haben. Schmerzen zeigen dem Patienten ständig an, dass etwas nicht in Ordnung ist, dass sein Körper (und vielleicht sogar sein Leben) bedroht ist.

Schmerzarten

Nozizeptorschmerz: Auf der gesamten Haut unseres Körpers und an den meisten Organen befinden sich sensible Schmerzfasern, Schmerzsinnesfühler, die sog. Nozizeptoren. Sie können durch mechanische (z. B. durch ein Tumorwachstum) oder chemische Prozesse gereizt werden. Die Nozizeptoren leiten die Schmerzimpulse über das Rückenmark zum Großhirn weiter. Dort werden sie verarbeitet und vom Patienten als dumpfer, ausstrahlender, bohrender oder krampfartiger Schmerz wahrgenommen.

Neuropathischer Schmerz: Eine direkte Schädigung der Nerven des peripheren und/oder zentralen Nervensystems führt zu neuropathischen Schmerzen. Auch hier wird der Schmerzimpuls über das Rückenmark an das Großhirn weitergeleitet und erst in der Großhirnrinde wahrgenommen. Neuropathische Schmerzen werden als einschießend, elektrisierend, stechend und brennend empfunden.

Schmerzgedächtnis

Schmerzerfahrungen können im sog. **Schmerzgedächtnis** gespeichert werden – z. B. eine schlechte intraoperative Analgesie oder eine früher erlebte mangelhafte postoperative Schmerztherapie. Wenn nun ein neuer, scheinbar nur kleiner Schmerzimpuls auftritt, kann das Schmerzgedächtnis aktiviert werden; der akute „kleine" Schmerz bekommt aufgrund der alten Erfahrungen, aufgrund des Schmerzgedächtnisses, eine ganz andere Dimension. Dieses Phänomen beeinflusst auch das Erleben von Tumorschmerzen.

Akuter versus chronischer Schmerz

Generell muss zwischen akutem und chronischem Schmerz unterschieden werden (➤ Tab. 6.2).

Einflussfaktoren auf das Schmerzerleben

Das Schmerzerleben kann durch verschiedene Faktoren verstärkt oder abgeschwächt werden.

Verstärkende Faktoren: Schlafmangel, Übermüdung, Verzweiflung, seelische Belastungen, Hoffnungslosigkeit, Depression.

Abschwächende Faktoren: Entspannung, Ablenkung, Freude, aber auch die eigene Haltung zum Schmerz. Auch Endorphine, körpereigene Stoffe mit morphinähnlicher Wirkung, können die Übermittlung von Schmerzsignalen blockieren. Der Endorphinspiegel steigt z. B. bei sexueller Aktivität oder bei Sport.

Schmerz als ganzheitliche Erfahrung

Schmerz wirkt sich auf das körperliche, psychische, soziale und spirituelle (Wohl-)Befinden aus. Für eine gute Therapie und um den Patienten und seine Schmerzerfahrung ganzheitlich zu verstehen, ist es wichtig, den körperlichen Schmerz und das daraus entstehende Leid „zusammen zu denken": *„It's not the pain, but the hurt"* – manchmal ist es nicht nur der Körper, der schmerzt – auch das Leid der Krankheit, die „Verletzung" der Seele, kann Schmerzen verursachen.

Pain, die körperliche „Pein", ist gut mit Medikamenten behandelbar, das „Leid", der Seelenschmerz, braucht eine andere Antwort: Zuwendung, Empathie, Gespräch, Aufmerksamkeit, Verständnis und Mitgefühl.

Cicely Saunders, die Begründerin der modernen Hospizbewegung, prägte in diesem Zusammenhang den Begriff des **total pain.** Sie bezeichnet damit die Tatsache, dass Schmerz nicht auf das körperliche Erleben begrenzt ist, sondern von sozialen, psychischen oder spirituellen Sorgen beeinflusst wird und sich auf das soziale, psychische und spirituelle Wohlbefinden der Patienten auswirkt.

Tab. 6.2 Akuter versus chronischer Schmerz

Akuter Schmerz	Chronischer Schmerz
• Sinnvoll und lebenserhaltend, zeigt Schädigungen des Körpers an • Macht auf Gefahren aufmerksam • Einfache psychische Verarbeitung • Löst großes Verständnis/große Akzeptanz durch die Mitmenschen aus • Endorphinspiegel steigt und hilft bei der Bewältigung	• Nicht mehr „sinnvoll" • Keine Melde-, Schutz- oder Heilfunktion • Führt zu psychischer, physischer und sozialer Zermürbung • Verständnis und Akzeptanz durch die Mitmenschen sind gering • Endorphinspiegel sinkt • Kann zur sog. **Schmerzkrankheit** führen, einem Symptomkomplex aus Verzweiflung, Aggression, Wut, Angst und depressiver Verstimmung

Aber ist es Aufgabe der Pflegenden, sich auch um diesen „Schmerz der Seele“ zu kümmern? Wir meinen ja!

Beispiel

Eine 35-jährige kinderlose Patientin verliert wegen einer Krebsdiagnose ihre Gebärmutter und hat in der postoperativen Zeit schwer zu beherrschende Schmerzen. Vielleicht lassen sich diese Schmerzen eher verstehen, wenn man ihren seelischen oder sozialen Anteil betrachtet: die Trauer der Patientin über den Verlust der Gebärfähigkeit, die Trauer darüber, nie „auf normalem Weg“ Mutter werden zu können, die Enttäuschung, die sie ihrem Ehemann zufügen muss, der sich schon lange ein gemeinsames Kind gewünscht hatte, der „Wutschmerz“, der aus der Frage kommt: „Warum ich?“

Ursachen für den Körperschmerz

Die Ursachen können vielfältig sein.

Tumorbedingte Schmerzen (durch Ausbreitung des Tumors):
- Entzündungen
- Kapsel- und Fasziendehnung, z. B. Leberkapselspannungsschmerz
- Kompression und/oder Infiltration von Venen, Lymphgefäßen oder Nerven

Therapiebedingte Schmerzen:
- Postoperative Schmerzen, z. B. Phantomschmerzen nach Amputation
- Neuropathische Schmerzen infolge einer Chemotherapie, z. B. Polyneuropathie
- Lymphödem
- Schmerzen im Mund, z. B. bei einer oralen Mukositis Grad 4

Schmerzen als indirekte Folge des Tumorleidens:
- Rückenschmerzen oder Dekubitus aufgrund von Immobilität
- Schluckstörungen
- Infektionen

Schmerzen, die unabhängig vom Tumorleiden sind:
- Arthrose, Wirbelsäulenveränderungen
- Migräne etc.

Mit den körperlichen Ursachen können immer die oben beschriebenen seelischen Schmerzen einhergehen.

Maßnahmen

Der **Expertenstandard Schmerzmanagement in der Pflege bei chronischen Schmerzen,** vom März 2014 – einer der Expertenstandards des Deutschen Netzwerks für Qualitätsentwicklung in der Pflege (DNQP) – gibt Orientierung, wenn es um das Problem „Schmerz“ geht [5].

Aufgaben der Pflegenden, die dort – zusammengefasst – formuliert sind:
1. Schmerzassessment
2. Medikamentöse Schmerztherapie: Verlaufsbeobachtung, Beobachtung von Wirkung und Nebenwirkungen der medikamentösen Schmerztherapie und Management medikamentöser Nebenwirkungen
3. Nichtmedikamentöse schmerzlindernde Maßnahmen
4. Patientenedukation

1. Schmerzassessment

Mithilfe des Schmerzassessments lässt sich durch eine sorgfältigen Befragung bzw. Beobachtung der Patienten der Schmerz genauer bestimmen. Dabei sollten folgende Aspekte erfragt werden:

Lokalisation des Schmerzes: Wo „sitzt" der Schmerz? Der Schmerz lässt sich möglicherweise mithilfe einer Zeichnung leichter und eindeutiger lokalisieren.

Art des Schmerzes: Ist der Schmerz dumpf, brennend usw.? Tritt er in Perioden auf oder ständig? Ist er bewegungsabhängig? Mit diesen Fragen lässt sich herausfinden, ob es sich um einen Nozizeptorschmerz oder einen neuropathischen Schmerz handelt. Diese Unterscheidung hilft dem Arzt, die adäquate Schmerztherapie zu planen – ein Nozizeptorschmerz braucht eine andere schmerztherapeutische Antwort als ein neuropathischer Schmerz.

Schmerzintensität. Es stehen verschiedene Möglichkeiten der Messung zur Verfügung [6]:

- **Für wache, orientierte Patienten:** Hier gibt es verschiedene Skalen mit deren Hilfe der Patient seine Schmerzstärke beschreiben kann: VAS (visuelle Analogskala), NRS (numerische Rating-Skala von 0 bis 10), FRS (Face Pain Rating Skala).
- **Für kommunikationsbeeinträchtigte Menschen:** Hier gilt es, auf nonverbale Zeichen zu achten, z. B.
  - Gestik und Mimik (ein schmerzverzerrtes Gesicht etc.)
  - Nonverbaler Ausdruck (Stöhnen, Jammern, Weinen, Schreien etc.)
  - (Schon-)Haltung (angespannte Körperhaltung, Abwehrreaktion etc.)
  - Verhalten (Appetitlosigkeit, Abwehrreaktion bei der Mobilisation, Schlafstörungen etc.)

  Für kommunikationsbeeinträchtige Menschen gibt es valide Instrumente zur Schmerzerfassung, z. B. den BESD (Beurteilung von Schmerzen bei Demenz), den die *Deutsche Gesellschaft zum Studium des Schmerzes (DGSS)* empfiehlt.
- **Für Kinder:** Hier gibt es verschiedene Skalen für die verschiedenen Altersgruppen, z. B. die Smiley-Skala (➤ Abb. 6.7).

Einflussfaktoren auf das Schmerzerleben: Was lindert, was verstärkt den Schmerz? Hat der Patient bereits Strategien entwickelt, eigene Ressourcen eingesetzt, die ihm helfen?

Wirksamkeit der Schmerztherapie: Wenn der Patient bereits Medikamente bekommt: wie hilfreich sind sie?

2. Medikamentöse Schmerztherapie

Schmerzen kosten den Patienten unnötig viel Kraft, der Körper wird geschwächt, die Seele verletzt und die Lebensfreude beeinträchtigt. Eine wirksame medikamentöse Schmerzbehandlung ist deshalb ein menschliches Gebot. Pflegefachkräfte sollten ihr Wissen und ihre Kompetenzen einsetzen und so dazu beizutragen, dass die Schmerzen ihrer Patienten gelindert oder sogar genommen werden.

Für die medikamentöse Schmerztherapie entwickelte die Weltgesundheitsorganisation WHO ein gutes und hilfreiches didaktisches Modell, das **WHO-Stufenschema,** mit dessen Hilfe der Arzt die adäquate Therapie ermitteln kann (➤ Abb. 6.8).

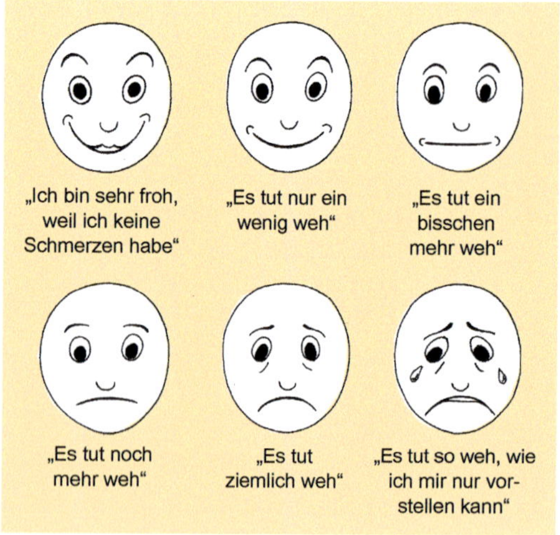
„Ich bin sehr froh, weil ich keine Schmerzen habe"
„Es tut nur ein wenig weh"
„Es tut ein bisschen mehr weh"
„Es tut noch mehr weh"
„Es tut ziemlich weh"
„Es tut so weh, wie ich mir nur vorstellen kann"

Abb. 6.7 Schmerzskala [L190]

Beispiele für Medikamente der verschiedenen Stufen:

Stufe 1: Nichtopioide: ASS, Paracetamol, Metamizol, Ibuprofen, Diclofenac

Stufe 2: Schwach wirksame Opioide: Tramal, Valoron

Stufe 3: Starke Opioide: Morphin, Hydromorphon, Oxycodon, Fentanyl, Buprenorphin

Anwendungsregeln:

- *By the mouth* – d. h. so lange wie möglich oral.
- *By the clock* – d. h. in regelmäßigem Zeitabstand, je nach Wirkdauer des Medikaments, damit der Medikamentenspiegel im Blut erhalten bleibt (➤ Abb. 6.9) – d. h. bei Tumorschmerzen nicht bei Bedarf!
- *By the ladder* – d. h. dem Stufenschema folgen: Beginnend mit Stufe 1, wenn das nicht mehr ausreicht, Stufe 2 **dazu**geben. Ist auch diese Kombination (1 und 2) nicht mehr ausreichend, wird das Medikament der Stufe 2 durch ein Medikament der Stufe 3 ersetzt (also Kombination 1 und 3).
- *Bedarfsmedikation:* Die Palliativmedizin empfiehlt ein Sechstel bis ein Zehntel der Tagesdosis des Medikaments bzw. des Wirkstoffs, den der Patient erhält.

Verabreichung der Medikamente: Hier gibt es inzwischen fast alle vorstellbaren Applikationswege: oral, s. c., rektal (auch Tabletten können evtl. so appliziert werden), i. v., intrathekal, transmukös (über die Mundschleimhaut) oder transnasal. Dabei sollte man den oralen Weg so lange wie möglich bevorzugen.

Ko-Analgetika: Ko-Analgetika sind Medikamente, die die schmerzstillende Wirkung der Analgetika unterstützen, ohne selbst eine eigene analgetische Wirkung zu haben: z. B. Benzodiazepine, Kortikosteroide, Neuroleptika, Spasmolytika, Bisphosphonate. Bei neuropathischen Schmerzen werden sinnvollerweise Antikonvulsiva/Antiepileptika oder Antidepressiva verabreicht.

Nebenwirkungen: Alle Medikamente haben auch unerwünschte Wirkungen, die Patienten sogar dazu bringen können, sie abzulehnen. Hier wird vor allem bei den Opiaten eine Abhängigkeit befürchtet („Das macht doch süchtig?"). Diese spielt jedoch in der Tumortherapie keine Rolle, da die Patienten nicht den Kick brauchen, sondern „nur" eine Schmerzlinderung. Natürlich muss aber ein Medikament der Stufe 3 ausgeschlichen werden, wenn es abgesetzt wird. Die wichtigste zu behandelnde Nebenwirkung der Opiattherapie, die über die Dauer der gesamten Therapie anhält, ist die Obstipation. Alle anderen Nebenwirkungen (z. B. Übelkeit, Müdigkeit, Verwirrtheit, Schläfrigkeit, Harnverhalt) treten meist nur zu Beginn der Therapie auf und können ebenfalls mit Medikamenten behandelt werden (➤ Tab. 6.3).

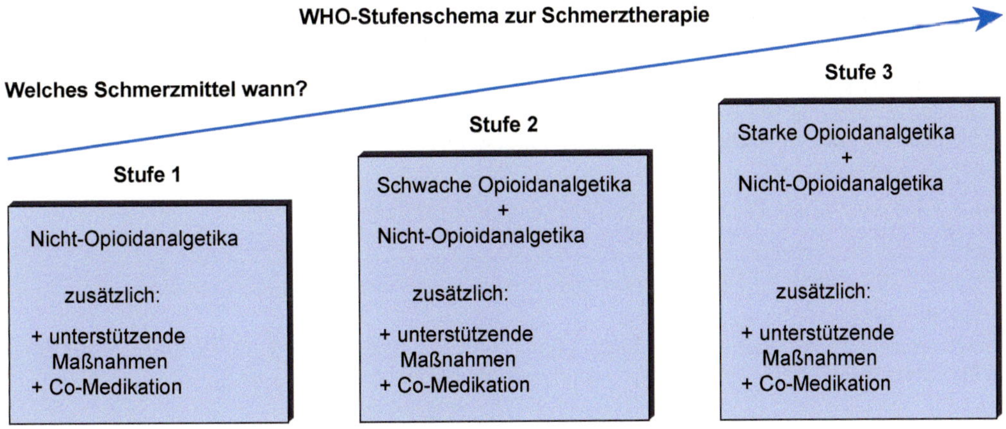

Abb. 6.8 Stufenschema der WHO zur Schmerztherapie [L143]

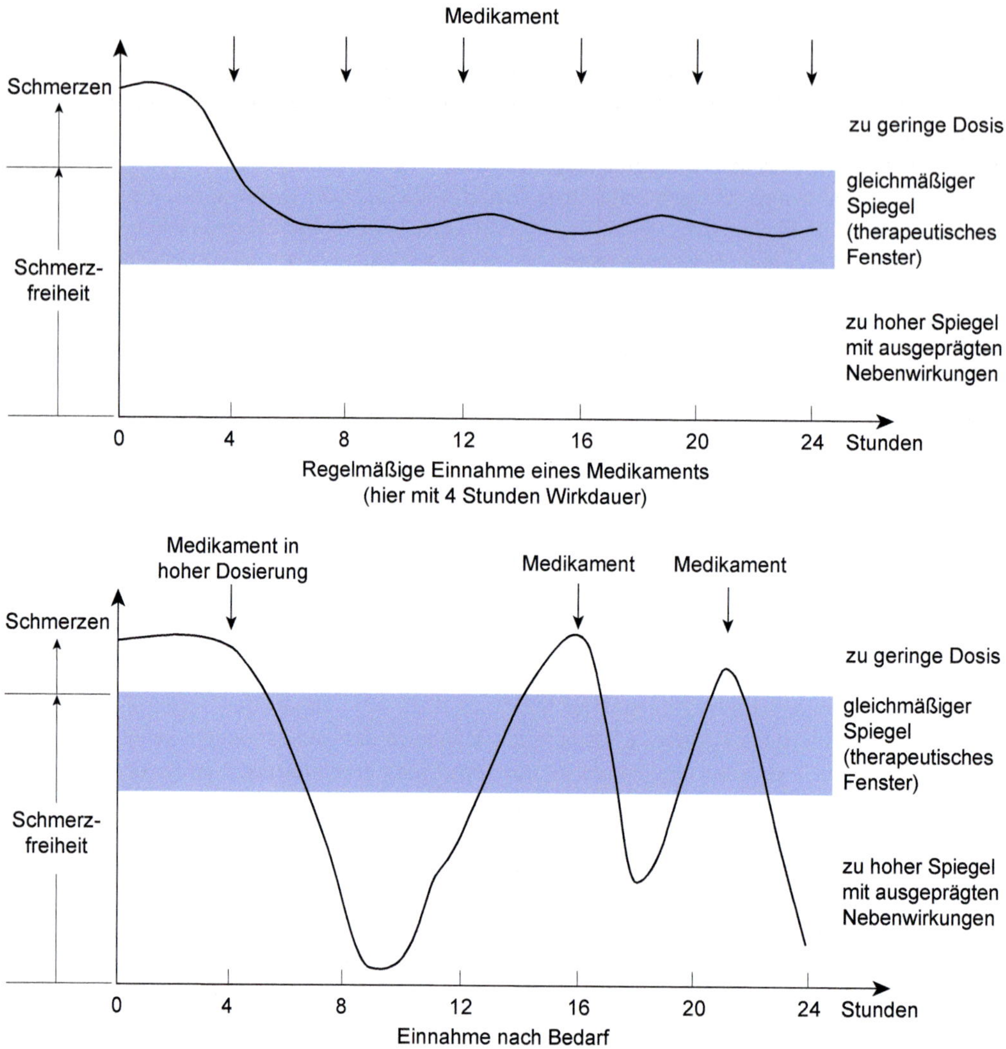

Abb. 6.9 Bei Tumorschmerzen sinnvoll: Die regelmäßige Einnahme von Schmerzmitteln, um einen Spiegel im Blut zu sichern. Bei der Einnahme von Schmerzmitteln nach Bedarf (unten) schwankt der Wirkstoffspiegel stark. Es kommt zu Phasen der Unterdosierung mit Schmerzen sowie der Überdosierung mit unerwünschten Wirkungen. [L143]

Tab. 6.3 Mögliche Nebenwirkungen von Analgetika und geeignete Gegenmaßnahmen

Nebenwirkungen	Maßnahmen
Obstipation bei Opiattherapie – kann während der gesamten Therapiedauer bestehen	Gabe von Laxanzien (z. B. Movicol), Dauertherapie
Übelkeit und Erbrechen bei Opiattherapie – können nach wenigen Tagen vorübergehen	Gabe von Antiemetika (z. B. Vomex, Paspertin), nur vorübergehend
Verwirrung, Halluzination, Myoklonien bei Opiattherapie – können nach wenigen Tagen vorübergehen	Evtl. Opiatwechsel
Gastrointestinale Erosionen bei einer Therapie mit NSAR (Nichtsteroidale Antirheumatika, z. B. Ibuprofen)	Gabe von H_2-Antagonisten (z. B. Pantozol), Dauertherapie

3. Nichtmedikamentöse schmerzlindernden Maßnahmen

Im Expertenstandard ist die Idee formuliert, dass Pflegende **zusätzlich** zu der vom Arzt verordneten medikamentösen Therapie Maßnahmen initiieren, die dem Patienten die Schmerzerfahrung und das Schmerzerleben erleichtern können [5].

Beispiele für unterstützende Maßnahmen:

- Physikalische Maßnahmen: Kälte/Wärme, Physiotherapie, Wickel, TENS (transkutane elektrische Nervenstimulation)
- Psychologische Maßnahmen: Imagination, Entspannung, Meditation, Ablenkung, Humor, Musik, Massage, Berührungen, Zuwendung

Die Broschüre „Schmerz lass nach" des *DBfK* [7] macht konkrete Vorschläge:

- **Bewusste Augenblicke:** Das bewusste Erleben von Dingen oder Ereignissen, die dem Patienten Freude machen, können den Schmerz abschwächen oder sogar vorübergehend ausblenden. Dies können alltägliche Dinge oder Gewohnheiten sein (Gartenarbeit, Kochen, Fotoalben anschauen) oder auch neue Erfahrungen: „Das hab' ich noch nie gemacht …".
- **Aromapflege:** Unser ganzes Leben wird von Gerüchen begleitet. Mit vielen Düften verbinden wir positive oder negative Erfahrungen und Erinnerungen. Angenehme Gerüche erinnern uns so an erfreuliche Lebensereignisse und Begegnungen. Der gezielte Einsatz bestimmter, für den Patienten positiver Aromen kann seine Stimmung verbessern, das Wohlbefinden steigern und beruhigend wirken.
- **Atem- und Muskelentspannung:** Die bewusste Atmung (z. B. bewusstes, verlängertes Ausatmen) und die bewusste Körperbewegung (z. B. bewusstes Gehen im Sinne einer Achtsamkeitsübung) wirken entspannend auf den Stoffwechsel, auf das Herz-Kreislauf-System, auf das Nervensystem und somit auf die Schmerzen und tun einfach gut.
- **Entspannungsverfahren/Imagination:** z. B. progressive Muskelentspannung nach Jacobson, autogenes Training oder Imagination. Bei Letzterer geht es darum, innere Bilder zu entwickeln von Orten, Situationen oder Menschen, die gut tun – entweder solche, die man erlebt hat, oder solche, die man sich ausdenkt (imaginiert). So können innere Bilder zu einem „Raum der Freiheit" [8] werden, in den die Patienten immer wieder eintauchen und ihre „schmerzhafte" Wirklichkeit vorübergehend vergessen können. Innere Bilder können so heilen, trösten und ermutigen.
- **Humor:** Der positive Einfluss von Humor und Lachen ist uns allen bekannt und wirkt schmerzlindernd. Lachen verändert den Körper (Aktivierung der Atmung und des Herz-Kreislauf-Systems, Reduktion von Stresshormonen und Freisetzung von Glückshormonen), aber auch die Seele: Angst kann reduziert, die Stimmung positiv verändert werden.
- **Entspannende/wohltuende Berührungen** (z. B. „Healing Touch"): Massagen und Einreibungen vermitteln Ruhe, Nähe und Wohlbefinden. Beispiele: eine einfache Hand- oder Fußmassage oder eine atemstimulierende Einreibung, die auch Angehörige erlernen können. Unterstützend wirken Heilkräuter oder Öle.
- **Wärme/Kälte:** Jeder Patient reagiert individuell auf Wärme oder Kälte. Wärme wirkt angenehm entspannend und schmerzlindernd bei chronischen Schmerzen. Lokale Kälte wirkt temperatursenkend, abschwellend, entzündungs- und schmerzhemmend bei akuten Schmerzen.
- **Gestaltung der Umgebung:** Farben, Bilder, persönliche Gegenstände können zu einer angenehmen Atmosphäre beitragen.

4. Patientenedukation

Beratung und **Unterstützung** können dem Patienten und seinen Angehörigen Erleichterung verschaffen, sie unterstützen und ihnen helfen, den ihnen möglichen Weg zu gehen. Beratungsbedarf besteht z. B. über die medikamentöse Schmerztherapie, die Irrtümer und Mythen, die noch in vielen „Köpfen" z. B. über die Opiattherapie vorhanden sind, die Prophylaxe und Therapie der Nebenwirkungen und Selbsthilfemöglichkeiten.

Dabei ist es in Phasen mitunter nötig, die Angehörigen mehr zu unterstützen als den Schmerzpatienten und ihnen die „Erlaubnis“ zu geben, ihren Patienten auch einmal für sich sein zu lassen, für eine Weile eher sich selbst zu pflegen als den Kranken und so wieder Kräfte zu sammeln für die nächsten Schritte der Begleitung. Auch die Schmerzpatienten selbst brauchen manchmal dieses „Mit-und bei-sich-Sein“. Gerade der Schmerz der Seele, der Trauerschmerz, den sie aufgrund ihrer Situation manchmal durchleiden – im wahrsten Sinn des Wortes – braucht Raum, Zeit, Ruhe und Mut. Manchmal kann es deshalb richtiger sein, dem Patienten seinen Schmerz zuzu„mut“en, als ihn „wegzutrösten“.

Menschen bzw. Berufsgruppen, die eine besondere Ausbildung mitbringen, unterstützen Pflegende bei der Begleitung von Schmerzpatienten: Schmerztherapeuten, Pain-Nurses, Psychoonkologen oder Seelsorger.

6.4 Mundschleimhautprobleme

Die Epithelzellen im Mund haben eine kurze Lebensdauer von 7 bis 14 Tagen und erneuern sich ständig. Die gesunde Mundschleimhaut ist rosig und gut durchblutet und dank des Speichels herrscht im Mund eine 100-prozentige „Luftfeuchtigkeit“. Viele kleine und drei größere paarweise angelegte Speicheldrüsen produzieren ein bis zwei Liter Speichel am Tag, von denen die „eifrigsten“ und deshalb wichtigsten die Ohrspeicheldrüsen sind. Der Speichel ist nicht nur deshalb wichtig, weil er den Mund feucht hält, er remineralisiert auch den Zahnschmelz, wenn dieser von sauren Nahrungsmitteln oder den Stoffwechselprodukten der im Mund befindlichen Bakterien angegriffen wird, indem er Kalzium und Natrium substituiert und so Karies verhindert. Im Speichel sind Immunglobuline, die Schadstoffe für die Mundschleimhaut abwehren, und „Geschmacksbildner“, die bewirken, dass das Essen schmeckt. Der Speichel und das feuchte Milieu unterstützen Heilungsprozesse an der Mundschleimhaut: Die Granulation geht leichter und schneller vonstatten.

Im Mund gibt es 300–400 Arten von Bakterien, die die Mundflora im Gleichgewicht halten. Auf der Schleimhaut und auf den Zähnen sorgt ein sog. Biofilm für einen Schutz. Durch eine Tumorerkrankung und deren Behandlung kann dieses Gleichgewicht gestört sein und es können verschiedene Problemen entstehen.

Mundschleimhautprobleme

Orale Mukositis

Bei gesunden Menschen wird die Schleimhaut im Mund laufend „runderneuert“: Alte Schleimhautzellen sterben ab, von unten wachsen ständig neue nach. Dieser Erneuerungsprozess wird durch eine schleimhauttoxische Zytostatikatherapie oder eine Bestrahlung im Mund-Halsbereich beeinträchtigt – es werden nicht mehr genügend neue Zellen gebildet. Folge: Die Schleimhaut wird dünn, empfindlich, brüchig, es können Blutungen auftreten und offene Stellen entstehen, durch die Keime in die Blutbahn gelangen können. Man spricht von einer **oralen Mukositis** (➤ Abb. 6.10). Dabei können verschiedene Schweregrade auftreten. Die WHO entwickelte hierfür ein Stufenschema (➤ Tab. 6.4).

Xerostomie

Die **Xerostomie** (*griech.* Mundtrockenheit) zeigt sich in Form einer rissigen, trockenen Mundschleimhaut und Zungenoberfläche. Das Geschmacksempfinden nimmt dabei häufig ab, der Speichelfluss ist oft sehr zäh, manchmal fällt sogar das Sprechen schwer. Die Xerostomie wird von den Patienten als sehr unangenehm beschrieben.

Tab. 6.4 Stufenschema der WHO zur Einteilung der Schweregrade einer oralen Mukositis

Schweregrad	Objektive Symptome	Subjektive Beschwerden
Grad 1	Leichte Rötung an einzelnen Stellen, Schwellung der Gingiva	Schmerzempfindlichkeit, Überempfindlichkeit bei heißen und scharfen Speisen/Getränken
Grad 2	Flächenförmige Entzündung, fibrinöse Beläge, kleine Erosionen	Schmerzen beim Essen, Verzehr weicher Speisen noch möglich
Grad 3	Ausgebreitete Stomatitis, flächige Erosionen, leichte Blutungen, Aphthen	Brennen und starke Schmerzen auch in Ruhe, Aufnahme von Flüssigkeit möglich
Grad 4	Blutende Ulzerationen oder Nekrosen	Stärkste Schmerzen, Nahrungsaufnahme nicht mehr möglich

Candidamykose oder Soorstomatitis

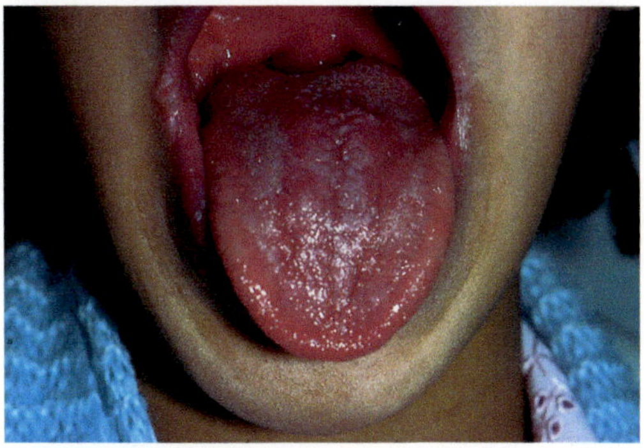

Abb. 6.10 Orale Mukositis [A400]

Die **Candidamykose** oder **Soorstomatitis** ist eine Pilzinfektion, die durch den auch bei gesunden Menschen im Mund vorhandenen Pilz *Candida albicans* hervorgerufen wird. Aufgrund des beeinträchtigten Immunsystems z. B. durch eine Zytostatikatherapie gerät das Gleichgewicht der Keime im Mund durcheinander, der Candida-Pilz kann sich im Übermaß vermehren. Die Pilzinfektion breitet sich in der Mundhöhle aus, kann aber auch an der Speiseröhre entlang magenwärts wandern. Sie äußert sich mit weiß-gelblichen runden bis flächenförmigen Belägen auf der Zunge und der Mundschleimhaut. Versucht man, diese Beläge abzuwischen, kommt es zu wunden, evtl. blutenden Schleimhautstellen. Die Patienten klagen über ein Wattegefühl auf der Zunge und starke Schluckstörungen.

Ursachen

- Zytostatika, vor allem jene mit starker schleimhauttoxischer Wirkung, z. B. 5-FU, Methotrexat, Cyclophosphamid und Hochdosistherapien.
- Radiotherapie im HNO-Bereich, die zu einer dauerhaften Schädigung der Speicheldrüsen mit daraus folgender Mundtrockenheit führen kann.
- Nikotin und Alkohol sind zusätzliche Noxen: Alkohol trocknet die Mundschleimhaut aus und macht sie so anfälliger. Rauchen ist schädlich, zum einen weil der Rauch selbst toxisch ist, zum anderen, weil sich kleinste Blutgefäße kontrahieren und so die Mikrozirkulation und die Versorgung der Mundschleimhautzellen mit Sauerstoff und Nährstoffen beeinträchtigt werden.

Maßnahmen

Assessment

Durch ein sorgfältiges Assessment können Veränderungen frühzeitig erkannt werden. Hier gibt es verschiedene Hilfsmittel, sog. Assessmentinstrumente (*engl.* assessment = Erhebung), die als Checkliste dienen können. ➤ Tab. 6.5 zeigt den *Oral Assessment Guide nach Eilers,* der in vielen Einrichtungen verwendet wird.

Tab. 6.5 Assessmentguide zur Erhebung der Mundschleimhautsituation nach Eilers

Kategorie	Instrument	Vorgehensweise	numerische und deskriptive Bewertung		
			1	2	3
Stimme	auditiv	Unterhaltung mit dem Patienten führen	**normal**	**belegt oder kratzig**	**Sprechen beschwerlich oder schmerzhaft**
Schlucken	beobachtend	Patienten auffordern, zu schlucken. Um Schluckreflex zu prüfen, vorsichtig mit Spatel auf hintere Zunge drücken	**normales Schlucken**	**leichte Schmerzen beim Schlucken**	**Schlucken nicht möglich**
Lippen	visuell/tastend	Gewebe inspizieren und tasten	**geschmeidig, rosig, feucht**	**trocken oder aufgesprungen**	**ulzeriert oder blutend**
Zunge	visuell/tastend	Gewebe inspizieren und tasten	**rosig und feucht, Papillen vorhanden**	**belegt oder Verlust der Papillen und glänzend, mit oder ohne Rötung**	**Bläschenbildung oder aufgesprungen**
Speichel	Spatel	Spatel auf die Mitte der Zunge und auf den Mundboden bringen	**wässrig**	**dickflüssig oder zäh**	**nicht vorhanden**
Schleimhäute	visuell	Gewebe inspizieren	**rosig und feucht**	**gerötet oder belegt (weißliche Beläge ohne Ulzerationen)**	**Ulzerationen mit oder ohne Blutung**
Zahnfleisch	Spatel und visuell	vorsichtig mit Spatel auf Zahnfleisch drücken	**rosig, straff, gepünktelt**	**geschwollen mit oder ohne Rötung**	**spontane Blutung oder Blutung nach Druck**
Zähne oder **Zahnersatz** (oder **Bereich unter Zahnersatz**)	visuell	Erscheinung der Zähne oder des Bereichs unter Zahnersatz inspizieren	**sauber und ohne Beläge**	**Beläge lokal begrenzt (zwischen den Zähnen, falls vorhanden)**	**Beläge generalisiert entlang Zahnfleischsaum oder in dem Bereich, in dem eine Prothese getragen wird**

Quelle: Eilers, June; Berger, Ann M.; Petersen, Mary C.: „Development, Testing, and Application of the Oral Assessment Guide". In: Oncology Nursing Forum, 1988, Vol. 15, No. 3, 325–333. Übersetzung: Barbara Strohbücker.

Prophylaxe

- Der Patient sollte vor Beginn der Therapie einen Zahnarztbesuch planen, um kariöse oder beherdete Zähne reparieren zu lassen und eine sorgfältige Zahnreinigung durchführen zu lassen, um einen möglichst gesunden Mund zu erreichen.
- Im Aufklärungsgespräch sollte dem Patientenen gezeigt werden, wie er täglich seinen Mund inspizieren kann und wie er ein Mundinspektionsprotokoll führt.
- Wichtig sind vor, während und nach der Therapie eine sorgfältige Zahn-, Mund- und Lippenpflege:
  - Zähne: Die Zahnpflege sollte mit einer weichen Zahnbürste mit synthetischen, nicht ausgefransten Borsten durchgeführt werden. Diese sollte wegen der bakteriellen Beläge alle drei Wochen erneuert werden (➢ Abb. 6.11).

6

- Mundschleimhaut: Vorrangiges Ziel ist, die Mundschleimhaut feucht zu halten! Das kann – so eine Empfehlung von Experten – auch mit einfachen, gesundheitlich unbedenklichen und sinnvollen Mitteln erreicht werden: Spülungen mit Wasser oder einer leichten Salzlösung (1 Teelöffel Kochsalz auf 1 l Wasser). Auch Tees (Salbei, Kamille – dabei frische getrocknete Blätter aus der Apotheke verwenden!) oder andere Substanzen (z. B. Olivenöl) werden noch angewendet. Leider sind die meisten „Mittel" noch nicht genügend wissenschaftlich erforscht und die Empfehlungen an die Patienten in den verschiedenen Kliniken und Praxen sind nach wie vor sehr unterschiedlich. Dies ist ein Problem für die Patienten!
  In der amerikanischen Literatur wird zur Therapie einer Mukositis auch eine Low-Level-Laser Therapie (LLLT) empfohlen. Die Idee: Mithilfe niedrigenergetischer Laser„bestrahlung" sollen die Zellen der Mundschleimhaut „gestärkt" werden, sodass die Wundheilung im Mund befördert und Entzündungen vorgebeugt wird. Ein weiterer Therapieansatz ist der Einsatz von Palifermin, einem Keratinozyten-wachstumsfaktor, der die Neubildung und Regeneration von Mundschleimhautzellen beschleunigen soll. Beide Therapieansätze werden in Deutschland eher selten eingesetzt.

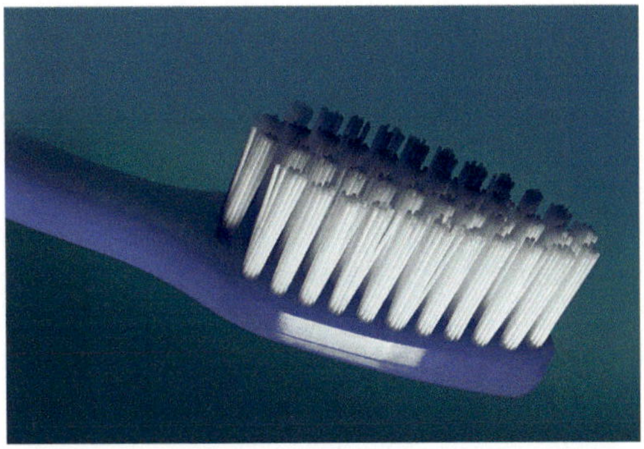

Abb. 6.11 Die Zahnpflege sollte mit einer weichen Zahnbürste ausgeführt werden. [J787]

- Lippen: Hier eignen sich fettende bzw. heilende Lippenstifte oder Salben.

- Zur Vorbeugung von Mundtrockenheit kann man dem Patienten empfehlen, die Ohrspeicheldrüsen zu massieren, um den Speichelfluss zu stimulieren oder zuckerfreien Kaugummi zu kauen, der Xylit enthalten sollte, um Karies vorzubeugen.
- Kryotherapie (Kältetherapie) – eine evidenzbasierte Maßnahme! In mehreren Studien ist belegt, dass bei einer Bolusgabe der Zytostatika 5-FU und Melphalan durch eine Kältetherapie der oralen Mukositis vorgebeugt werden kann: Der Patient lutscht vor und während der Applikation des Medikaments Eiswürfel. Durch die Gefäßengstellung lokal wird die Durchflussrate des Medikaments an dieser Stelle reduziert und es kann so weniger Schaden anrichten. Auch Eiswürfel aus gefrorenem Ananassaft (Ananas enthält das antientzündliche Enzym Bromelain) können verabreicht werden.

Tipp für die Entwicklung einer Leitlinie

Für die Entwicklung einer hauseigenen Leitlinie zur Prophylaxe und Therapie von oraler Mukositis sollten die Empfehlungen der MASCC [9] oder der US-amerikanischen ONS (Oncology Nursing Society) – hier der Initiative PEP [10] – Beachtung finden.

Therapie

Orale Mukositis:

- Es stehen verschiedene Medikamente und Spüllösungen zur Verfügung, die vom Arzt verordnet werden müssen. Dabei ist das Therapieziel entscheidend: Will man die Heilung einer angegriffenen Schleimhaut fördern, ist ein granulationsförderndes Medikament mit dem Wirkstoff Panthenol sinnvoll, will man „desinfizieren", dann ist ein Desinfiziens sinnvoll, will man die Schleimhaut vor „Eindringlingen" schützen, verabreicht man ein schleimhautprotektives Mittel usw.
- Der Patient muss ggf. Schmerzmittel bekommen, die z. B. in Form eines Lokalanästhetikums appliziert werden können oder – bei sehr starken Schmerzen – auch systemisch gegeben werden.

- Wichtig für Pflegende: Sie sollten die vorhandenen Pflegemittel, die darin enthaltenen Wirkstoffe und deren Indikation kennen und dann mit dem Arzt gemeinsam unter Berücksichtigung der Probleme der Patienten entscheiden! Auch hier sei wieder auf Empfehlungen der MASCC [9] und der ONS [10] hingewiesen.

Xerostomie: Förderung des Speichelflusses (Kauen, Massage der Speicheldrüsen) und Ersatz von Speichel.

Soorstomatitis:

- Antimykotika sind hier sehr effektiv, wenn die Anwendungsregeln beachtet werden: Mund vor der Anwendung reinigen, das Medikament gut im Mund verteilen und schlucken, um so auch die Speiseröhre zu behandeln. Auch Prothesen müssen behandelt werden.
- Übrigens: Antimykotika kann man ohne Wirkungsverlust auch einfrieren oder mit Saft mischen, was wesentlich besser schmeckt. Es ist darüber hinaus wichtig, dass der Patient eine nährstoff- und vitaminreiche Ernährung bekommt.

6.5 Strahlendermatitis

Die Strahlendermatitis ist eine abakterielle (also nicht infektiöse), durch Strahleneinwirkung bedingte Entzündung der Haut, deren Symptome sich nach unterschiedlichen Latenzzeiten entwickeln (➤ Abb. 6.12).

6

Ursache

Bei der Teletherapie werden Photonen, Elektronen oder auch Protonen verwendet. Diese ionisierende Strahlung wird im bestrahlten Gebiet absorbiert und verändert die DNA der Zellen, auf die sie trifft. Tumorzellen werden dabei irreversibel geschädigt, während gesunde Zellen den entstandenen Schaden wieder reparieren können. Da die externe Bestrahlung immer auf ein Hautfeld trifft, wird die Hautoberfläche immer in Mitleidenschaft gezogen und es kann zu einer Hautreaktion in Form einer Strahlendermatitis oder Radiodermatitis (➤ Abb. 6.12) kommen.

Symptome

Das Hautbild einer Strahlendermatitis ähnelt dem eines Sonnenbrands.

Die *Radiation Therapy Oncology Group (RTOG)* und die *European Organisation for Research and Treatment of Cancer (EORTC)* teilen die Schädigung in vier Schweregrade ein [11]:

Akute Strahlendermatitis

- **Grad 0:** keine Hautveränderung
- **Grad I:** schwaches Erythem, trockene Desquamation (Abschuppung), verringertes Schwitzen
- **Grad IIa:** ausgeprägtes Erythem, feuchte Abschuppung
- **Grad IIb:** moderates Ödem, feucht schuppende Effloreszenzen
- **Grad III:** flächenhafte Abschuppung, ausgeprägte Ödeme
- **Grad IV:** Ulzeration, Blutung, Nekrose

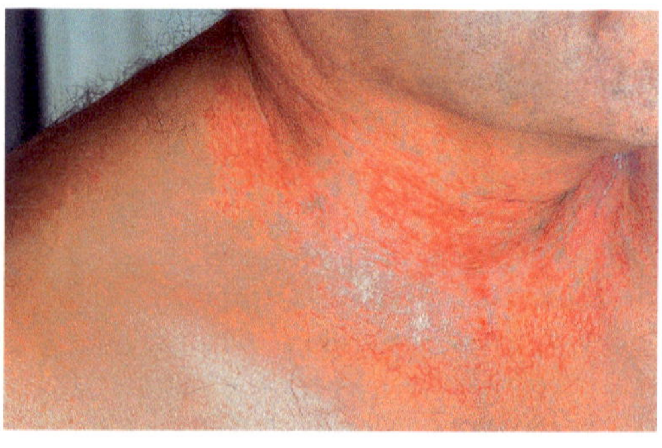

Abb. 6.12 Radiodermatitis [A400]

Eine **chronische Strahlendermatitis** kann erst nach vielen Monaten oder Jahren auftreten. Sie äußert sich u. a. durch Pigmentverschiebungen, Hautatrophie, Erweiterung der Hautkapillaren, subkutane Fibrosen oder Ulzera.

Langfristig kann es – abhängig von der bestrahlten Körperregion – nach einer Bestrahlung auch zu anderen **Spätfolgen** kommen wie zu einer Nervenschädigung (Beispiel Neuritis), einer Fibrosierung (Beispiel Lungenfibrose) oder Nekrotisierung (Beispiel Knochennekrose) des bestrahlten Gewebes.

Prophylaxe

Durch die in den letzten Jahren sehr verfeinerte Technik und die immer genauere Berechnung des Strahlenfelds treten heute viel weniger Hautprobleme auf als früher. Trotzdem gilt: Ein sorgfältiger Umgang mit dem bestrahlten Hautfeld kann helfen, Probleme zu vermeiden. So sollte die Haut

- **gepflegt** werden, um geschmeidig und intakt zu bleiben (z. B. mit einer pH-neutralen Wasser-in-Öl-Lotion).
- **nicht chemisch belastet** werden (keine „aggressiven" Seifen oder Deodorants oder Hautdesinfiziensien verwenden).
- **nicht mechanisch belastet** werden: Haut in Ruhe und „atmen" lassen, locker sitzende Kleidung aus Naturfasern, frische Luft ans Bestrahlungsfeld kommen lassen, bei Kopf-Hals-Bestrahlung keine Nassrasur, keine Pflaster oder Injektionen.
- **nicht thermisch belastet** werden (keine Sonnenbäder während der Therapie).

6

Therapie

Grundsätzlich richtet sich die Behandlung einer akuten Strahlendermatitis nach dem Schweregrad der Reaktion. Das früher empfohlene Pudern wird wegen des Verklumpens und der Austrocknung der Haut nicht mehr empfohlen [11].

Die Empfehlungen zur Hautpflege des bestrahlten Hautfelds sind in der Literatur nicht einheitlich. Es gilt jedoch immer,

- den eigenen Schutzmantel der Haut, den sog. Säureschutzmantel (einen leicht sauren und schützenden Fettfilm) zu stabilisieren durch Hautpflege mit einer Lotion mit entsprechendem pH-Wert,
- beginnende Schädigungen zu heilen (z. B. mit einer granulationsfördernden Salbe) und
- evtl. auftretende Schmerzen mit einer ausreichenden Schmerztherapie zu lindern.

6.6 Hautprobleme aufgrund medikamentöser Therapie

6.6.1 Hand-Fuß-Syndrom

Das **Hand-Fuß-Syndrom (HFS),** auch **palmar-plantare Erythrodysästhesie (PPE)** genannt, bezeichnet eine Hautveränderung, die mit schmerzhaften Rötungen (Erythmen) und Schwellungen an Handflächen und Fußsohlen einhergeht (➤ Abb. 6.13).

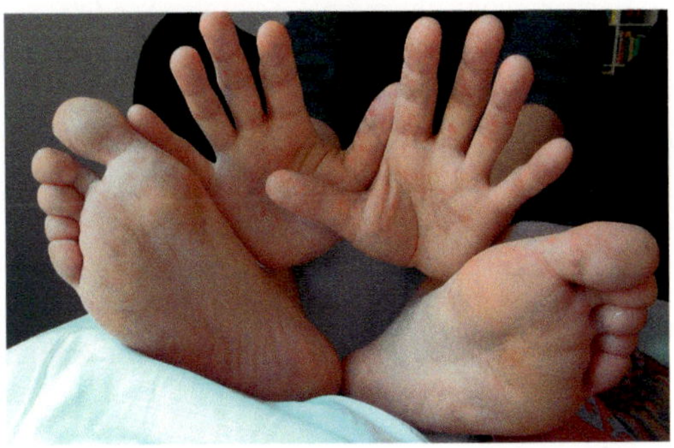

Abb. 6.13 Hand-Fuß-Syndrom [J787]

Ursache

Das HFS tritt als Nebenwirkung einer Therapie mit Zytostatika (Anthrazykline, Taxane, 5-FU als Infusion oder als orales Medikament in Form der Prodrug Capecitabine) oder mit einer Target Therapie (Sunitinib, Sorafenib) auf. Die genaue Entstehung des Hand-Fuß-Syndroms ist nicht geklärt. Derzeit werden verschiedene Ursachen diskutiert:

- Eine Anreicherung des Zytostatikums in den Schweißdrüsen von Händen und Füßen
- Eine direkte toxische Wirkung auf die Epidermis und Schädigung der Keratinozyten
- Eine Entzündungsreaktion infolge einer Überexpression von Zyklooxygenase

Symptome

Die ersten Auffälligkeiten, die die Patienten wahrnehmen, sind oft Rötungen an den Handkanten. Nach dem CTCAE-Katalog [12] lässt sich das HFS klinisch in folgende **Schweregrade** einteilen:

- **Grad 1** (geringe Hautveränderungen): gering ausgeprägtes Erythem, leichte Schwellung. Taubheit der Haut, Hyperkeratose (vermehrte Hornhautbildung). Keine Beeinträchtigungen im Alltag, keine Schmerzen
- **Grad 2** (deutliche Hautveränderung): Erythem mit Schwellung, Abschuppung der Haut (Desquamation), Blasenbildung, Blutung. Schmerzen, aber keine Alltagsbeeinträchtigung
- **Grad 3** (feuchtes Abschuppen/Ulzerationen/Blasenbildung): Starke Schmerzen, die mit einer Beeinträchtigung im Alltag einhergehen.

Hinweis: Es könnte sein, dass die Patienten, die ein HFS entwickeln, zwar mehr belastet sind, aber auch mehr profitieren von der Therapie und möglicherweise sogar ein längeres Gesamtüberleben haben. (Nachweis für Capectabine)

Prophylaxe

Da die genaue Entstehungsursache des Hand-Fuß-Syndroms bisher nicht bekannt ist, ist eine kausale Therapie derzeit nicht bekannt. Aber es gibt einige Denkansätze zur Prophylaxe:

Kryotherapie: „frozen gloves oder socks" (FG oder FS): der Patient hat während der Infusion und bis 15 Minuten danach Kältehandschuhe oder -socken an. Durch die Kälte werden Blutgefäße eng gestellt, das reduziert die Durchblutung und damit auch den Durchfluss des Medikaments – es kann weniger „Schaden" anrichten. In einigen Studien wurde nachgewiesen, dass es dadurch zu weniger Haut- und Nägelschäden kommt.

Sorgfältige Hautpflege:

- Hautreinigung nur mit pH-neutralen Syndets.
- Applikation von lanolin- oder vaselinhaltigen Lotionen mehrmals täglich, um die Haut zu pflegen und um Austrocknen vorzubeugen.
- Überhitzung der Haut meiden: Kein heißes Wasser beim Baden oder Duschen, um eine Entfettung der Haut und eine Beeinträchtigung des Hautschutzmantels zu vermeiden. Sonnenbaden und Sauna dosieren, Haut danach pflegen.
- Schuhe, Kleidung und Schmuck, aber auch der Gebrauch von Werkzeug sollten nicht zu Druckstellen führen.
- Eine Behandlung beim Podologen vor und während der Therapie kann auch dazu beitragen, dass die Haut gesund bleibt.

Therapie

- Hautpflege und -stabilisierung durch topische (lokale) Behandlung mithilfe
  - rückfettender Cremes
  - harnstoffhaltiger Salben
  - kortisonhaltiger Cremes
- Symptomkontrolle: Schmerztherapie mit Paracetamol oder Metamizol, Antibiotika bei Superinfektionen.
- Supportivmaßnahmen: Evtl. Gabe von Vitamin B_6 in einer Dosierung von 3 × tgl. 50–150 mg, was möglicherweise Beschwerden reduziert. Denkansätze gibt es auch mit Akupunktur oder L-Carnitin.

Bei heftigem oder wiederholtem Auftreten eines HFS muss evtl. die Therapie unterbrochen werden, bis die Symptome sich innerhalb weniger Tage zurückgebildet haben.

Pflegemaßnahmen

Hautpflege
- Zur Stabilisierung der Haut: pH-neutrale Produkte verwenden
- Zur Pflege, Ernährung und Entspannung der Haut:
  - Zucker-Öl-Peeling (Mischung 2:1)
  - Hanfölpflege: topisch oder per os
  - Hand- und Fußbäder:
    - mit Leinsamen (5 Essl. in 2–3 l H_2O ca. 5 min kochen),
    - Milch- oder Molkebäder oder
    - Bäder mit Salbei-, Ringelblumen- oder Kamillentee

Patientenberatung

- Information der Patienten über das HFS-Syndrom, über Selbstbeobachtung, aber auch darüber, dass die Hautschädigung reversibel ist und ohne Folgen wieder abheilt!
- Tipps und Tricks für Patienten:
  - Regelmäßige Hautpflege; evtl. mit dem Tragen von dünnen Baumwollhandschuhen nachts die Absorption der Cremes unterstützen.
  - Haut nicht zusätzlich belasten: Keine thermischen (z. B. zu heißes Spülwasser), chemischen (z. B. alkoholhaltige Pflegemittel) oder mechanischen (z. B. starkes Rubbeln) Reize.
  - Haut „belüften“: Naturfasern, weite Schuhe, keine Plastikhandschuhe.
  - Haut schützen und Belastungen vermeiden, z. B. Baumwollhandschuhe bei der Gartenarbeit, schwere Arbeit delegieren.
  - Mehrmals tgl. ca. 20 min lang Kaltwasseranwendungen für Hände und Füße; evtl. wirken auch Quarkauflagen kühlend und lindernd.

6.6.2 Hautprobleme aufgrund einer Therapie mit EGFR-Hemmern

Alle epithelialen Gewebe in unserem Körper, zu denen die Haut gehört, erneuern sich ständig und bekommen deshalb laufend Wachstumsimpulse. Diese Impulse empfängt die Zelle über Rezeptoren an der Zelloberfläche, den EGFR (epidermal growth factor receptors).

Tumorzellen sollen aber nicht wachsen! Ein Therapieansatz, der von diesem Wissen über das Wachstum von Zellen abgeleitet ist, ist die Gabe von sog. EGFR-Hemmern (z. B. Cetuximab), die zu den Target Therapien gehören. Ihr Wirkansatz: Blockade des Rezeptors auf der Tumorzelle, der den Wachstumsimpuls normalerweise entgegennehmen würde (➤ 4.5.2). Damit wird aber auch der Rezeptor auf den gesunden Hautzellen blockiert, denn der EGFR ist auf noch nicht ausgereiften Keratinozyten (Oberhautzellen) im Übermaß vorhanden. Die Folge sind Hautschädigungen, bei denen drei Stadien unterschieden werden:

Akutphase: akneiforme Pustelbildung, die nach 7–14 Tagen auftritt. Therapie: eher austrocknend mit Gelen (keine Salben, um Okklusion zu vermeiden). Lindernd sind auch feuchte Kochsalzkompressen oder Schwarzteekompressen (wirken adstringierend).

Übergangsphase: Therapie mit pflegenden Lotionen, evtl. auch antibiotikahaltigen Lotionen.

Xerotische Phase: Die Haut ist extrem empfindlich und trocken. Wichtig ist eine sanfte, rückfettende Pflege und unbedingter Schutz vor UV-Strahlung. Hilfreich ist eine gewisse „Raumhygiene“: Empfohlen werden eher kühle Räume mit hoher Luftfeuchtigkeit.

Die beschriebenen Hautreaktionen können sich – oft in abgemilderter Form – auch bei den sog. Tyrosinkinasehemmern (z. B. Imatinib, Sunitinib) zeigen.

Wichtig

Die Hautprobleme heilen ohne Narben ab (anders als bei der Akne in der Pubertät), da die nachwachsenden Hautzellen wieder gesund sind.

6.6.3 Weitere Hautprobleme

Als unerwünschte Wirkung onkologischer Therapien können weitere Haut- und Nagelprobleme auftreten: eine Fotosensibilisierung (Überempfindlichkeit gegenüber UV-Strahlung und Sonnenlicht), eine Hyperpigmentierung der Haut oder Schleimhaut (Dunkelfärbung), Hyperkeratosen (eine vermehrte Hornhautbildung), Onycholysen (eine Ablösung des Nagels) oder Paronychien (Entzündung des Nagelfalzes).

6.7 Exulzerierende Tumoren

Ursachen

Exulzerierende Tumoren sind Läsionen der Haut, die entweder durch einen primären Hauttumor an der betroffenen Stelle, durch eine Hautmetastase eines Tumors oder den Durchbruch eines Tumors aus unterliegenden Gewebeschichten verursacht werden.

Meist treten exulzerierende Tumoren bei Patienten auf, deren Krankheit weit fortgeschritten ist. Am häufigsten kommen diese bei Brustkrebspatientinnen und bei Patienten mit Kopf-Hals-Tumoren vor. Die Abheilung hängt von der Gesamtsituation ab und von der Möglichkeit, das Wundgebiet zu behandeln. Meist jedoch vergrößern sich exulzerierende Tumoren und belasten so den Patienten, seine Familie, seine Besucher und Betreuer.

Symptome

Die optisch sichtbare Wunde geht oft einher mit Schmerzen, Geruchsbildung sowie Exsudation und Blutungen.

Physische und psychische Auswirkungen

Auswirkungen auf den Patienten

Hautveränderungen wie ein exulzerierender Tumor machen dem Patienten und seiner Umgebung die Krebserkrankung täglich bewusst und zeigen ihm möglicherweise, dass die Krankheit fortschreitet und sich immer weiter – im wahrsten Sinne des Wortes – ausbreitet. Eine großflächige, blutende oder auch unangenehm riechende Wunde lässt sich nicht mehr verbergen, und es entstehen Schamgefühle, vielleicht sogar Ekel und eine Ablehnung des eigenen veränderten und unansehnlichen, unattraktiven Körpers. So ist die körperliche, aber auch die seelische Belastung und Stigmatisierung für die Patienten groß, und sie reagieren immer wieder mit depressivem Rückzug, reduzieren ihre sozialen Kontakte, gehen nicht mehr „nach draußen" [13].

Auswirkungen auf die Umgebung, die Angehörigen

Der Anblick der Wunde und damit einhergehend der Gedanke an die Krankheit und deren sichtbares Fortschreiten können die Angehörigen betroffen machen, Geruch und Aussehen können schockieren und manchmal sogar Abscheu hervorrufen. So schwanken Angehörige zwischen Gefühlen des Mitleids, der Unsicherheit, der Hilflosigkeit, aber auch der Ablehnung und des Ekels, den sie sich eigentlich gar nicht erlauben wollen. Oftmals ist die Belastung für Angehörigen oder Freunde so groß, dass sie Besuche meiden, sich zurückziehen und z. B. die Enkelkinder die Oma nicht mehr besuchen wollen, weil „es da so stinkt". Wenn Angehörige sich so offensichtlich zurückziehen, wird das von der Umgebung bisweilen negativ bewertet („Der lässt sich gar nicht mehr blicken"), was dann bei diesen wiederum zu Schuldgefühlen führen kann.

Auswirkungen auf die Pflegenden

Grundsätzlich gelten auch hier die Prinzipien einer effizienten, hygienisch einwandfreien und sorgfältigen Wundversorgung. In einer palliativen Situation jedoch, in der eine Wundheilung unrealistisch geworden ist (➤ Kap. 11), dürfen die Prioritäten verändert werden: Es kommt nun vor allem darauf an, die Situation für den Patienten und seine Angehörigen so zu gestalten, dass sie weiter Lebensqualität erleben: Die Wunde soll gut und atraumatisch versorgt werden, der Geruch eingedämmt und der Verband so gestaltet werden, dass der optische Eindruck akzeptiert werden kann. Dazu braucht es aufseiten der Pflegenden Kompetenz, Kreativität und Sensibilität. Auch für Pflegefachkräfte kann der Anblick einer solchen Wunde belastend sein und der Satz: „Das macht mir gar nichts aus." wäre vermutlich nicht ehrlich. Eine Aussage wie: „Wir werden versuchen, die unangenehmen Folgen dieser Wunde für Sie so gut wie möglich zu lindern" dagegen ist nicht verharmlosend, ehrlich und dabei auch unterstützend.

Mögliche Komplikationen

- Sekundärinfektionen/Sepsis
- Tumornekrosen/Tumorzerfall
- Blutungen aus Wundrändern, Tumor oder Gefäßen (Gefäßruptur)

Pflegerische Maßnahmen

Ziele der pflegerischen Maßnahmen sind:
- Verbesserung der Lebensqualität und des Wohlbefindens
- Schmerzlinderung

- Möglichst schonender Verbandswechsel
- Reduzierung von Gerüchen

Verbandswechsel

Für den Verbandswechsel gibt die *Deutsche Gesellschaft für Palliativmedizin* (DGP) [13] folgende Tipps:

- Gute Vorbereitung: nach Arztanordnung Schmerzmittel eine halbe Stunde vor dem Verbandswechsel, geeignete Tageszeit des Verbandswechsels wählen, schmerzarme Lagerung und schonendes „Handling", z. B. Verbandswechsel zu zweit
- Haftende Verbände aufweichen – dazu z. B. erwärmte Ringer-Lösung verwenden
- Sezernierende, fistelnde Wunden:
  - Stark resorbierendes Verbandmaterial verwenden
  - Sekret auffangen, um eine Mazeration der gesunden Haut zu verhindern
  - Umliegende Haut pflegen mit Panthenolsalbe, auf Wundränder Zinkpaste auftragen
  - Ggf. Hautschutzplatten verwenden
- Nekrotische Wunden: trockener Verband
- Blutende Wunde/Wundränder:
  - Komprimieren der Wunde, nach Arztanordnung Eiswürfel aus NaCl 0,9 % mit Adrenalin (0,1 %) auf oberflächliche Kapillarblutungen
  - Ablösen des Verbands durch das Auflegen von mit Salbeitee getränkten Kompressen (Gerbstoffe im Tee führen zur Blutstillung)
  - Bei gefäßnahen Wunden und drohender Gefäßruptur Notfallmedikation (Sedativa) bereithalten
- Behandlung der Infektion:
  - Reinigung der Wunde: mit NaCl 0,9 % spülen, ggf. Wunde ausduschen
  - Behandlung der Infektion: lokales Spülen der Wundfläche mit Antibiotikalösung
- Geruchsreduzierung:
  - Kohlepulver in eine saugfähige Kompresse füllen (bindet Geruch und Flüssigkeit) und diese auf die Wundgaze legen
  - Geruchsreduzierung: evtl. zusätzlich 2-prozentige Chlorophyllösung auftröpfeln,
  - Verbesserung der Raumluft durch Duftlampe, Kräuterduftkissen je nach Bedarf und Wunsch auf den Verband legen, Nilodor (künstlicher Geruchsbinder)
- Abdecken der Wunde
  - Auflegen wirkstofffreier Wundgaze
  - Wundränder mit Zinkpaste bestreichen, Haushaltsfrischhaltefolie über die Saugkompressen spannen, die Ränder der Folie auf der Zinkpaste platzieren
  - Über der Frischhaltefolie kleine Einmalunterlagen mit Netzpflaster fixieren

6.8 Störungen der Darmfunktion

6.8.1 Obstipation

Obstipation ist Stuhlverstopfung infolge verlängerten Verweilens der Fäzes im Kolon mit seltener und verminderter, meist schwieriger Entleerung eines verhärteten Stuhls.

Ursachen

Die Ursachen für eine Obstipation in der Onkologie können vielfältig sein:

- Allgemeine Ursachen:
  - Bewegungsmangel durch Inaktivität, Immobilität
  - Ernährungsfehler: ballaststoffarme Ernährung, unzureichende Flüssigkeitsaufnahme
  - Psychische Belastungen oder psychische Erkrankungen, z. B. Depressionen
- Mechanische Ursachen:
  - Enge im Darm „von innen" (intraluminal) z. B. durch einen wachsenden Tumor im Dickdarm, Rektum oder im Analbereich
  - Enge im Darm „von außen" (extraluminal) z. B. durch Kompression des Darms durch vergrößerte Lymphknoten oder eine Lymphangiosis carcinomatosa
  - Verwachsungen, z. B. Briden nach einer Operation oder Bestrahlung im Abdominalbereich
- Neuronale Störungen:
  - Peripher durch Innervationsstörungen, z. B. infolge von Nervenläsionen im Rückenmark oder im Bereich des Beckenbodens
  - Zentral durch Gehirnmetastasen
- Stoffwechselstörungen, z. B. Hyperkalzämie, Hypokaliämie
- Medikamente, z. B. Opiate, neurotoxische Zytostatika („Vinca-Ileus"), Antidepressiva, Eisenpräparate

6

Symptome

- Veränderte Stuhlfrequenz (seltener als üblich, dabei gibt es hier große Unterschiede) bis zum Stuhlverhalt
- Verhärteter Stuhl
- Beeinträchtigung des Wohlbefindens: Völlegefühl, Tenesmen (krampfartiger, schmerzhafter Stuhlgang) bis hin zu Übelkeit und Erbrechen
- Paradoxe Diarrhö (Scheindiarrhö bei Verstopfung)

Pflegemaßnahmen

Die Maßnahmen berücksichtigen die Ursachen; in einer Palliativsituation müssen die Maßnahmen allerdings abgewogen werden.

- Allgemeine Maßnahmen:
  - Regelmäßige Bewegung
  - Gute Gewohnheiten, wie z. B. Regelmäßigkeit beim Toilettengang
  - Im Krankenhaus: geschützter Raum, z. B. sollten bettlägerige Patienten während der Defäkation möglichst abgeschirmt sein
  - Ernährung: ballaststoffreich, ausreichend Flüssigkeit
- Stimulation der Darmperistaltik
  - Mechanisch: „Bauchschnellen", Knie heben, Kolonmassage (➤ Abb. 6.14)

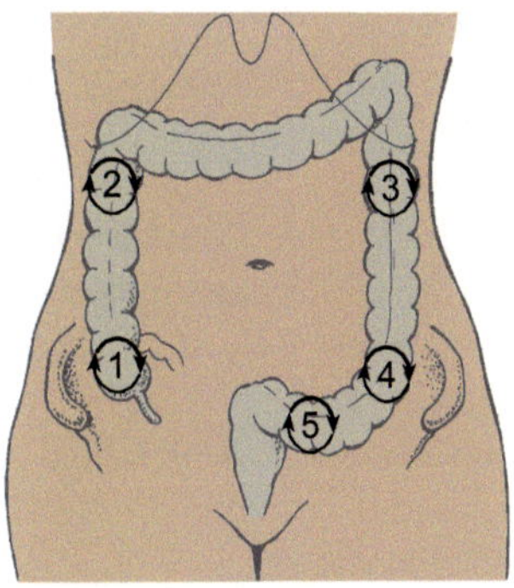

Abb. 6.14 Kolonmassage nach Vogler: Die fünf Punkte werden nacheinander kreisförmig für 2–4 Minuten in Richtung des Darmausgangs massiert. Während der Ausatmung wird dabei deutlicher Druck ausgeübt, während der Einatmung lässt der Druck nach. [L190]

- Chemisch: „natürliche“ Mittel: Säfte (z. B. Pflaume, Rhabarber), Tees
- Medikamente: Laxanzien nach Plan (z. B. Macrogol)
- Maßnahmen zur Entleerung des Darms:
  - Klysma, Einläufe
  - Evtl. manuelle Ausräumung

6.8.2 Diarrhö

Unter **Diarrhö** versteht man eine gesteigerte Stuhlfrequenz (3 Stuhlgänge oder mehr pro Tag) und das Absetzen ungeformter Stühle, die häufig ein Gesamtgewicht von über 200 g pro Tag ausmachen.

Ursachen

Mögliche Ursachen einer Diarrhö bei onkologischen Patienten:

- Zytostatikatherapie. Durch die Zytostatikatherapie werden auch die sich schnell teilenden Schleimhautzellen im Gastrointestinaltrakt (GIT) geschädigt. Es kommt zu einer Mukositis, die sich in allen Abschnitten des GIT zeigen kann: Ileitis, Kolitis, Proktitis. Diarrhö auslösende Zytostatika sind 5-FU, Irinotecan und Cisplatin.
- Radiotherapie. Werden bösartige Tumoren des Bauchraums oder des Beckens bestrahlt, lässt es sich nicht vermeiden, dass gesunde Darmanteile mit bestrahlt werden. In der Folge können akute und chronische Schäden der Mukosa entstehen.
- Osmotische Diarrhö. Bei enteraler Ernährung mit hochkalorischer, voll resorbierbarer Kost treten oft zu Beginn Durchfälle auf. Grund: osmotisch wirksame Partikel können nicht schnell genug resorbiert werden, sie ziehen deshalb Flüssigkeit mit sich, dies führt zu einer beschleunigten Darmpassage.
- Antibiotikatherapie. Bei der Behandlung von Infektionen mit Antibiotika kommt es häufig zur Diarrhö. Ursache ist die Änderung der natürlichen Darmflora.
- Target-Therapie. Auch Antikörpertherapien („mab“-Medikamente) oder Tyrosinkinaseinhibitoren („inib“-Medikamente) können Diarrhöen hervorrufen, indem sie die Darmschleimhaut irritieren und somit die gastrointestinale Sekretion stören.

Symptome

Wichtigste Anzeichen sind die übermäßige Stuhlfrequenz und der dünnflüssige Stuhl. In der Folge können verschiedene Symptome und Probleme auftreten:

- **Flüssigkeitsverlust** → Durst, Müdigkeit, verminderter Hautturgor, trockene Schleimhäute, Hypotonie (durch Wasserverlust)
- **Elektrolytverlust** → Wadenkrämpfe, Kopfschmerzen, Bewusstseinsstörungen (durch Natriumverlust), Muskelschwäche, Zunahme von Herzrhythmusstörungen (durch Kaliumverlust), kompensierte Azidose (durch Bikarbonatverlust)
- **AZ-Schwächung** → Schwäche, Verstärkung des Krankheitsgefühls, Gewichtsabnahme, Zeichen des katabolischen Stoffwechsels (durch Kohlenhydrat- und Proteinverlust)

Es sind diese Folgeprobleme, die eine Diarrhö so gefährlich machen.

Pflegemaßnahmen

Die Maßnahmen orientieren sich an den Ursachen:

- Allgemeine Maßnahmen:
  - Laxanzien absetzen!
  - Ernährung anpassen: Tee, Suppe, Zwieback, Reis etc.
  - Analhygiene
- Reduzierung der Darmperistaltik: Medikamente wie Opium, Kohle, Imodium
- Wiederherstellung einer gesunden Darmflora: Produkte wie probiotischer Joghurt, Bakterienkulturen

6.9 Übelkeit und Erbrechen

Übelkeit (Nausea) und **Erbrechen (Emesis)** sind häufige und belastende Symptome, die Krebspatienten durch die Erkrankung oder durch die Therapie erleben können. Sie treten oft gleichzeitig auf, mitunter aber auch alleine. So können Patienten z. B. bei bestimmten Zytostatikatherapien erbrechen, ohne vorher Übelkeit zu spüren.

Wenn diese Symptome über einen längeren Zeitraum bestehen bleiben, spricht man vom **ANE-Syndrom** (**A**norexie-**N**ausea-**E**mesis-Syndrom): Übelkeit (*lat.* nausea), Erbrechen (*griech.* emesis) und eine daraus resultierende Gewichtsabnahme (Anorexie = Herabsetzung des Triebs zur Nahrungsaufnahme).

Übelkeit und Erbrechen sind ursprünglich Schutzreflexe unseres Körpers, die wir zum Überleben brauchen. Hat der Mensch etwas Unverträgliches gegessen, wird das Brechzentrum im Stammhirn alarmiert und Erbrechen ausgelöst, um die schädliche Substanz wieder auszuscheiden. Das Brechzentrum kann auf unterschiedliche Weise stimuliert werden (➤ Abb. 6.15). Es empfängt Signale z. B.

- aus dem **Magen-Darm-Trakt:** z. B. bei übermäßigem Alkoholgenuss, Stenosen, verdorbenem oder unverträglichem Essen, aber auch wenn im Darm Serotonin freigesetzt wird, z. B. bei einer Bestrahlung im Abdominalbereich.
- von der **Großhirnrinde** und dem **limbischen System:** bei „ekelerregenden" Sinneseindrücken (Gerüche, Anblicke) oder belastenden Gefühlen wie Angst oder Schmerzen.
- vom **Vestibularorgan** im Innenohr: bei See- oder Reisekrankheit.
- vom Blut, das über die **Chemorezeptorentriggerzone** (CTZ) das Brechzentrum zum Erbrechen auffordert.

Die **Chemorezeptorentriggerzone (CTZ),** eine Struktur im Stammhirn, registriert toxische Substanzen wie Zytostatika im Blut oder im Liquor cerebrospinalis. Wenn die CTZ stimuliert wird, sendet sie Signale und Impulse an das Brechzentrum, das nun seine Aufgabe, den Brechvorgang zu steuern, erfüllt und das Erbrechen auslöst.
Durch bestimmte **Antiemetika** können die Andockstellen in der CTZ blockiert werden – die CTZ erhält dann keine Informationen mehr und gibt dementsprechend auch keine Aufforderung an das Brechzentrum weiter → kein Erbrechen.

Ursachen

In der Onkologie können viele Ursachen für Übelkeit und Erbrechen vorliegen.

Nausea/Emesis aufgrund des Tumors und der Prozesse, die er im Körper auslöst

Als direkte Komplikationen können z. B. Tumoren im Gastrointestinaltrakt Stenosen bis zum Ileus verursachen. Dies kann zu einem Passagestopp der Nahrung und zeitnah nach dem Essen zu abruptem Erbrechen

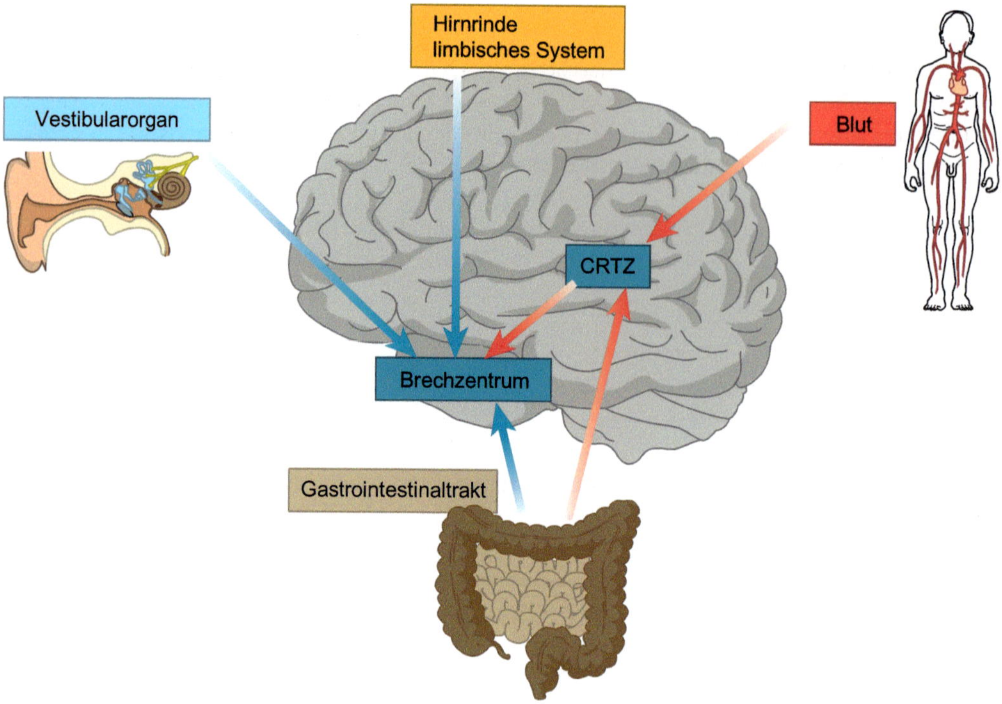

Abb. 6.15 Pathophysiologische Steuerung des Erbrechens: Das Brechzentrum bekommt Impulse vom Vestibularorgan, vom Gehirn (Cortex und limbisches System), vom GIT und vom Blut (über die CRTZ). Vor allem letzteres ist von Bedeutung für das Verständnis chemotherapiebedingter Übelkeit (CINE) und den Wirkansatz von Antiemetika. [L138]

führen (postprandiales Erbrechen). Auch Lebermetastasen können Übelkeit verursachen. Hirntumore und -metastasen können sowohl direkt als auch indirekt über die Bildung eines Hirnödems und eine Erhöhung des Hirndrucks Übelkeit auslösen. Auch ein Befall des Vestibularapparats ist möglich, der zu extremem Drehschwindel führen kann.

Als metabolische Komplikation kann, insbesondere bei Knochenmetastasen und dem damit verbundenen Abbau von Knochengewebe, eine Hyperkalzämie auftreten. Auch eine Urämie kann bei einer therapiebedingten Niereninsuffizienz Übelkeit auslösen.

Ein weiterer wichtiger Grund sind psychische Faktoren wie Aufregung, Angst und Erschöpfung. Dazu gehört auch das antizipatorische Erbrechen, ein konditioniertes Erbrechen (*siehe* unten).

Therapiebedingte Übelkeit

Bekannt und bei vielen Patienten immer noch gefürchtet ist die Übelkeit als direkte Folge der Therapie mit emetogenen **Zytostatika.** Dabei gibt es hier durchaus Unterschiede! Hier eine kleine Übersicht über das emetogene Potenzial einiger Zytostatika [14]:

- Hoch emetogen sind z. B. Cisplatin > 50 mg/m^2, Cyclophosphamid > 1500 mg/m^2, Carmustin, Dacarbazin
- Mäßig/moderat emetogen: Cisplatin und Cyclophosphamid in niedrigerer Dosierung, Oxaliplatin, alle „-rubicine“, Cytarabin
- Gering emetogen: Methotrexat, Etoposid, Pemetrexed, Gemcitabine, 5-FU
- Minimal emetogen: Busulfan, Fludarabin, alle Vinkaalkaloide

Auch andere Medikamente wie Analgetika oder Antibiotika können Übelkeit und Erbrechen auslösen.

Die **Radiotherapie** führt zum Zerfall der Zellen im bestrahlten Gebiet. Dabei kommt es zur Freisetzung von Abbauprodukten, die für die radiotherapieinduzierte Übelkeit verantwortlich sind. Übelkeit und Erbrechen hängen dabei stark von der Lokalisation des Bestrahlungsfelds und der Höhe der Einzeldosis ab. Als stark emetogen gelten Bestrahlungen des gesamten Körpers, der oberen Körperhälfte, der Lymphknotenregionen und vor allem des gesamten Abdomens. Vorhergehende chirurgische Eingriffe am Gastrointestinaltrakt oder eine parallel durchgeführte Chemotherapie haben oft einen verstärkenden Effekt.

Komplikationen

Warum ist es gefährlich, zu erbrechen? Akutes Erbrechen oder eine lang anhaltende Übelkeit mit Erbrechen führen häufig zu einer erheblichen Beeinträchtigung des Allgemeinzustands und der Lebensqualität. Es kann durch wiederholtes Erbrechen auch zu gefährlichen medizinischen Komplikationen kommen: Durch den Verlust von Flüssigkeit kommt es zur Dehydratation bis hin zur Exsikkose. Das Körpergewicht, das bei vielen krebskranken Patienten ohnehin oft schwer erhalten werden kann, reduziert sich weiter. Der wiederholte Verlust von Magensäure verursacht unter Umständen gefährliche Elektrolytentgleisungen oder eine „Verätzung" der Speiseröhre. Wiederholtes starkes Erbrechen kann zu Einrissen des Ösophagus bzw. des Magens mit den Folgen einer Blutung führen. Wird das Erbrochene aspiriert, kann es zu einer Aspirationspneumonie kommen.

Die genannten Komplikationen zeigen, weshalb Übelkeit und Erbrechen ernst genommen und noch vor der Entstehung konsequent therapiert werden müssen.

Formen der CINE (Chemotherapieinduzierte Nausea/Emesis)

6

Um eine optimale Therapie der Übelkeit bei einer Chemotherapie planen zu können, unterscheidet man das akute, das verzögerte und das antizipatorische Erbrechen.

- **Akutes Erbrechen bei der Chemotherapie:** Akutes Erbrechen ist eine direkte Antwort des Brechzentrums auf das im Blut zirkulierende Zytostatikum. Es tritt bereits kurz nach der Gabe des Zytostatikums auf, kann aber ggf. erst nach bis zu 24 Stunden auftreten.
- **Verzögertes Erbrechen nach der Chemotherapie:** Verzögertes Erbrechen tritt zwischen 2 und 5 Tagen nach Chemotherapie auf und kann mehrere Tage bis Wochen andauern. Insbesondere eine hochdosierte Cisplatintherapie führt zu verzögertem Auftreten von Übelkeit und Erbrechen mit einem Maximum um den dritten Tag.
- **Antizipatorisches Erbrechen vor der Chemotherapie:** Übelkeit und Erbrechen **vor** der Chemotherapie ist nicht durch eine direkte Wirkung der Zytostatika erklärbar. Hier handelt es sich um einen konditionierten Reflex, d. h., Übelkeit und Erbrechen treten schon auf, wenn nur an Erfahrungen **gedacht** wird, z. B. an die letzte Gabe des Zytostatikums oder den letzten Krankenhausaufenthalt. Auch optische Eindrücke („ein weißer Kittel") oder Gerüche (Geruch des Krankenhauses) können sie hervorrufen. Je stärker Patienten unter Übelkeit bei oder nach der ersten Therapie gelitten haben, desto wahrscheinlicher wird sich eine antizipatorische Übelkeit im Vorfeld des nächsten Zyklus einstellen.

Antiemetische Therapie

Noch immer entstehen bei einigen Patienten, wenn sie das Wort „Chemotherapie" hören, in ihrem Inneren Bilder von Übelkeit und sich übergebenden Patienten. Zum Glück entspricht dieses Bild nicht mehr der Realität! Die Entwicklung der sog. $5HT_3$-Antagonisten vor etwa 25 Jahren war der Anfang, inzwischen stehen weitere Medikamente zur Verfügung, sodass wir den Patienten eine hilfreiche und wirksame antiemetische Therapie mit sog. **Antiemetika** anbieten können. Diese Medikamente sollten sowohl prophylaktisch als auch therapeutisch eingesetzt werden. Die Antiemetikagabe sollte deshalb immer zeitgleich mit der Therapie begonnen werden!

Was können diese Medikamente? Sie verhindern auf verschiedene Weise, dass das Brechzentrum zum Erbrechen angeregt wird. Die Medikamente im Einzelnen:

- **Die 5HT$_3$-Antagonisten** oder Setrone wie Zofran (Ondansetron), Navoban (Tropisetron), Kevatril (Granisetron) und Aloxi (Palonosetron mit einer deutlich höheren Halbwertszeit als die übrigen Setrone) blockieren die 5-HT$_3$-Rezeptoren an der Chemorezeptorentriggerzone CTZ, sodass die CTZ nicht „erregt" wird, die Information „Übelkeit" nicht mehr an das Brechzentrum gesendet wird und das Brechzentrum den Brechakt nicht mehr auslöst.
- Der **Neurokinin (= Substanz P) Rezeptorblocker** Emend (Aprepitand oder Fosaprepitand) blockiert den Neurokinin-Rezeptor an der CTZ. Es verstärkt die antiemetische Wirkung der 5-HT$_3$-Antagonisten.
- **Dopaminrezeptorblocker** wie Paspertin, Motilium, Haldol blockieren die Dopaminrezeptoren an der CTZ. Paspertin beschleunigt darüber hinaus peripher die Magen-Darm-Passage (ein sog. Prokinetikum oder Propulsivum).
- **Kortikosteroide** wie Fortecortin/Dexamethason sind keine Antiemetika im eigentlichen Sinn, unterstützen und verstärken aber die Wirkung der o. g. Antiemetika.
- **Benzodiazepine** wie Tavor oder Valium sind auch keine Antiemetika, sondern Tranquilizer. Sie werden wegen ihrer beruhigenden und entspannenden Wirkung bei der sog. antizipatorischen Übelkeit eingesetzt. Die antizipatorische Übelkeit ist mit den o. g. Antiemetika nicht zu verhindern, da sie andere Ursachen hat als die Erregung der CTZ. Hier sind ggf. nichtmedikamentöse angstlindernde Maßnahmen, die die Einstellung der Patienten positiv beeinflussen können, hilfreich: Die Information über die Therapie und ihre „emetogene Potenz", ein Gespräch über die Befürchtungen der Patienten und eine beruhigende Einreibung am Vorabend der Therapie.

Der unterschiedliche Wirkansatz erklärt, warum Antiemetika oft in Kombination verabreicht werden: Sie blockieren auf unterschiedliche Weise die CTZ und unterbrechen so die Reizleitung zum Brechzentrum. So kann man auch Patienten erklären, warum sie „so viele" Medikamente bekommen. ➤ Tab. 6.6 zeigt die Empfehlungen der MASCC [14]:

Nichtmedikamentöse unterstützende Maßnahmen

- **Information:** Gute und genaue Informationen nehmen den Patienten ernst, geben ihm das Gefühl, aktiv in die Therapie einbezogen zu werden, mit entscheiden zu können und respektiert zu werden. Worüber informiert werden sollte: warum Nausea/Emesis entsteht, wann es auftreten kann (z. B. auch die Information über das sog. verzögerte Erbrechen), welche emetogene Potenz das Zytostatikum hat, das der Patient verabreicht bekommt, Einnahmemodus der antiemetischen Therapeutika und Bedarfsmedikation. Da

Tab. 6.6 Antiemetikaleitlinie der MASCC

Emetogenes Potenzial des Zytostatikums	Empfohlene antiemetische Therapie
Hoch	5-HT$_3$ + DEX + APR oder FOS
Moderat	PALO + DEX
Gering	5-HT$_3$ **oder** DEX **oder** DRA
Minimal	Keine Routineprophylaxe

5-HT$_3$ = 5-HT$_3$-Antagonist, DEX = Dexamethason, APR = Aprepitant, FOS = Fosaprepitant, PALO = Palonosetron, DRA = Dopaminrezeptorantagonist

Übelkeit und Erbrechen höchst komplexe Phänomene sind und auf allen Ebenen ausgelöst, aber auch beeinflusst werden können, wirkt bereits eine gute Information oft „antiemetisch“.

- **Essen und Trinken:** Die **CINE** (chemotheraie**i**nduzierte **N**ausea/**E**mesis) ist nicht die Folge eines „verdorbenen Magens“, sondern eher eines „verdorbenen Blutes“. Trotzdem reagiert der Körper, indem er den Magen entleert, und deshalb sind folgende Maßnahmen mitunter hilfreich:
  - Grundsätzlich dürfen die Vorlieben und Bedürfnisse der Patienten berücksichtigt werden!
  - Eher 5–6 kleine Mahlzeiten am Tag als große. Eher kalte Speisen als warme, deren Geruch häufig Übelkeit auslöst. „Trockenes“ Essen wie Kartoffeln, Knäckebrot und Toast werden meist gut vertragen. Süße, fettige, stark gesalzene oder gebratene Speisen sollten eher vermieden werden. Saure Speisen/saure Bonbons können den Appetit anregen und Geschmacksveränderungen durch die Therapie lindern.
  - Auch Ingwer gilt als antiemetisch: Inhaltsstoffe von *Zingibris officinale* wirken als 5-HT_3-Rezeptorantagonisten! In einer klinischen Studie wurde Ingwer bei rund 750 Krebspatienten eingesetzt. Die Übelkeit wurde signifikant verringert. Am wirksamsten waren tägliche Dosen von 0,5 und 1 g Ingwer in Form von Kapseln. Ob auch ein Tee aus frisch geriebenem und überbrühtem Ingwer hilfreich ist, wie die Erfahrung zeigt, müsste noch wissenschaftlich überprüft werden [15].
- **Ablenkung/Entspannung:** Entspannungsmaßnahmen helfen nachweislich, Übelkeit zu lindern. Es kann sinnvoll sein, Patienten darüber zu informieren und sie zu motivieren, eine Entspannungstechnik zu erlernen und bei Bedarf anzuwenden:
  - Progressive Muskelrelaxation nach Jacobson: eine einfach zu erlernende Technik, bei der verschiedene Muskelgruppen nacheinander angespannt und dann wieder entspannt werden.
  - Autogenes Training: löst innere Spannungszustände und vermindert die Angst.
  - Musik- und Maltherapie: zur Entspannung und Ablenkung vom oft von der Krankheit beherrschten Alltag.
  - Therapeutic Touch (TT)/Healing touch: Art der Zuwendung und Berührung, die Ängste und Anspannung lindern kann; dabei legt der Behandelnde für einige Zeit die Hände auf oder dicht an den Körper des Patienten.
- **Akupunktur und Akupressur:** Methoden der traditionellen chinesischen Medizin (TCM). Der Akupressurpunkt gegen Übelkeit **(Nei-Kuan-Punkt, P6)** liegt an der Unterseite des Unterarms, ca. 3 Querfinger breit unterhalb des Handgelenks (➤ Abb. 6.16). Die Stimulation lindert nachweislich eher die vestibularorganbedingte Übelkeit (z. B. Reisekrankheit), dennoch gibt es positive Erfahrungen von Patienten während der Chemotherapie. Sog. Reisearmbänder, die den Druckpunkt mithilfe eines Knopfs stimulieren, gibt es in Apotheken oder Drogeriemärkten zu kaufen.

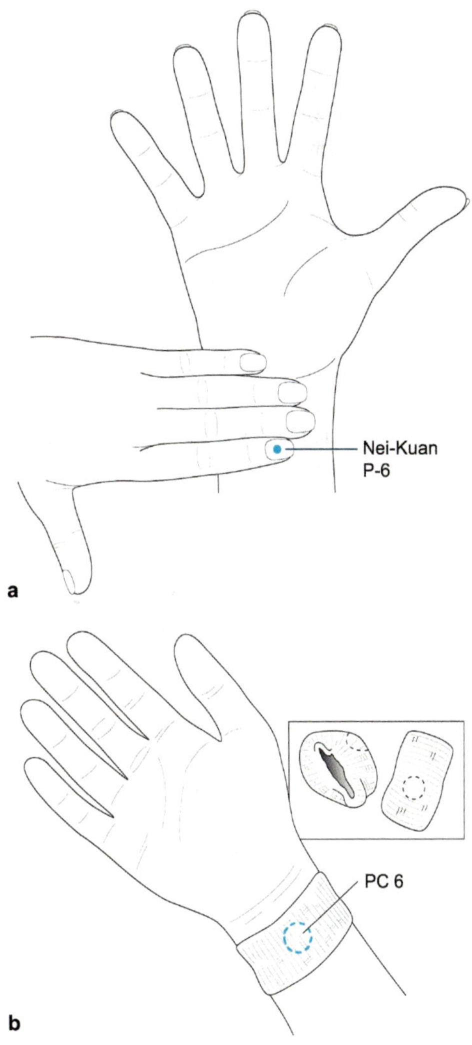

Abb. 6.16 Nei-Kuan-Akupressurpunkt [E417]

6

- **Innere Einstellung:** Auch innere „Bilder“, die der Patient mit der Chemotherapie verbindet, können die Nebenwirkungen der Therapie beeinflussen: Es ist ein Unterschied, ob er sich vorstellt, ein „Zellgift“ oder eine „heilsame Flüssigkeit“ verabreicht zu bekommen. Oft haben ältere Patienten bei Angehörigen vor vielen Jahren noch schwere Nebenwirkungen erlebt, die sie nun auf ihre eigene Situation übertragen und die es zu korrigieren gilt.

Alle diese Maßnahmen müssen oft längere Zeit eingeübt werden und werden **immer** in Kombination mit medikamentöser antiemetischer Therapie angewandt.

6.10 Atemnot, Atemnotattacke

Die **Atemnot (Dyspnoe)** ist eine „Not“ des Patienten, der spürt, dass sein Atem nicht „ausreicht“. Diese „Not“ kann sehr groß sein. Dabei unterscheidet man zwischen Belastungsdyspnoe (Atemnot bei Belastungen) und Ruhedyspnoe (Atemnot auch im Ruhezustand). Die Atemnotattacke ist ein Zustand schwerer akuter Atemnot. Atemnot ist ein subjektives, unangenehmes und ganzheitliches Phänomen, das nur der Patient selbst beurteilen kann und das oft mit Angst einhergeht.

Die Atmung wird im Atemzentrum gesteuert, das im verlängerten Mark (Medulla oblongata) sitzt. Hier werden die Zufuhr von Sauerstoff und der Abtransport von Kohlendioxid geregelt. Erwachsene machen etwa 20 Atemzüge pro Minute, das sind etwa 1.200 pro Stunde und 28.800 pro Tag.

Atmen ist ein „ganzheitlicher Vorgang“, was schon die griechische Bezeichnung *pneuma* für Atem impliziert – sie bedeutet gleichzeitig neben Luft und Wind auch Geist und Seele. Keine andere „Tätigkeit“ des Körpers – außer vielleicht der Herzschlag – ist so symbolisch und lebenswichtig. Es geht um Loslassen und In-sich-Aufnehmen, es geht um Angst, wenn der Atem nicht reicht, und um das Gefühl der Freiheit, wenn man genug Luft bekommt. Wenn also von der Atemsituation onkologischer Patienten die Rede ist, ist es gut, sich diesen ganzheitlichen Ansatz zu vergegenwärtigen – bezüglich der Ursachen, aber auch bezüglich der Möglichkeiten, wie Patienten unterstützt werden können.

Ursachen

Direkt durch den Tumor bedingte Atemnot:
- Einengung/Verlegung der Luftwege durch einen Tumor in der Lunge, durch Lungenmetastasen oder Sekret
- Reduzierung der Lungenfläche und damit der Atemfläche durch
  - massiven Aszites mit Zwerchfellhochstand bei Peritonealkarzinose
  - einen Pleuraerguss (Wasseransammlung) infolge Pleurabefall
  - Tumorembolien (selten, z. B. bei Hypernephrom)

Indirekt durch den Tumor bedingte Atemnot:
- Anämie infolge des Tumors oder einer Tumorblutung
- Einschränkung der Atemtiefe durch
  - Schmerzen im Bereich der Rippen oder Wirbelsäule
  - Zwerchfelllähmung (z. B. durch Schädigung des Nervus phrenikus)
- Einschränkung des Schlagvolumens des Herzens durch Perikarderguss
- Kompression großer Gefäße, evtl. mit oberer oder unterer Einflussstauung
- Atembeeinträchtigung durch Pneumonien, Lungenembolie
- Erschöpfung der Atemmuskulatur und Kachexie

Durch die Therapie bedingte Atemnot:
- Anämie infolge Chemo- und/oder Strahlentherapie
- Pneumonie infolge therapiebedingter Leukopenie bzw. Neutropenie
- Strahlenbedingte Pneumonitis (entzündliche Reaktion der Lunge ohne Erreger)

Andere Ursachen:
- Lungenerkrankungen, z. B. chronische-obstruktive Lungenerkrankung (COPD), Asthma
- Herzerkrankungen, z. B. Herzinsuffizienz, Herzrhythmusstörungen, akuter Infarkt
- Adipositas

Psychosoziale Ursachen:
- Fehlende oder falsche Aufklärung
- Unerledigte Geschäfte
- Angst
  - vor der Atemnot, vor dem Ersticken
  - vor Schmerzen
  - davor, nicht rechtzeitig Hilfe zu bekommen
  - vor dem Alleinsein
  - vor dem Sterben, Todesangst

Symptome

Auf der einen Seite stehen die objektiven, sichtbaren Zeichen der Atemnot bzw. der mangelnden Sauerstoffversorgung des Patienten, auf der anderen die subjektive (Luft-)Not oder eben auch eine „Lebensnot“ des Patienten. Eine Atemnot kann deshalb auch vorliegen, wenn die Sauerstoffsättigung im Blut ausreichend ist!

Objektive Messparameter:
- Messung der Blutgase
- Lungenfunktionsprüfung
- Klassifizierung der Atemnot gemäß der New York Heart Association (NYHA):
  - Grad I: Atemnot nur bei großer Anstrengung
  - Grad II: Atemnot schon bei alltäglicher Anstrengung
  - Grad III: Atemnot bei geringster Belastung, z. B. Sprechen, An- u. Auskleiden
  - Grad IV: Atemnot in Ruhe
- Aussehen des Patienten: Zyanose, Blässe, „ringt nach Atem“
- Angstzeichen: Augenausdruck, Unruhe
- Diverse Fragebögen zur detaillierten Erfassung der Dyspnoe

Ärztliche Maßnahmen

- Die Ursache beheben:
  - Transfusion bei Anämie
  - Punktion von Ergüssen (Pleura, Aszites, Perikard)
  - Pleurodese, d. h. die gezielte Verklebung des Pleuraspalts (➤ 5.2.6)
  - Bronchoskopie mit Laserabtragung von Tumormassen und evtl. Einlage eines Stents
  - Therapie einer Pneumonie
- Medikamente zur Linderung der Atemnot: v. a. Morphin – sowohl bei opioidnaiven Patienten (Dosierung 5–10 mg Morphin s. c.) als auch bei Patienten, die bereits eine Opiattherapie bekommen (Dosierung ab-

hängig von der Tagesdosis). Eine Atemdepression muss bei fachgerechter Dosierung und Titrierung nicht befürchtet werden. Evtl. Benzodiazepine.
- Sauerstoffgabe. Dabei gilt in der Palliativmedizin die Regel, dass Sauerstoffgabe v. a. bei einer Hypoxie sinnvoll ist und der Raumluft ansonsten nicht überlegen ist.

Selbstpflegemaßnahmen

Je mehr der Patient das Gefühl hat, immer weniger Atem zu bekommen, desto größer wird die körperliche, seelische, geistige und soziale Belastung für ihn. Folge: Angst, z. B. zu ersticken. Dadurch versucht der Patient, noch mehr und noch schneller zu atmen, was zur Hyperventilation führen kann.

Diesen Teufelskreis kann er selbst durchbrechen:
- Sich selbst beobachten: in welchen Situationen tritt die Atemnot vermehrt auf? Gibt es Auslöser (z. B. Kummer, Angst, Ärger oder Schmerzen, ein bestimmter Besuch)?
- Eigene Strategien entwickeln: Was tut mir dann gut? Strategien gegen die Angst, z. B. ein Zettel: „Ich weiß, dass das wieder besser wird".
- Atemtechniken erlernen, vor allem die Verlängerung der Exspiration, denn erst wenn die Lunge frei ist, „alte" und verbrauchte Luft ausgeatmet ist, ist wieder „Platz für neue Luft". Ergänzend: Lippenbremse
- Entspannungstechniken erlernen.
- Üben, die veränderte Leistungsfähigkeit und die deutlichen Einschränkungen bei sich anzunehmen, und um Hilfe bitten, auch bei Alltagsangelegenheiten.

6

Pflegerische Maßnahmen

- Viel Luft schaffen: freie Atemwege, Lagerungstechniken, sodass der Atem „frei fließen kann", zum Abhusten anleiten
  - Frische Luft: Fenster bzw. Türe öffnen (➤ Abb. 6.18)
  - „Bewegte" Luft: Ventilator im Raum, Tischventilator oder Handventilator
- Bewusstes Ausatmen, „mitatmen"
- Lenkung der Atmung durch Auflegen der Hände
- Entspannung und Rhythmisierung des Atems: beruhigende Streichungen, Fußmassage, Fußziehen (während der Exspiration), atemrhythmische Einreibung (➤ Abb. 6.17), in die Hand atmen, Imagination – zu inneren Bildern mit Naturräumen, Bäumen oder Meererfahrungen anleiten
- Sekretlösende Maßnahmen: Luftbefeuchtung, Anleitung zum Abhusten
- Entlastende Maßnahmen: Unterstützung bei Aktivitäten des täglichen Lebens

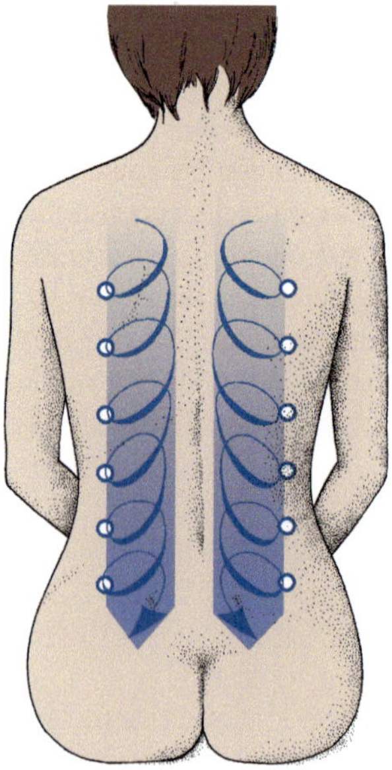

Abb. 6.17 Atemstimulierende Einreibung. Während der Ausatmung stärkerer Druck entlang der Wirbelsäule und von ihr weg (dickerer Strich), während der Einatmung Bewegung zur Wirbelsäule hin mit geringerem Druck (dünner Strich). [L190]

Besondere Situationen

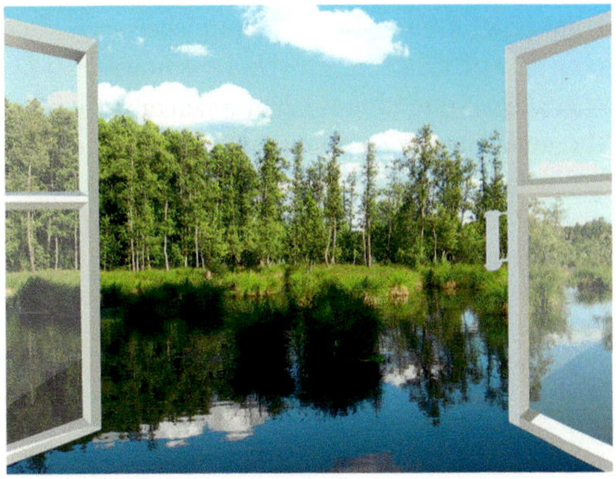

Abb. 6.18 Frische Luft unterstützt die ruhige Atmung. [J787]

- **Atemnotattacke:**
  - Beim Patienten bleiben, da sein
  - Den Atem lenken: „mitatmen" und dabei versuchen, das Ausatmen hörbar zu verlängern. Ausatmen schafft Platz für neue, frische Luft!
  - Hinatmen: die Fersen des Patienten in die Hand nehmen, ihn in seine Fersen atmen lassen, dabei leicht an den Fersen ziehen, was die Atmung erleichtert und beruhigt
  - Angehörige miteinbeziehen, beruhigen
- **Erstickungsangst des Patienten:** Patienten, die unter Atemnot leiden und deren Krankheit weit fortgeschritten ist, verspüren oft Angst davor, evtl. ersticken zu müssen. Dann kann es hilfreich sein, ihnen zu erklären, was bei einem Lungenversagen geschieht: Es kommt zur sog. CO_2-Narkose. Bei zunehmenden O_2-Mangel und physiologischerweise auch im Schlaf steigt die CO_2-Konzentration im Blut. Dies führt zu einer zunehmenden Bewusstseinseintrübung, d. h., der Patient wird immer schläfriger, nimmt seine Luftnot nicht mehr wahr, schläft ruhig ein und erlebt einen sanften Tod.
- **Notfallplan für zu Hause:**
  - Information und Anleitung der Angehörigen, des Pflegedienstes und des Hausarztes
  - Bereitstellen von Hilfsmitteln und der Bedarfsmedikation, evtl. für 1–2 Tage mit nach Hause geben
  - Telefonnummern für die Notfallsituation

6

6.11 Fieber/Infektion

Normalerweise ist unser Temperaturregulationszentrum sehr stabil auf eine feste Temperatur eingestellt: 36,5–37,5 °C ist die für alle Körperfunktionen am besten geeignete „Betriebstemperatur". Diese stabile Situation schafft der Körper durch ein kontinuierliches Gleichgewicht zwischen Wärmeerzeugung (Stoffwechselvorgänge) und Wärmeabgabe (Leitung, Strahlung und Konvektion).

Bei einer **Infektion** sind „unerwünschte" Mikroorganismen in den Körper gelangt, bei einer Tumorerkrankung zirkuliert „Unerwünschtes" wie Tumorzellen im Körper oder im Blut. **Fieber** ist eine ganz natürliche Reaktion des Körpers auf diese Eindringlinge: Das Temperaturregulierungszentrums stellt den Körper nun auf eine höhere Temperatur ein, um wärmeempfindliche Eindringlinge zu schädigen. In der Onkologie ist Fieber aber auch ein Hinweis auf tumor- oder therapiebedingte Prozesse.

Ursachen

Infektionen: Die Gefahr einer Infektion durch Bakterien, Viren oder Pilze besteht bei Tumorpatienten, deren Immunsystem geschwächt oder unterdrückt ist, eigentlich immer. Zum Schutz des Patienten kann manchmal eine Umkehrisolation (➤ 6.1.1) nötig sein.

Häufig sind Infektionen der Atemwege (Lungenentzündung durch Bakterien oder Pilze), des Verdauungstrakts (Pilz im Mund und Rachenraum), der Harnwege (Blasenentzündung) oder der Haut (Gürtelrose durch Viren der Herpesgruppe).

Tumor: Bei Krebspatienten kann Fieber auch ohne Nachweis von Keimen vorkommen. Der Tumor selbst kann eine Ursache sein, z. B. bei Leukämien oder Lymphomen. Zudem kann es durch tumorbedingte Gefäßverschlüsse (Thrombosen), Blutungen oder Gewebezerstörungen zu Fieber kommen.
Therapie: Manche Zytostatika oder Medikamente zur Immunstimulation können eine Temperaturerhöhung auslösen. Nach einer Bestrahlung der Lunge kann es zu einer entzündlichen, abakteriellen Reaktion des Lungengewebes (Strahlenpneumonitis) kommen. Fieber kann ebenfalls durch eine allergische Reaktion auf ein Medikament ausgelöst werden.

Symptome

Subjektive Symptome des Patienten:
- Schwäche, Müdigkeit und Appetitlosigkeit als Folge des erhöhten Stoffwechsels
- Kopf- und Gliederschmerzen, ausgelöst von einem erhöhten Muskeltonus und Toxinen der Erreger
- Frösteln, Muskelzittern bis hin zum Schüttelfrost im Zusammenhang mit dem Temperaturanstieg
- Durst/Mundtrockenheit durch Schwitzen und durch die schnellere Atmung
- Lichtempfindlichkeit
- Allgemeine Unruhe bis Schlaflosigkeit durch die Stoffwechselstörung

Beobachtbare Symptome:
- Erhöhte Vitalwerte: Fieber, beschleunigte Atemfrequenz und erhöhter Puls durch den erhöhten Grundumsatz und erhöhten Sauerstoffbedarf
- Veränderungen der Haut: Blässe während des Fieberanstiegs (zur Wärmeerzeugung stellen sich die Gefäße eng), Rötung nach Erreichen der Fieberspitze (um Wärme abzugeben, stellen sich die Gefäße wieder weit), starkes Schwitzen nach Erreichen der Fieberspitze zur Wärmeabgabe
- Infolge Schwitzen mögliche Dehydrierung: Verminderte Urinausscheidung und Verstopfung (Obstipation) evtl. sogar Bewusstseinstrübung, Wahnideen und motorische Unruhe

Ärztliche und pflegerische Maßnahmen

Hier sind alle Maßnahmen angezeigt, die für Fieberpatienten allgemein hilfreich sind: In der Phase des Fieberanstiegs dem Körper des Patienten dabei helfen, die Temperatur zu erreichen, auf die er eingestellt ist, und ihn in der Phase des Fiebers dabei unterstützen, die Wärme abzugeben, um wieder eine normale Körpertemperatur zu erreichen. Und dabei dafür sorgen, dass es dem Patienten gutgeht und er sich wohlfühlt „in seiner Haut" – in dem Fall im wahrsten Sinne des Wortes.

Ärzte können Antipyretika („Fiebersenker") verordnen, aber natürlich auch die Ursachen des Fiebers beheben, z. B. die Behandlung eines Infekts mit Antibiotika.

(Selbst-)Pflegerische Maßnahmen

- Sich warm einpacken bei Schüttelfrost, d. h., dem Körper helfen, die Temperatur zu erreichen, auf die er eingestellt ist
- Wenn das Fieber erreicht ist: Anstrengungen meiden, Wadenwickel machen, regelmäßige Temperaturkontrolle, gute Körper- und Mundhygiene, den Körper dabei unterstützen, wieder Wärme abzugeben (also keine dicke Decke)
- Unterstützung des Wohlbefindens: viel trinken, leichte, aber vitaminreiche Kost, trockene Wäsche, kühle, frische Umgebung usw.

6.12 Körperbildveränderungen/-störungen

Wer und was ich bin und geworden bin und was ich sein will, meine Persönlichkeit, drückt sich u. a. aus über die Art, wie ich meinen Körper „zur Schau stelle", wie ich mit ihm umgehe, wie ich ihn pflege und schmücke. Umgekehrt kann eine Verletzung meines Körpers, eine Krankheit, mich stark kränken, erschüttern und verstören und zu einer sog. Körperbildstörung führen. Eine **Körperbildstörung** ist eine Veränderung des Erlebens des eigenen Körpers und des Gefühls für den eigenen Körper.

Ursachen

Doch wie entwickelt sich das eigene Körperbild, das Bild, das jeder von seinem Körper hat? Es ist eine Synthese aus Erfahrung, Verhalten und Gefühlen.

Das Bild ist zum einen geprägt von den Erfahrungen, die jeder mit und durch seinen Körper macht: z. B. die Erfahrung, dass auf den Körper „Verlass" ist, dass er gesund ist, einen z. B. durch einen Marathon trägt, ein gutes „Haus" für die Seele ist.

Auch das Verhalten zum eigenen Körper prägt das Körperbild: Pflegt man ihn sorgfältig? Achtet man darauf, ihm gesunde Dinge zu essen zu geben und Schädliches zu vermeiden?

Der dritte Faktor sind die Gefühle dem eigenen Körper gegenüber: Mag sein Besitzer ihn, findet er seine „Formen" attraktiv? Erlebt er, dass auch andere Menschen seinen Körper mögen, z. B. am Anfang des Lebens Eltern und Geschwister, später Freunde und Partner?

Dieses Körperbild kann durch die Erfahrung der Krebserkrankung erschüttert und verändert werden, z. B. durch die Mitteilung der Diagnose, durch die Krankheit und durch die Therapie:

- **Erschütterung des Körperbilds durch die Diagnosemitteilung:** Sie zeigt sich z. B. in folgender Aussage einer Patientin: „Ich hab' zwar geraucht – aber dabei war ich mir immer so sicher: Krebs bekomme ich nie! Aber auf meinen Körper ist kein Verlass …"
- **Körperbildveränderung durch die Krankheit:** „Ich habe Krebs und in meinem Körper geschehen mir unverständliche und irgendwie unheimliche Dinge." Die Krankheit und deren Folgen und die Therapie(n) können den Körper z. T. massiv und ganz offensichtlich verändern – es kann zu Schmerzen kommen, zu Kachexie, Alopezie, Aszites, Atemnot, Wunden usw.
- **Therapiebedingte Körperbildstörungen oder Körperbildveränderungen:**
  - **Operation:** Venöse Zugänge oder Drainagen stören die Intaktheit des Körpers. Der Verlust von Organen (z. B. eine Mammaablatio, eine Amputation) oder von Körperfunktionen (z. B. ein neuer Ausscheidungsweg) sowie Narben oder ein Lymphödem bewirken, dass die Patienten ihren Körper neu kennenlernen müssen. Die Folgen der Krebserkrankung oder deren Therapien können den Körper massiv, nach außen hin und für alle sichtbar verändern.
  - **Chemotherapie:** Mögliche Veränderungen: Portanlage, Haarausfall – einschließlich des Verlusts von Augenbrauen, Wimpern und Schamhaaren –, Nagelveränderungen, Blutbildveränderungen, veränderte Sexualität und Fertilität.
  - **Strahlentherapie:** Mögliche Folgen: Markierung der Haut, Fatigue, lokale Hautreaktionen, Veränderungen der Sexualität, Übelkeit, Erbrechen, Durchfall.
  - **Antihormonelle Therapie:** Mögliche Folgen: Gewichtszunahme, veränderte Sexualfunktion, Schleimhautveränderungen, Hitzewallungen, Brustwachstum bei Männern oder männlicher Behaarungstyp bei Frauen, Harninkontinenz, Verlust der Libido.

Maßnahmen

Das Ziel ist es, den Patienten zu helfen, sich mit den Veränderungen vertraut zu machen, sie vielleicht zu betrauern und sich mit diesen Veränderungen auszusöhnen, wenn sie unabänderlich sind.

Dazu können konkrete und sachliche Informationen hilfreich sein über den Verlauf und die Dauer der Nebenwirkungen einer Therapie, z. B. dass die Haare nach gewisser Zeit wieder wachsen werden. Dadurch gelingt es Patienten möglicherweise besser, die – z. T. vorübergehenden – Belastungen zu akzeptieren.

Das kann durch ganz konkrete Hilfen sein, z. B. die Information über Verfahren zur Brustrekonstruktion nach Mammablatio, ein Schminkkurs und ein „Turbanbindekurs" für Frauen mit Alopezie, eine operative Brustentfernung bei Gynäkomastie bei einem mit Hormontherapie behandelten Mann oder eine Kryokonservierung von Samen- oder Eizellen vor einer Therapie, wenn ein Kinderwunsch besteht.

Das können aber auch psychisch-seelische Unterstützungen sein in Form von Gesprächen, die Patienten bei ihrem Prozess der Bewältigung helfen. Die Hilfe kann durch Ärzte, Pflegende, Psycho-Onkologen, Selbsthilfegruppen und Beratungsstellen kommen.

6.13 Alopezie

6

Haare sind der Schmuck unseres Körpers – man bedenke, wie viel Geld weltweit jeden Tag bei Friseuren oder in Drogerien ausgegeben wird, um Haare zu verschönern, zu verändern oder attraktiver zu machen. Oder wie wichtig es ist, „viele" Haare zu haben (Stichwort Haarpracht), und was Männer dafür tun, um wieder jugendliche Haarfülle zu bekommen. Vielleicht ist so besser verstehbar, wie kränkend es ist, durch die Therapie einer Krebserkrankung alle Haare zu verlieren.

Der Mensch besitzt etwa 25.000 Haare – lange Hornfäden, die im Wesentlichen aus Keratin bestehen. Die Haarzahl ist sehr unterschiedlich: Rothaarige Menschen haben etwa 90.000, blonde etwa 140.000 Haare. Da ist es im Grunde auch nicht so schlimm, wenn etwa 60–100 davon jeden Tag verloren gehen. Sie gehen dann aus, wenn sie nicht mehr weiterwachsen können.

Das Haare besteht aus Haarwurzel und dem Haarschaft, dem eigentlichen Haar. Es wächst jeden Tag um ca. 0,35 mm, unterscheidet sich aber stark in Dicke und Beschaffenheit: „Asiatisches" Haar ist gerade und hat einen runden Querschnitt, „afrikanisches" Haar dagegen ist lockig und von einem elliptischen Querschnitt.

Der Lebenszyklus eines Haares umfasst drei Phasen (> Abb. 6.19):

- **Anagenphase** (Wachstumsphase): In dieser Zeit wächst das Haar. Sie dauert 2–6 Jahre. 90 % aller Haare sind in dieser Phase. Körperhaare und Augenbrauen wachsen nur ca. 3 Monate, weshalb sie durch eine Zytostatikatherapie weniger geschädigt werden.
- **Katagenphase** (Übergangsphase): Dauer 1–2 Wochen. Die Haarwurzelzellen stellen das Wachstum ein, das Haar verhornt, schiebt sich nach oben und wird noch eine Weile festgehalten. 1–3 % der Haare sind in dieser Phase.
- **Telogenphase** (Ruhephase): Dauer etwa 1–3 Monate. Das Haar bleibt noch in der Haarwurzel und

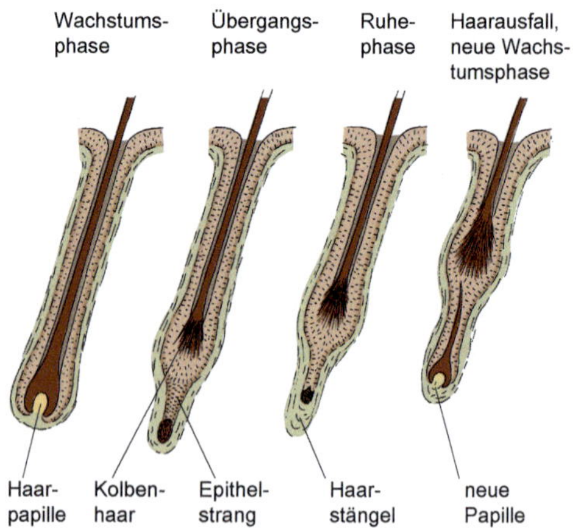

Abb. 6.19 Der Haarzyklus [L190]

fällt beim Kämmen, Waschen oder einfach so aus, und ein neues kommt nach. 7–10 % der Haare befinden sich in der Ruhephase.

Ursachen der Alopezie

Zytostatikatherapie: Die Haarwurzeln sind Zellen mit hoher Teilungsaktivität. Zytostatika bewirken eine Atrophie des Haarbalgs, und da auch weniger Zellen nachwachsen, kommt es zu einer Alopezie. Dabei wirken Zytostatika unterschiedlich: Bei einigen Medikamenten und in bestimmter Dosierung ist Haarausfall nicht zu befürchten, bei einigen wird das Haar „nur" dünner, bei anderen aber fallen alle Haare aus: Kopfhaare, Augenbrauen, Wimpern und Schamhaare. Der Haarverlust beginnt 10–28 Tage nach der Applikation der Zytostatika.

Bestrahlung: Hier kommt es nur bei einer Bestrahlung des Kopfs zu Haarausfall. Der Alopeziegrad ist dabei abhängig von der Art der Strahlentherapie und von der Strahlendosis. Bei einer Ganzkörperbestrahlung kann das Haar irreversibel geschädigt werden.

Maßnahmen

Das Wichtigste sind **Beratung und Information** der Patienten über

- das Zytostatikum, seine Auswirkungen auf die Haare und den möglichen Verlust der Haare bzw. über die Folgen der Kopfbestrahlung.
- das erneute Wachstum, denn der Haarausfall ist reversibel. Die Haare wachsen wieder, wenn die Therapie abgeschlossen ist – wenn auch manchmal etwas anders bezüglich Farbe, Dicke und Querschnitt. So können sie z. B. lockig nachwachsen, was sich aber nach einem Jahr wieder normalisiert. Das Haar beginnt 2–4 Wochen nach Abschluss der Zytostatikatherapie wieder zu wachsen, nach 3 Monaten ist es etwa wieder „so wie vorher". Nach einer Kopfbestrahlung beginnt das Haar etwa nach 6 Monaten wieder zu wachsen.
- die Möglichkeit, vor allem lange Haare „in Stufen" abzuschneiden, denn für viele Patienten ist es erschreckend, wenn sie auf dem Kopfkissen morgens ganze Haarbüschel finden. Das wird evtl. erleichtert, wenn die Haare schon vorher gekürzt worden sind.
- Haarersatz: Wer zahlt? Wie und wo ist er erhältlich? Die Beschaffung des Haarersatzes sollte frühzeitig geplant werden, vielleicht sogar schon, wenn die Patientin noch die eigenen Haare besitzt, damit der Perückenmacher sich daran orientieren kann. Oder die Patientin bewahrt eine Locke des eigenen Haares auf, um sie mitzunehmen und zu zeigen. Auch Fotos sind hilfreich, wenn die Haare schon ausgegangen sind.
- kosmetische Möglichkeiten: Kosmetikerinnen und Kosmetikfirmen bieten spezielle Schmink-, Farb- und Stilberatungskurse für Patientinnen an – eine wohltuende und schöne Erfahrung.
- Kopfhautpflege und -schutz. So sollte der „kahle Kopf" und vor allem der bestrahlte Kopf nie direkter Sonne ausgesetzt werden. Die Kopfhaut kann mit Salben und Pflegemitteln gepflegt werden.
- die Möglichkeiten der Kopfbedeckungen: Mützen, Tücher, Farben etc.
- die Möglichkeit, während der Zytostatikaapplikation eine Coldcap zu tragen, eine sog. Kryotherapie (Kältetherapie). Die Kühlmütze stellt die Kopfhautgefäße eng, sodass das Zytostatikum nicht so gut in diese Gefäße gelangt und seine Wirkung an den Haarwurzeln nicht entfalten kann. Da die Anwendung für Patienten aber nicht sehr angenehm ist und die Erfolge der Kryotherapie auch eher mäßig sind, wird das Coldcap kaum mehr verordnet.

6.14 Periphere Polyneuropathie

Periphere Polyneuropathie ist der Oberbegriff für Erkrankungen des peripheren Nervensystems, die mehrere (=poly) Nerven betreffen.

Hinweis: Daneben gibt es auch eine *zentrale Neurotoxizität,* eine Schädigung des zentralen Nervensystems, die sich als akute oder chronische Enzephalopathie darstellt und z. B. mit Bewusstseinsstörungen, epileptischen Anfällen oder kognitiven Beeinträchtigungen einher gehen kann. Da die meisten Zytostatika aber nicht liquorgängig sind, sind zentrale Neuropathien viel seltener als periphere. Von lezteren soll hier die Rede sein.

Ursachen

- **Zytostatikatherapie,** hier sind besonders folgende Medikamentengruppen von Bedeutung:
  - Vinkaalkaloide (Vincristin, Vinorelbin, Vindesin)
  - Platinverbindungen (vor allem Cisplatin, weniger Carbo- und Oxaliplatin. Bei Oxaliplatin kann allerdings eine kältegetriggerte, d. h. durch Kälte ausgelöste Dysästhesie auftreten)
  - Taxane (Docetaxel, Paclitaxel)
- **Target Therapien:** Proteasominhibitor Bortezomib und Thalidomid

6

Symptome

- **Sensorische Störungen:** Verminderte Wahrnehmung sensibler Reize, z. B. Störungen des Wärme- und Kälteempfindens, Hypästhesie (herabgesetzte Empfindung von Berührungsreizen), Dysästhesie (Berührung wird als Schmerz empfunden), Parästhesien (Missempfindungen wie Ameisenlaufen, Kribbeln, Taubheitsgefühl, die auch schmerzhaft sein können)
- **Motorische Störungen:** Gangunsicherheit, Schwäche, Störungen der Feinmotorik

Ärztliche Maßnahmen

Eine Prophylaxe scheint nach dem derzeitigen Wissensstand nicht möglich. Diskutiert werden u. a. eine Vitamin E-Gabe oder Amifostin als zytoprotektive (zellschützende) Medikamente, Mg/Ca-Infusionen oder auch eine Reduktion der Zytostatikadosierung bis hin zu einem Medikamentenwechsel.

Gegen neuropathische Schmerzen können Antikonvusiva, Antidepressiva oder Antirheumatika eingesetzt werden.

Pflegemaßnahmen

Ein gezielte **Beobachtung,** natürlich auch die Selbstbeobachtung durch den Patienten kann dabei helfen, die Symptome frühzeitig zu erkennen: Hat er ein Taubheitsgefühl/Kribbeln/Schmerzen? Wie ist die Feinmotorik? Inwieweit ist der Patient in seinen Alltagsaufgaben beeinträchtigt? Wie gebraucht er seine Hände? Wie geht er?

Wichtig sind auch **Beratung und Information** der Patienten:

- Tipps zur Erleichterung des Alltags: griffige Henkel an Tassen, Trinkhalme statt Gläser, Klettverschlüsse statt Schnürsenkel, dicke Besteckgriffe usw.
- Sicherheit zu Hause optimieren: Rutschfeste Teppiche oder Duschvorlagen, evtl. Gehunterstützung durch Stock, freie Gehstrecken im Haus usw.
- Hände: Verletzungen vermeiden (z. B. bei Gartenarbeiten), Hitze und Kälte vermeiden bei Haushaltarbeiten. Bei **Oxaliplatingabe** alles Kalte meiden (Kälte triggert die Entstehung von Symptomen) und den Köper warm halten: warmes Essen und Trinken, Lenkrad im Auto umhüllen, Lebensmittel aus dem Gefrierfach und evtl. auch aus dem Kühlschrank mit Handschuhen entnehmen, Metallinfusionsständer umwickeln, im Winter Mütze, Handschuhe und Schal tragen, um Atemluft anzuwärmen.
- Füße: gutes Schuhwerk, professionelle Fußpflege, visuelle Informationen beim Gehen nützen („mehr schauen"), vor dem Aufstehen Kreislauf aktivieren, um vegetative Funktionsstörungen zu vermeiden.
- Stärkung der betroffenen Muskulatur: Physiotherapie, Sensibilitätstraining mit z. B. Igelbällen, Körnerbädern.
- Entspannungsmaßnahmen zur Symptomkontrolle, zur „Nervenberuhigung" und zur Schmerzlinderung.

Eine wichtige Information für den Patienten ist sicher auch, dass sich die Beschwerden nach Therapieende langsam, d. h. über Wochen und Monate, zurückbilden können, dass sie aber möglicherweise auch nicht vollständig reversibel sind, d. h. nicht vollständig „verschwinden".

6.15 Lymphödem

In unserem Körper gibt es zwei „Flüssigkeitskreisläufe und -systeme": Den Blutkreislauf und das Lymphsystem. Im Blutkreislauf wird das lebensnotwenige Blut – abhängig von der Pumpfunktion des Herzens – durch den Körper gepumpt und so werden alle wichtigen Substanzen zu den Zellen und zu allen Organen hin- und von dort wieder abtransportiert.

Das **Lymphsystem** durchzieht wie das Blutsystem den ganzen Körper. Es ist Teil unseres Immunsystems und besteht aus Lymphbahnen, Lymphknoten und den lymphatischen Geweben (Milz, Rachenmandeln, Darm). Es transportiert die Lymphe – eine wässrige, leicht milchig getrübte Flüssigkeit, die u. a. Lymphozyten enthält. Sie entsteht sozusagen am Ende des Blutkreislaufs: aus den Blutkapillaren tritt Flüssigkeit in den Interzellularraum aus, diese wird aber nicht vom venösen Ende der Blutkapillaren aufgenommen, sondern von den Lymphkapillaren. Dabei sammelt die Lymphe Abfallstoffe ein, die sie entsorgen wird. Der weitere Weg: Die Lymphkapillaren schließen sich zu größeren Lymphgefäßen/-bahnen zusammen und kommen dann an ihrem Weg herzwärts immer wieder an Lymphknoten vorbei, die der Filterung der Lymphe und der Immunabwehr dienen: Hier werden Zelltrümmer abgebaut, eingedrungene Fremdkörper wie Bakterien oder Viren eliminiert und die Lymphflüssigkeit wird so gereinigt.

Neben ihrer „entgiftenden" Funktion spielt die Lymphe eine wichtige Rolle bei der Gewebsdrainage, da sie überschüssige Gewebsflüssigkeit in die Lymphgefäße ableitet. Die täglich produzierte Menge an Lymphe beträgt etwa 2–3 Liter. Ist der Lymphabfluss behindert, kommt es zum **Lymphödem.**

Ursachen

Lymphödeme entstehen, wenn der Fluss des Lymphsystems nicht mehr gewährleistet ist und die Flüssigkeit sich im Gewebe staut. Das passiert,

- wenn Lymphknoten entfernt werden mussten (z. B. beim Mammakarzinom → Armlymphödem, bei HNO-Tumoren nach Neck dissection → Kopflymphödem).
- wenn das Lymphsystem selbst betroffen ist (Krebs des Lymphsystems, lymphogene Metastasierung von Tumoren, wenn dadurch die Lymphbahnen komprimiert oder zerstört werden).
- als Folge von Bestrahlungen, wenn Lymphbahnen dabei zerstört wurden.
- bei ausgedehnten gynäkologischen oder urologischen Tumoren und Eingriffen.

Symptome

- Zunahme des Umfangs der betroffenen Extremität: Schuhe passen nicht mehr, der Fingerring passt nicht mehr
- Optische Veränderungen: Veränderte Körperproportionen, Verdickung, Farbveränderungen der Haut
- Hautprobleme: Erytheme, lederartige Haut, Schuppung, Schälen der Haut, schlecht heilende Verletzungen, Infektionen (Erysipel)

6

Aber warum ist ein Lymphödem eigentlich unerwünscht? Neben der kosmetischen Beeinträchtigung für die Betroffenen sind es v. a. die Folgen der übermäßigen Flüssigkeitsansammlung im Gewebe, die zu weiteren Problemen führen können: Haut und Unterhautgewebe verlieren, weil sie so „prall gefüllt“ sind, ihre Elastizität und werden fibro-sklerotisch. Die Mikrozirkulation ist beeinträchtigt. Das Risiko für Erysipele wächst: das Lymphödem ist ein idealer Wachstumsboden für Keime, z. B. Staphylo- oder Streptokokken. Wenn es zu Infektionen kommt, werden weitere Lymphbahnen zerstört.

Ärztliche Maßnahmen

- Eine medizinische Prophylaxe ist nicht möglich.
- Die Therapie zielt darauf ab, das gestaute Gewebe wieder zu entstauen und den Lymphabfluss zu verbessern:
  - Manuelle Lymphdrainage. Die Massage beginnt körpernah – zuerst muss sozusagen Raum geschaffen werden, dass die Flüssigkeit aus dem distalen Teil der Extremität aufgenommen werden kann. Dies muss über lange Zeit gemacht werden.
  - Kompressionsbandagen oder -strümpfe üben passiven Druck aus.
  - Kompressionsbehandlung mithilfe eines Kompressionsapparates (in Ergänzung zur manuellen Drainage).

Patientenedukation

Bedauerlicherweise gibt es viele verschiedene Vorgaben für Patienten, da die Studienlage nicht eindeutig ist. Spezielle Diäten haben z. B. keinen Einfluss auf die Entwicklung eines Lymphödems, dem ja eher ein mechanisches Problem zugrunde liegt.

Prophylaxe: Patienten sollten darauf achten, Verhaltensweisen zu meiden, die die Durchblutungssituation im betroffenen Arm oder Bein ungünstig beeinflussen: Übergewicht, Gewichtszunahme meiden; Rauchen meiden; Blutentnahme, Blutdruckmessung, Injektionen am betroffenen Arm abwägen.

Anzuraten sind dagegen Maßnahmen zur Hautpflege und zur Anregung der Muskelpumpe wie Sport, Gymnastik und insgesamt viel Bewegung. Sorgfältige Haut- und Nagelpflege ist ebenso wichtig. Bei Flugreisen sollten Kompressionstrümpfe/-bandagen wegen des reduzierten Kabinendrucks getragen werden.

Informationen bei bereits entstandenem Lymphödem:

- Dem Körper bei der Entstauung helfen: Körperteil so oft wie möglich hochlagern. Muskulatur und damit Muskelpumpe aufbauen durch gezielte Übungen.
- Haut pflegen und schützen: Verletzungen vermeiden, milde Seife, regelmäßig cremen, keine thermischen Reize der betroffenen Extremität (Eis, heiße Bäder, bei Sonnenbädern hohen Lichtschutzfaktor auftragen).
- Haut „lüften", keine mechanischen Belastungen: Keine enge Kleidung, keinen einengenden Schmuck, Naturstoffe bevorzugen.
- Statische Belastungen der betroffenen Extremität meiden: Schweres Heben, schwere Arbeit, einseitige Hausarbeit.
- Veränderungen sorgfältig beobachten und reagieren. Anzeichen eines Erysipels: Rötung, Schmerz, hohes Fieber, Übelkeit.

ZITIERTE LITERATUR

1 Margulies A, Fellinger K, Kroner Th, Gaisser A (Hrsg.). Onkologische Krankenpflege. 5. Auflage. Berlin: Springer, 2010.
2 Bäumer R, Maiwald A. Thiemes Onkologische Pflege. Stuttgart: Thieme, 2008.
3 www.deutsche-fatigue-gesellschaft.de/oeffentlich/040200_fatigue.html Glossar: Fatigue (letzter Zugriff: 8.8.2016).
4 NEBKO – Nationale Expertengruppe Bewegungstherapie und körperliche Aktivität in der Onkologie. www.onkosupport.de/asors/content/e4127/e4288/ (letzter Zugriff: 30.8.2016).
5 DNQP – Expertenstandard Schmerzmanagement in der Pflege bei chronischen Schmerzen. www.soppart.de/index_htm_files/ExpertenstandardSchmerzmanagement_chronisch.pdf (letzter Zugriff 30.8.2016).
6 DGPSF. Schmerzmessung. www.dgpsf.de/185.html (letzter Zugriff: 13.10.2016).
7 Fachgruppe Hospiz-Onkologie-Palliativ-Pflege (HOPP) im DBfK, LV Bayern. Schmerz – lass nach. 2006. www.dbfk.de/media/docs/regionalverbaende/rvso/Dokumente_Download/Expertengruppen/Schmerz-lass-nach-DIN-A4.pdf (letzter Zugriff: 30.8.2016).
8 Kast V. Imagination als Raum der Freiheit. 2. Auflage. München: DTV, 1997.
9 MASCC Guidelines 2006 zur Prophylaxe und Therapie der Mukositis bei Tumortherapie. www.mascc.org/assets/documents/MukositisGuidelinesMASCC2006(dtV).pdf (letzter Zugriff 30.8.2016).
10 Managing Oral Mucositis. Clinical Practice Guidelines Table. www.ons.org/practice-resources/pep/mucositis (letzter Zugriff 30.8.2016).
11 Strahlentherapie – Pharmazeutische Betreuung bei Hautveränderungen. www.pharmazeutische-zeitung.de/index.php?id=2330 (letzter Zugriff: 30.8.2016).
12 U.S. Department of Health and Human Services, National Institutes of Health, National Cancer Institute (eds.). Common Terminology Criteria for Adverse Events (CTCAE). Version 4.0. Published: May 28, 2009 (v4.03.: June 14., 2010). http://evs.nci.nih.gov/ftp1/CTCAE/CTCAE_4.03_2010-06-14_QuickReference_8.5x11.pdf (letzter Zugriff 30.8.2016).
13 Pflegeleitlinie exulcerierende Wunden. www.dgpalliativmedizin.de/images/stories/pdf/Leitlinie_exulzerierende_Wunden_end.pdf (letzter Zugriff 30.8.2016).
14 MASCC/ESMO Antiemetic Guideline 2014. www.mascc.org/assets/Guidelines-Tools/mascc_antiemetic_german_2014.pdf (letzter Zugriff 30.8.2016).
15 www.deutsche-apotheker-zeitung.de/daz-az/2014/daz-10-2014/ingwer-und-olanzapin-auf-dem-vormarsch (letzter Zugriff 30.8.2016).

KAPITEL

7 Pflegetechnische Aspekte

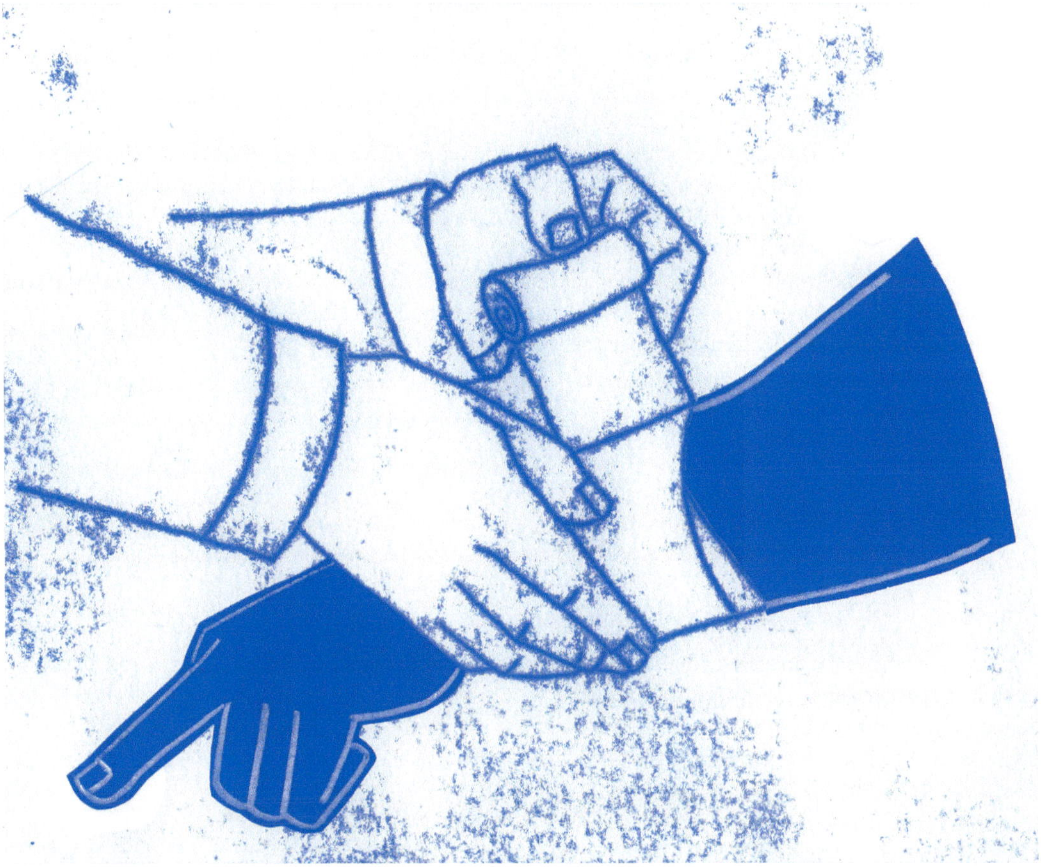

Nicht nur in der Onkologie kommt es darauf an, sorgfältig zu arbeiten und die notwendigen Techniken sicher zu beherrschen, um zusätzliche Belastungen für die Patienten zu vermeiden, z. B. Infektionen aufgrund von Hygienefehlern, vor denen gerade onkologische Patienten in einer Neutropeniephase besonders geschützt werden sollten.

In diesem Kapitel wird vor allem Grundlagenwissen vermittelt, da sich Leitlinien und Standards von Klinik zu Klinik, manchmal sogar von Station zu Station unterscheiden.

7.1 Paravasat

Wenn Medikamente intravenös gegeben werden, also über eine Vene in den Blutkreislauf gelangen, ist es wichtig, dass der Zugang – die Venenverweilkanüle, ein zentraler Venenkatheter oder ein Port – richtig im Blutgefäß liegt. Ist dies nicht der Fall, kann es passieren, dass die Infusionslösung in das umliegende Gewebe eintritt. Man spricht dann von einem **Paravasat.**

Gelangt eine physiologische Kochsalzlösung in das umliegende Gewebe, ist dies harmlos. Bei bestimmten Zytostatika dagegen kann es zu ernsthaften Problemen kommen. Dabei sind die Zytostatika unterschiedlich gefährlich. Man unterscheidet hier drei Kategorien (➤ Tab. 7.1):

- Nicht gewebeschädigende Substanzen
- Gewebereizende Substanzen
- Nekrotisierende Substanzen

Wichtig

Zytostatikaparavasate sind immer Notfälle!

Ursachen

Paravasate können auf eine fehlerhafte Vorgehensweise beim Legen eines peripheren Zugangs zurückgeführt werden, z. B. wenn eine ungünstige Stelle gewählt wurde oder wenn die Gefäßsituation des Patienten (zu dünne, sklerosierende oder rollende Venen) den Zugang erschwert. Auch bei zentralen Zugängen kann ein Paravasat nicht ausgeschlossen werden.

Tab. 7.1 Überblick über Auswirkungen verschiedener Zytostatika auf das Gewebe ([1] S. 238)

Gewebeschädigende Substanzen	Gewebereizende Substanzen	Keine Gewebereizung	Risiko fraglich
• Amsacrin • Actinomycin • Daunorubicin • Doxorubicin • Epirubicin • Mitomycin C • Mitoxantron • Vinblastin • Vincristin • Vinorelbin	• Bendamstin • Cisplatin • Busulfan • Estramucin • Etoposid • 5-FU • Melphalan • Mitoxantron • Nelarabin • Nimustin	• Asparaginase • Bleomycin • Bortezomib • Carboplatin • Cytarabin • Cyclophosphamid • Etoposidphosphat • Fludarabin • Gemcitabin • Ifosfamid • Methotrexat	• Docetaxel • Irinotecan • Oxaliplatin • Paclitaxel • Topotecan

Symptome

Paravasate sind ernst zu nehmende Komplikationen bei der i. v.-Applikation (➤ Abb. 7.1). Die Pflegefachkräfte sind die wichtigsten Ansprechpartner der Patienten, ihnen kommt deshalb große Bedeutung zu, wenn es um das Verhindern und das Erkennen von Paravasaten und das Ergreifen entsprechender Maßnahmen geht.

Die ersten Anzeichen eines Paravasats:

- Schmerzen, Stechen und Brennen am Zugang oder der Vene
- Schwellung und Verhärtung des Gewebes
- Rötung im Bereich des Zugangs bzw. der Einstichstelle

Maßnahmen

Prävention

Präventionsmaßnahmen sind:

- Zentraler statt peripherer Zugang, z. B. Port, Hickman-Katheter
- Vor der Applikation: Gängigkeit des Zugangs durch Aspiration testen
- Bei peripheren Zugängen Arm während der Applikation ruhigstellen, z. B. Armschienen/Kissen
- Kontinuierliche Kontrolle/Überwachung des Zugangs bzw. der Einstichstelle
- Patienten unterweisen und bitten, sich bei Missempfindungen zu melden

Extravasation – Allgemeine Maßnahmen

- Infusion stoppen, Kanüle jedoch unbedingt belassen
- Arzt informieren
- Versuch durch den Arzt, so viel wie möglich des Paravasats zu aspirieren
- Kanüle unter Aspiration entfernen
- Betroffene Extremität hochlagern und ruhigstellen
- Je nach Empfehlung und Medikament Kälte oder Wärme anwenden
- Befund und durchgeführte Maßnahmen auf speziellen Formularen dokumentieren
- Aufklärung und Instruktion des Patienten und dessen Angehörigen

Extravasation – Substanzspezifische Maßnahmen

Je nach Zytostatikum sind spezielle Maßnahmen erforderlich.

- Für wenige Zytostatika sind Antidote (Gegenmittel) mit bewiesener lokaler Schutzwirkung bekannt. In jedem Fall aber sollten sog. **Paravasatsets** auf den Stationen vorhanden sein, die rasch griffbereit sind, wenn sie gebraucht werden und mit deren Inhalt und Anwendung Ärzte und Pflegende vertraut sein sollten. Beispiele für Antidote: DSMO, Hyaluronidase, Natrium-Thiosulfat.
- Bei **nekrotisierenden Substanzen** ist es besonders wichtig, den Gewebedefekt zeitnah chirurgisch behandeln zu lassen, da es noch nach Wochen zu Nekrosen kommen kann, die evtl. sogar die Amputation einer Extremität zur Folge haben können.

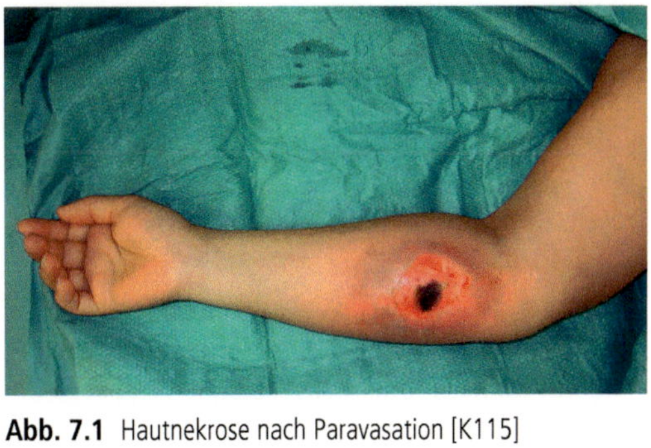

Abb. 7.1 Hautnekrose nach Paravasation [K115]

7

7.2 Stomata

Als **Stomata** (*griech.* Öffnung, Mund) werden operativ angelegte künstliche Körperöffnungen bezeichnet. Man unterscheidet folgende Stomaarten:

- Kolostoma: künstlicher Ausgang des Dickdarms
- Ileostoma: künstlicher Ausgang des Dünndarms
- Urostoma: künstliche Harnableitung
- Tracheostoma: künstlicher Ausgang der Luftröhre

7.2.1 Kolostoma

Ein **Kolostoma** ist eine Ausleitung des Dickdarms an die Hautoberfläche. Es kann als endständiges oder als doppelläufiges Stoma (> Abb. 7.2) angelegt werden.

Ein Stoma im Dickdarmbereich wird immer nach der Stelle benannt, an der es ausgeleitet wird; deshalb unterscheidet man zwischen Sigmakolostomie, Transversostomie und Zökostomie.

Ein **endständiges Stoma** ist immer ein Stoma, das auf Dauer bleibt und mit dem der Patient leben lernen muss. Es wird auch als Anus praeter (nach vorn verlegter Anus) bezeichnet und angelegt, wenn der letzte Dickdarmteil entfernt werden muss und der Schließmuskel dabei nicht erhalten werden kann. Am häufigsten wird es im Bereich des absteigenden Dickdarms am linken Unterbauch angelegt, d. h., fast der gesamte Dickdarm bleibt erhalten. Die Folgen für die Patienten sind gering, die Stuhlkonsistenz ändert sich nicht und bereits kurz nach der Operation entleert sich normal fest geformter Stuhl.

Bei einem **doppelläufigen Kolostomas** wird bei der Operation eine Dickdarmschlinge vor die Bauchhaut gezogen und geöffnet. So entstehen ein zum Stoma hinführender und ein vom Stoma wegführender Darmteil. Der wegführende Darmabschnitt wird auf diese Weise entlastet, weil die verdaute Nahrung diesen Darmteil nicht passiert. So kann eine Anastomosennaht – eine Anastomose ist die neu geschaffene Verbindung zwischen zwei Darmabschnitten z. B. nach Entfernung eines Tumors – in Ruhe abheilen. Die Ausscheidung erfolgt als breiiger Stuhl aus dem zuführenden Schenkel. Da der untere Darmteil weiterhin Schleim produziert und Darmschleimhautzellen absondert, hat der Patient auch weiterhin eine Art Stuhl, den er auf natürlichem Weg oder über die Stomaöffnung des abführenden Schenkels ausscheidet. Nach abgeschlossenem Heilungsprozess kann das Stoma zurückverlegt werden.

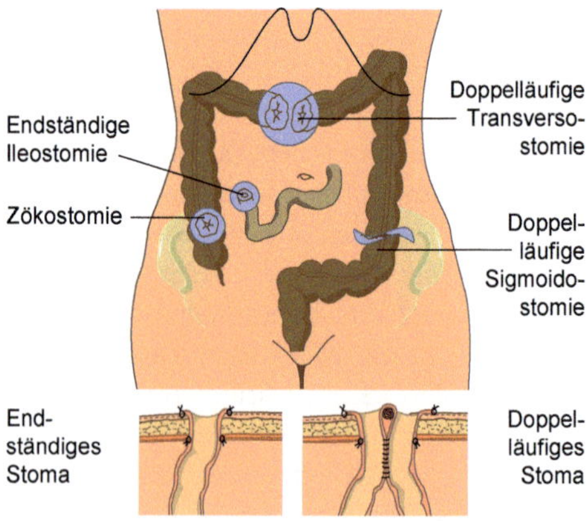

Abb. 7.2 Verschiedene Enterostomaarten und ihre typischen Platzierungen in der Bauchdecke. Im unteren Bildteil endständiges und doppelläufiges Stoma im Querschnitt. [L138]

Indikationen

- Tief sitzendes Rektumkarzinom, das nicht kontinenzerhaltend operiert werden kann (Schließmuskel muss mit entfernt werden)
- Entlastung des OP-Gebiets zur besseren Abheilung einer Anastomose
- Entlastung des Darms bei akutem Verschluss
- Anorektale Inkontinenz infolge entzündlicher Erkrankungen, z. B. nach Strahlentherapie
- Palliative Behandlung inkurabler und mit wiederholten Subileus- oder Ileuszuständen einhergehender Erkrankungen

Fragen und Antworten zum Kolostoma

Was ist zu tun bei Geruchsbildung? Die Beutel sind mit einem Filter versehen, über den entstehende Gase geruchsfrei entweichen können.
Habe ich noch Stuhldrang? Trotz verschlossenen Schließmuskels kann Stuhldrang auftreten. Es kann helfen, sich auf die Toilette zu setzen, bis der Drang vorbei ist. Beim doppelläufigen Stoma kann eine Art Stuhl entstehen, der aus Schleim und abgestorbenen Darmschleimhautzellen besteht.
Darf ich baden? Duschen und baden ist auch mit Beutel möglich. Bei einem Beutel mit Filter diesen abkleben, da er sonst seine Funktion verliert. Mit Stomakappen lassen sich Stomata vorübergehend verschließen, sodass sie auch unter der Badebekleidung nicht sichtbar sind.
Darf ich Sport machen? Man sollte nicht über 10 kg heben und Sportarten, die die Bauchmuskulatur stark beanspruchen, meiden, da sonst eine Hernie im Stomabereich entstehen kann. Wenn sich eine „Bauchdeckenspannung" nicht vermeiden lässt, sollte man spezielle Mieder oder Leibbinden tragen.
Kann eine Frau noch Kinder bekommen? Schwangerschaften sind auch mit einem Stoma möglich und unbedenklich, es sollte dabei aber die Grunderkrankung berücksichtigt werden.

7.2.2 Ileostoma

Das **Ileostoma** ist eine Ausleitung des Dünndarms an die Hautoberfläche, meist im rechten Unter- oder Mittelbauch.

Ein **endständiges Ileostoma** wird angelegt, wenn der gesamte Dickdarm entfernt werden muss. Bei der Operation wird das Ende des Dünndarms an die Bauchdecke ausgeleitet und daraus ein Ileostoma gebildet. Die Ausscheidungen aus dem Ileostoma sind sehr dünnflüssig, da der Stuhl nicht mehr über den Dickdarm geleitet wird, der ja die Aufgabe der Stuhleindickung durch Wasserrückresorption hat. Zudem sind sie reich an aggressiven Dünndarmsekreten, die die Haut um die Stomaöffnung angreifen können.

Ein **doppelläufiges Ileostoma** wird angelegt, wenn der gesamte Dickdarm vorübergehend entlastet werden soll. Es besteht aus einem zum Stoma hinführenden und einem vom Stoma wegführenden Darmteil. Wenn der Heilungsprozess im Dickdarm abgeschlossen ist, kann das Ilestoma zurückverlegt werden und die Ausscheidung wieder auf normalem Weg erfolgen.

7

7.2.3 Urostoma

Ein **Urostoma** ist eine künstliche Öffnung zur Ableitung des Urins (> Abb. 7.3).

Es gibt verschiedene Möglichkeiten der Anlage eines Urostomas. Die häufigste ist das **Conduit.** Dabei werden beide Harnleiter in ein ausgeschaltetes Darmsegment implantiert. Das distale Ende des nun mit der Niere verbundenen Darmstücks wird als Stoma 1–1,5 cm über das Hautniveau gelegt, das proximale Ende blind verschlossen. Das Conduit ähnelt somit einem Ileostoma, befördert jedoch Urin. Es liegt meist im rechten Unterbauch. Aus dem Conduit tröpfelt ständig Urin in den angeschlossenen Beutel.

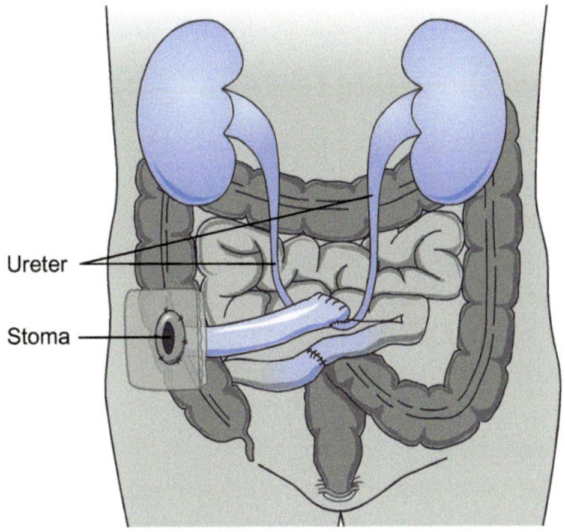

Abb. 7.3 Urostoma [L157].

Indikation

Indikation für die Anlage eines Urostomas ist in erster Linie die Entfernung der Blase aufgrund eines Blasenkarzinoms.

Pflegerische Maßnahmen

Urin ist steril – auch wenn er über ein Urostoma abgeleitet wird. Entsprechend sind im Gegensatz z. B. zum Kolostoma (➤ 7.2.1) **strenge Hygienerichtlinien** einzuhalten: Über das Urostoma können Keime in die Niere aufsteigen.

Die für eine Klinik maßgeblichen Richtlinien können bei der zuständigen Stomatherapeutin oder Hygienefachkraft erfragt werden.

Einige wichtige Aspekte:

- Bei der Reinigung und Pflege der Haut gilt das Hygieneprinzip von rein nach unrein, also in diesem Fall von innen nach außen. Die umgebende Haut sollte gut beobachtet und sorgfältig hautschonend gereinigt werden.
- Das aufgeklebte Ableitungssystem muss individuell und genau angepasst werden. Nach fachgerechter Beratung, Schulung und Anleitung sind Betroffene meist in der Lage, ihr Urostoma selbstständig zu versorgen.
- Der Ablaufbeutel sollte eine integrierte Rückflusssperre haben, sodass kein Urin zurücklaufen kann. Tagsüber kann ein Beinbeutel, nachts sollte ein größerer Auffangbeutel angelegt werden.

Mögliche Komplikationen

- Peristomale Ulzerierung (Wundwerden): Wenn das Versorgungssystem nicht passgenau ist, kann saurer Urin die Haut angreifen.
- Parastomale Hernie als Folge einer Überbeanspruchung der Bauchdecke, z. B. durch schweres Heben.
- Retraktion (Rückzug) des Stomas, z. B. durch Gewichtsabnahme.
- Stomastenose; Spätfolge von Haut- oder Schleimhautproblemen.
- Follikulitis (Haarbalgentzündung) der Behaarung auf der Bauchdecke.

Die Therapie richtet sich nach der Ursache und wird vom Arzt entschieden.

Auswirkungen auf Leben und Alltag des Patienten

- **Körperbild:** Das Körperbild und damit die Selbstwahrnehmung des Patienten verändern sich. Die Urinausscheidung erfolgt unkontrolliert. Das kann zu einer psychischen Belastung, Ängsten, einem sozialen Rückzug oder zu depressiven Gefühlen führen. Ziel ist es, so viel Normalität wie möglich wiederzuerlangen.
- **Beruf:** Alle Tätigkeiten dürfen ausgeführt werden, bei denen die Bauchmuskeln nicht besonders beansprucht werden; man sollte nicht mehr als 5–10 kg heben.
- **Freizeit:** Kraftsport, Kampfsport, Geräteturnen sind zu vermeiden, Schwimmen, Laufen, Gymnastik, Radfahren dagegen zu empfehlen.
- **Schwangerschaft:** Hier gibt es kein Hindernis, auch eine Geburt auf natürlichem Weg ist möglich.
- **Ernährung:** Es ist keine spezielle Diät nötig, ausreichend zu trinken ist wichtig.
- **Harnkontrolle:** Der pH-Wert sollte im sauren Bereich liegen, um eine Harnkristallbildung zu vermeiden. Der Urin kann mit bestimmten Nahrungsmitteln angesäuert werden, z. B. Blasen- und Nierentee oder Kaffee.
- Hilfe für die Betroffenen geben auch Selbsthilfegruppen, z. B. die Deutsche Ileostomie-Colostomie-Urostomie-Vereinigung (www.ilco.de letzter Zugriff: 31.8.2016).

7.2.4 Tracheostoma

Ein **Tracheostoma** (➤ Abb. 7.4) ist eine operativ angelegte Öffnung der Luftröhre nach außen. Dabei wird die Vorderwand der Luftröhre durch einen kleinen Schnitt eröffnet, anschließend wird entweder der Hautrand mit der Luftröhre vernäht und damit eine bleibende Öffnung geschaffen (endgültiges Tracheostoma), oder es wird vorübergehend eine Kanüle eingesetzt (dilatatives/passageres Tracheostoma).

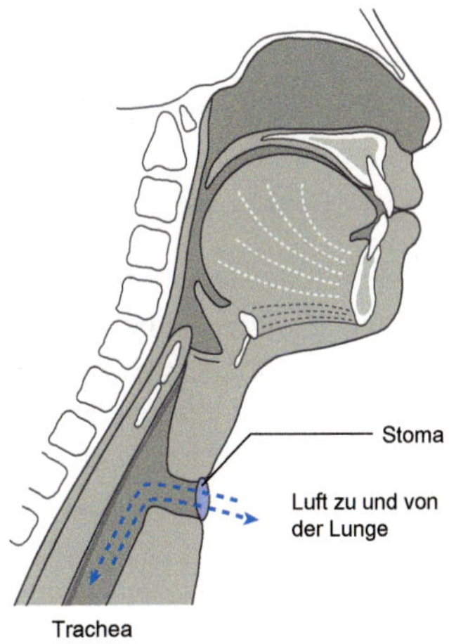

Abb. 7.4 Tracheostoma [L157]

Indikationen

Bei einem Kehlkopfkarzinom sowie bei Tumoren, die sich im Halsbereich ausdehnen, kann es dazu kommen, dass der gesamte Kehlkopf entfernt werden muss (Laryngektomie). Bei dieser Operation wird die Luftröhre anatomisch vollständig von der Speiseröhre getrennt. Der Atemweg beginnt und endet jetzt nicht mehr wie bisher in der Nase, sondern am unteren Hals im Tracheostoma.

Auswirkungen auf Leben und Alltag des Patienten

Durch die Laryngektomie und die Anlage eines Tracheostomas kommt es zu einer **dauerhaften Veränderung des Atemwegs:** Mund, Nase und Rachen können nicht mehr für die Atmung eingesetzt werden. Das wirkt sich in vielerlei Hinsicht auf den Patienten, seine Lebensführung und seine Lebensqualität aus. Beeinträchtigt sind

- die **Filterung, Befeuchtung und Anwärmen der Atemluft:** Die Atemluft kann nun nicht mehr im Nasen-Rachen-Raum vorgewärmt, angefeuchtet oder mithilfe der Flimmerhärchen gefiltert werden, da sie auf verkürztem Weg angesaugt wird. Durch die kühlere und ungefilterte Luft wird die Schleimhaut der Luftröhre, der Bronchien und der Lunge stärker gereizt, was zu einer vermehrten Schleimabsonderung führt.
- das **Riechen:** Die Nase beherbergt die Riechzellen. Wenn die eingeatmete Luft daran vorbeiströmt, wird über Rezeptoren der Geruch aufgenommen und gelangt in das limbische System im Gehirn, wo er bewertet wird, z. B. als gut oder schlecht eingestuft wird. Ohne Nasenatmung kann der Patient nicht mehr oder nur sehr schlecht riechen – was auch heißt, dass er nicht mehr riecht, wenn Lebensmittel verdorben sind!
- das **Schmecken:** Der Patient kann aufgrund des verloren gegangenen Geruchssinns nicht mehr so gut schmecken. Zusätzlich wird der Geschmacksverlust von einer Xerostomie (Mundtrockenheit) begünstigt, wenn der Patient z. B. im Kopf-Hals-Bereich bestrahlt wurde und seine Speicheldrüsen dauerhaft geschädigt sind.
- das **Temperaturempfinden:** Das Empfinden für heiß und kalt ist gestört. Heiße Speisen oder Getränke können nicht mehr sofort erkannt und daher auch nicht durch Pusten oder Schlürfen abgekühlt werden.
- das **Sprechen:** Aufgrund der entfernten Stimmbänder kommt es zum Sprachverlust. Der Patient muss mit technischen Hilfsmitteln oder mit einer Logopädin wieder eine Art Sprache erlernen.
- das **Husten:** Der Patient kann sich nicht mehr schnäuzen und nicht mehr abhusten.

Durch die mangelhafte Befeuchtung der Atemluft kommt es zu Borkenbildung und Verkrustung. Die Atemluft wird zudem nicht gereinigt; dadurch können eindringende Fremdpartikel die Schleimhaut reizen, was eine vermehrte Sekretbildung auslöst. Das Sekret wiederum kann nicht abgehustet werden. Da die Lunge auf die „Dienstleistung“ der oberen Luftwege verzichten muss, besteht Pneumoniegefahr. Zudem ist der Schluckweg verändert, ein Verschlucken ist leichter möglich, was zu einer erhöhten Aspirationsgefahr führt.

Pflegerische Maßnahmen

Da es sehr viele verschiedene Materialien, viele unterschiedliche Regeln und Prinzipien, sehr unterschiedliche Erfahrungen und unterschiedliche Leitlinien gibt, hier nur einige grundlegende Pflegeaspekte:

- **Hygiene:** Es gilt zu verhindern, dass Keime in die Lunge geraten. Darüber hinaus muss der natürliche Schutz der Nase ersetzt werden. Dies geschieht durch Anfeuchten der Atemluft mittels eines speziellen Filters, einer sog. künstlichen Nase, und durch „sauberes“ Arbeiten beim Kanülenwechsel, Absaugen usw.
- **Materialien:** Es gilt, die Versorgung fachlich und technisch korrekt durchzuführen. Voraussetzung dafür ist die Kenntnis der Erstversorgung, der verschiedenen Kanülenarten (Silber-/Silikonkanüle, Sprechventil, Cuffkanüle …), der Materialien zur Reinigung und Pflege der Haut um das Tracheostoma und der Technik des Absaugens und/oder Inhalierens.
- **Sprechen:** Laryngektomierte Patienten können mithilfe verschiedener Techniken und/oder Hilfsmittel und durch viel Training das Sprechen wieder erlernen und so Lebensqualität zurückbekommen. Dies ist aber vor allem ein Aufgabengebiet der Logopäden.

Zusammenfassend kann man sagen, dass in Bezug auf Patienten mit einem Tracheostoma zwei Dinge wesentlich sind:

- eine sorgfältige Pflege des Tracheostomas und
- eine umfassende Pflege des Menschen, der lernen muss, mit einem Tracheostoma zu leben.

Eine große Unterstützung für Patienten können dabei andere Betroffene sein, also Menschen, die diese Erfahrung und die damit einhergehenden Veränderungen bereits bewältigt haben. In diesem Zusammenhang sei auf Selbsthilfegruppen, z. B. die Vereinigung der Kehlkopfoperierten, verweisen [2].

7.3 Venöse Zugänge

7.3.1 Peripherer Venenkatheter

Der **periphere Venenkatheter** (Braunüle, Viggo usw.) ist ein Katheter, der herzfern in einer Vene der Körperperipherie liegt, z. B. in der Vene des Unterarms, des Handrückens oder der Ellenbeuge. Er dient der Flüssigkeitstherapie oder der intravenösen Applikation von Medikamenten oder auch Blut und kann im Allgemeinen mehrere Tage liegen bleiben. Die Wirkung von intravenös verabreichten Medikamenten ist höher als bei oraler, subkutaner oder intramuskulärer Applikation.

Bei der peripheren Applikation kann es zu folgenden **Komplikationen** kommen:

- Lokale Venenreizung (Phlebitis): brennende Schmerzen im Bereich der Injektionsstelle und im Verlauf der Vene; diese chemische Phlebitis kann zu einer Thrombose führen
- Paravasat (➤ 7.1)

7.3.2 Zentraler Venenkatheter (ZVK)

Der **zentrale Venenkatheter (ZVK)** ist ein dünner Plastikschlauch, der in das Venensystem eingeführt wird und dessen Ende in der oberen oder unteren Hohlvene vor dem rechten Vorhof des Herzens liegt.

Im Unterschied zu peripheren Venenkathetern erlaubt ein ZVK die Zufuhr hoch konzentrierter Elektrolyt- und Nährstofflösungen und die Messung des zentralvenösen Drucks (ZVD) als Kriterium für das intravaskuläre Volumen (Blutvolumen). Da die Anlage eines zentralen Venenkatheters aufwändiger und komplikationsträchtiger ist als die eines peripheren Katheters, bedarf es einer klaren Indikation für diesen Eingriff.

Zentrale Venenkatheter gibt es mit bis zu sechs Lumen. Am häufigsten werden zwei- und dreilumige Varianten gewählt. Es können dann über einzelne Lumen parallel verschiedene Substanzen gegeben werden, z. B. parenterale Ernährung neben Antibiotika. Probleme, die durch eine Inkompatibilität von unterschiedlichen Substanzen entstehen könnten, werden so vermieden.

Zugangswege

Bevorzugte Zugangswege sind die Vena jugularis interna am Hals oder die Vena subclavia unter dem Schlüsselbein. Es können auch die Vena basilica am Arm, die Vena anonyma am Hals oder die Vena brachiocephalica verwendet werden. Der ZVK kann in der Regel zwei Wochen verbleiben, es sei denn, es kommt zu klinischen Symptomen und Zeichen einer Entzündung (Temperaturanstieg, Schüttelfrost, Erhöhung der Entzündungszeichen oder Rötung der Einstichstelle). Bei klinischem Verdacht auf eine Infektion sollte der ZVK sofort entfernt, die Katheterspitze mikrobiologisch untersucht und evtl. eine antibiotische Therapie durchgeführt werden.

7.3.3 Port

Ein Port (➤ Abb. 7.5) ist eine Art ZVK: Auch hier liegt ein Katheter in einer zentralen Vene und endet vor dem rechten Vorhof des Herzens. Das andere Ende des Katheters endet unter der Haut in einer Kammer/Reservoir. Diese Kammer ist bedeckt mit einer Silikonmembran. Das Medikament wird durch diese Silikonmembran mithilfe einer Portnadel in die Kammer appliziert und von dort gelangt es in den Blutkreislauf.

Der Port wird mittels eines kleinen, etwa halbstündigen chirurgischen Eingriffs in Kurznarkose implantiert: Nach einem Schnitt wird der Katheter in die Vene eingeführt, bis zum Vorhof vorgeschoben und dann nach der entsprechenden Kürzung mit der Kammer verbunden, die auf der Faszie befestigt wird. Dann wird der Schnitt vernäht – dabei sollte die Naht nicht über dem Port zu liegen kommen. Nach 7–10 Tagen können die Fäden der Naht entfernt werden. Sichtbar sind nun eine kleine Narbe und eine kleine Hautwölbung, unter der die Portkammer tastbar ist. Der Eingriff ist in der Regel ambulant möglich.

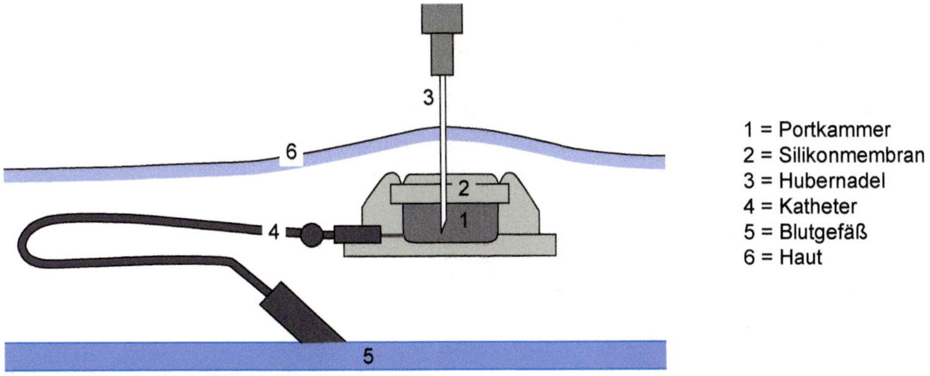

Abb. 7.5 Schnitt durch einen implantierten Portkatheter [L143]

Vorteile des Ports gegenüber dem klassischen ZVK

- **Lange Liegedauer:** Ein Port ist eine dauerhafte Möglichkeit für einen zentralen Venenzugang; bei korrekter Handhabung kann er mehrere Jahre liegen bleiben.
- **Geringere Infektionsgefahr:** Die Infektionsgefahr ist sehr viel geringer, da alle Komponenten unter der Haut liegen.
- **Leichte Handhabung während einer Infusionstherapie:** Der Port wird mit einer speziellen Portnadel durch die Haut angestochen. Die Silikonmembran kann bis zu 2.000-mal angestochen werden, ohne undicht zu werden. Nach Abschluss der Infusion wird mit Kochsalzlösung nachgespült und der Port so oder mit einer heparinisierten Kochsalzlösung geblockt. Die Portnadel wird aseptisch verbunden. Sie kann eine Woche liegen bleiben, dann wird sie gewechselt.
- **Leichte Pflege – auch bei längerem Nichtgebrauch:** Bei Patienten, die ihre intravenöse Therapie (z. B. ihre Chemotherapie) abgeschlossen haben, wird der Port nicht entfernt, um auch zukünftig über einen venösen Zugang verfügen zu können. Wird der Port längere Zeit nicht gebraucht, sollte er in regelmäßigen Abständen (4–8 Wochen) mit (heparinisierter) Kochsalzlösung gespült werden. Ein ständiger Verband über der Kammer ist nicht erforderlich.
- **Keine Beeinträchtigungen für den Patienten:** Außer einer kleinen kosmetischen „Störung", die z. B. das Tragen eines dekolletierten Kleidungsstücks beeinflussen könnte, ist die Lebensführung nicht beeinträchtigt: Auch Sport, Schwimmen, Sauna usw. sind möglich. Allerdings erinnert der liegende Port viele Patienten immer wieder an ihre – hoffentlich überstandene – Krankheit.

Indikationen

Ports wurden zur langfristigen intravenösen Therapie entwickelt. Zytostatika, Antibiotika, Schmerzmittel, Nährlösungen, Antimykotika usw. können so sicher infundiert werden. Auch die Blutabnahme ist möglich, wenn der Port rückläufig ist, d. h., wenn Blut abgezogen werden kann.

Komplikationen

- **Thrombosebildung:** Der Katheter kann in dem Gefäß, in dem er liegt, eine Thrombose verursachen. Symptom: Der Arm auf der betroffenen Seite schwillt an und verfärbt sich. Über die Explantation entscheidet der Arzt.
- **Entzündungen:** Die Einstichstelle kann sich entzünden. Zeichen sind eine schmerzhafte Schwellung und Rötung. Wenn eine Sanierung der Entzündung nicht gelingt, muss der Port entfernt werden.
- **Sepsis:** Im Kathetersystem können sich Bakterien ansiedeln. Ursache kann die nicht einwandfrei sterile Handhabung des Portsystems sein, aber auch ein endogener Prozess wie z. B. ein Infekt, bei dem sich Bakterien im Blutsystem aufhalten. Der Patient bekommt Fieber, evtl. sehr hohes septisches Fieber. Eine Sanierung mit Antibiotika kann versucht werden, meist jedoch muss der Port entfernt werden.
- **Erschwerte Durchgängigkeit und Okklusion:** Es kommt vor, dass der Port nicht rückläufig ist, z. B. weil der Katheter an der Venenwand anliegt. Wenn Blut in den Katheter zurückläuft, kann sich ein Thrombus bilden und den Port verstopfen. Meist gelingt es, den Katheter frei zu spülen, ggf. unter Zuhilfenahme von Heparin. Allerdings kann es passieren, dass winzige Mengen Blut an der Katheterwand haften bleiben. Dies ist ein idealer Nährboden für Bakterien und kann zur Besiedelung des Ports führen.

7.3.4 Hickman-/Broviac-Katheter

Hickman- und Broviac-Katheter – letzterer ist etwas großlumiger als der Hickman-Katheter – sind zentrale ein-, zwei- oder dreilumige Venenkatheter, deren Ende nicht unter der Haut liegt wie beim Port, sondern auf der Haut (> Abb. 7.6). Die Silikonkatheter sind als Langzeitzugang zum Gefäßsystem ausgelegt. Sie werden nach Punktion einer Vene in das venöse Gefäßsystem eingeführt und in die Vena cava superior (obere Hohlvene) herznah vorgeschoben und subkutan untertunnelt ausgeleitet. Das Besondere an diesen Kathetern ist die Dacron-Manschette und der antimikrobielle Cuff. Die Dacron-Manschette verwächst in 2–3 Wochen mit der subkutanen Hautschicht, somit ist der Katheter fixiert. Der antimikrobielle Cuff und die lange Untertunnelung des Katheters dienen als Schutz vor aufsteigenden Infektionen. Um den Rückfluss des Blutes zu verhindern, befindet sich am Anschlussstück eine Kunststoffklemme, die manuell bedienbar ist.

Bei den zwei- und dreilumigen Kathetern sind die Schenkel farblich gekennzeichnet. Zur parenteralen Ernährungstherapie sollte der Schenkel mit dem größten Lumen genutzt werden.

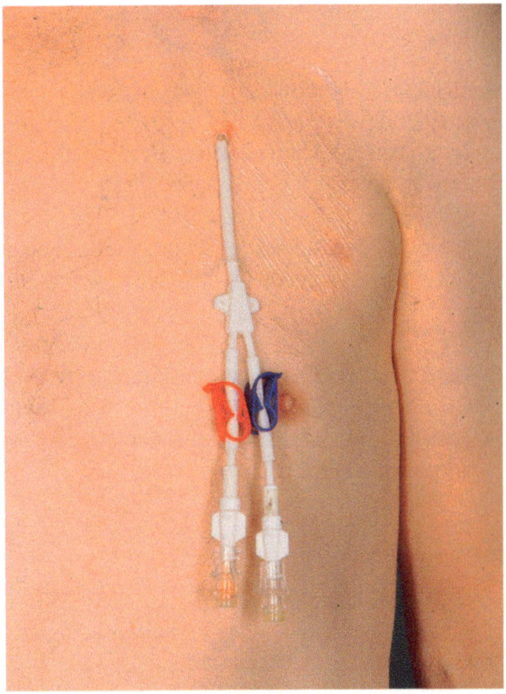

Abb. 7.6 Hickman-Katheter [K115]

Indikationen

Die wichtigsten Indikationen sind der langfristige Einsatz für Infusionstherapien, insbesondere der parenteralen Ernährung, die Verabreichung von Medikamenten (Zytostatikatherapie, Schmerztherapie, Antiemetika etc.), häufige diagnostische Blutentnahmen sowie die Gabe von Bluttransfusionen.

Pflegerische Maßnahmen

Wie bei allen Zugängen in das Blutkreislaufsystem ist sterile Arbeitsweise das oberste Gebot! Der Katheter muss – v. a. bei längerem Nichtgebrauch – durch regelmäßige Spülungen (10–20 ml physiologische bzw. heparinisierte Kochsalzlösung) gepflegt werden.

Die Gabe von Bluttransfusionen ist möglich, jedoch ist es wichtig, den Katheter im Anschluss großzügig zu spülen, um eine Okklusion zu vermeiden.

7.4 PEG/PEJ

Die **PEG** (perkutane endoskopische Gastrostomie) ist ein endoskopisch angelegter, direkter Zugang zum Magen über die Bauchwand, über den eine enterale Ernährung (Ernährung über den Darm unter Umgehung von Mund und Speiseröhre) ermöglicht wird (> Abb. 7.7). Die PEG, 1980 in den USA entwickelt, kann auch zur Sekretableitung genutzt werden, wenn keine nasale Verweilsonde möglich ist. Eine PEG-Anlage ist heute ein Routineeingriff, der unter Lokalanästhesie vorgenommen wird.

Die **PEJ** (perkutane endoskopische Jejunostomie) ist eine direkte Punktion des Jejunums (Dünndarms). Eine PEJ kann bei einer Stenose (Verengung) des Magenausgangs und anderen Erkrankungen sinnvoll sein.

Indikationen

- Stenosen im oberen Gastrointestinaltrakt, z. B. bei Tumoren der Mundhöhle, des Pharynx, Larynx, Ösophagus und der Kardia
- Neurologische Schluckstörung (Dysphagie)
- Ernährungsdefizit, z. B. Tumorkachexie und -anorexie bei Bronchial- und Pankreaskarzinom. Indikation prüfen!
- Stenosen/Mukositiden der Schluckstraße infolge Radio- und/oder Chemotherapie

Kontraindikationen

- Prozesse im Bauchraum wie Aszites, Peritonitis, Peritonealkarzinose
- Gerinnungsstörungen
- Fehlendes Einverständnis des Patienten (das Legen einer PEG ist eine Körperverletzung, in die der Patient einwilligen muss)

Komplikationen

- Lokale Wundinfektionen
- Eindringen von Luft in den Peritonealraum und Peritonitis
- Dislokation mit Dehiszenz von Magenwand und Bauchdecke, was zu einer Peritonitis führen kann. Therapie: Sonde stilllegen, symptomatische Maßnahmen, ggf. Antibiose
- Verlegung der Sonde. Therapie: durchspülen mit Cola oder Multibionta, für einige Minuten belassen, Aspiration und erneuter Spülversuch
- Rezidivierende Aspiration oder Erbrechen: Oberkörper hochlagern, Nahrungsmenge reduzieren, Gabe von kleinen Einzelportionen, Propulsiva, ggf. Ernährung über PEG/PEJ beenden

Verbandswechsel

Der Verband wird in regelmäßigen Abständen aseptisch gewechselt, je nach Klinikstandard. Bei Patienten, bei denen eine verzögerte Wundheilung zu erwarten ist, z. B. bei Chemo- oder Kortikoidtherapie oder langjährigem Diabetes, sollte die erste Fixierung mit leichtem Zug mindestens 48 Stunden belassen werden. Der Patient sollte – falls möglich – im Verbandswechsel geschult und angeleitet werden.

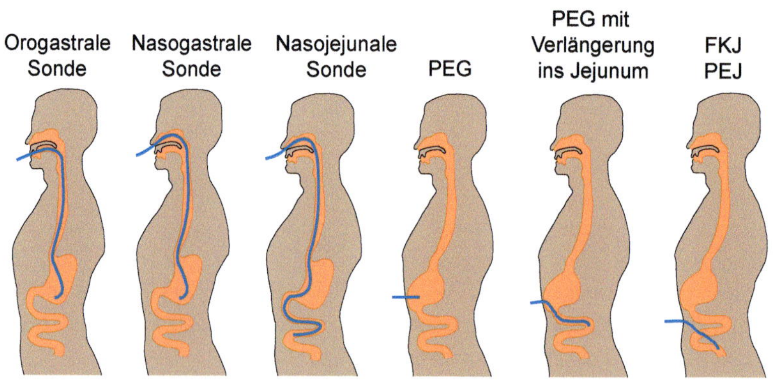

Abb. 7.7 Sondenlage bei verschiedenen Formen der enteralen Ernährung [L231]

7.5 Sicherheit im Umgang mit Zytostatika

Zytostatika sind für viele Patienten „heilsame Flüssigkeiten", die ihnen helfen, ihre Tumorzellen abzutöten und wieder gesund zu werden. So können Leukämien bei Kindern oder Hodentumoren bei Männern durch eine solche Therapie dauerhaft geheilt werden. Aber sie sind nicht ungefährlich, denn sie haben potenziell teratogene (fruchtschädigende), mutagene (erbgutverändernde) und karzinogene (krebshervorrufende) Eigenschaften. Deshalb muss dafür Sorge getragen werden, dass das Zytostatikum dahin kommt, wo es wirken soll, und dass weder Patienten noch Ärzte oder Pflegende durch unachtsamen Umgang geschädigt werden.

Schutzmaßnahmen

Zytostatika werden in der Regel in speziell ausgerüsteten Zytostatikalabors zubereitet (➤ Abb. 7.8). Für den Umgang mit dem Zytostatikum haben Politik und Berufsgenossenschaften einige Schutzregeln aufgestellt. So sind Regeln z. B. im Mutterschutzgesetz, im Arbeitsschutzrecht und in der Gefahrstoffverordnung festgelegt.

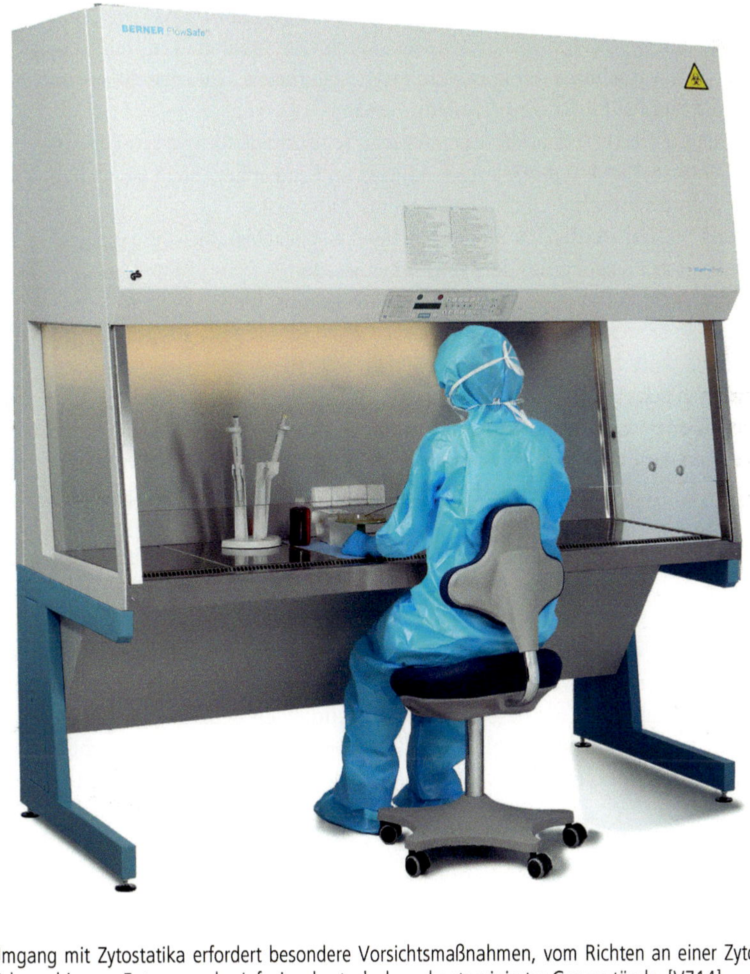

Abb. 7.8 Der Umgang mit Zytostatika erfordert besondere Vorsichtsmaßnahmen, vom Richten an einer Zytostatika-Werkbank über die Verabreichung bis zum Entsorgen des Infusionsbestecks bzw. kontaminierter Gegenstände. [V714]

7

Für Pflegende bei Vorbereitung und Verabreichung

- Im Umgang mit Zytostatika immer Latexhandschuhe tragen.
- Die Infusionsleitung wird mit einer Trägerlösung gefüllt, um direkten Kontakt mit dem Zytostatikum zu vermeiden.
- Das geschlossene Infusionsbesteck wird von oben durch den Verschluss der Infusion gesteckt, womit ein Heraustropfen vermieden wird.
- Beim Abstöpseln der Infusion werden die Infusionssysteme so vom venösen Zugang getrennt, dass etwaige Zytostatikareste im System verbleiben.
- Das Infusionssystem wird komplett im Ganzen entsorgt.
- Spritzen werden mit Vorsicht in einen Tupfer entlüftet.
- Das Pflegepersonal muss regelmäßig geschult werden.

Für Patienten

- Bei der Applikation der Infusion zum Schutz der Haut Tupfer unter den Zugang legen.
- Bei der Einnahme oral verabreichter Zytostatika Handschuhe tragen.

Erste Hilfe bei unbeabsichtigter Freisetzung

- Das für eine Dekontamination nötige Material findet sich in sog. **Spill-Kits** (*engl.* spill = verschütten, kit = Ausrüstung), die auf jeder Station vorhanden sein sollten. Sie enthalten u. a. Handschuhe, Schutzausrüstung, Werkzeug zum Aufnehmen der kontaminierten Materialien, Hinweisschilder und Abfallbehälter.
- Schutzmaßnahmen und Hilfe für die betroffene Person:
  - Bei der Beseitigung ist die vorhandene persönliche Schutzausrüstung zu tragen, bestehend aus einem flüssigkeitsdichten Schutzkittel mit langen Ärmeln und eng anliegenden Bündchen, Überschuhen, Schutzbrille, Schutzhandschuhen und einer Atemschutzmaske.
  - Sollte Kleidung benetzt werden, ist diese umgehend auszuziehen. Sie sollte im Krankenhaus wie infektiöse Wäsche behandelt und gesondert gewaschen werden.
  - Betroffene Hautstellen mit reichlich fließendem Wasser abspülen.
  - Sollten Spritzer in die Augen gelangt sein, unverzüglich mindestens 10 min mit Wasser oder NaCl 0,9 % spülen und danach rasch einen Augenarzt aufsuchen.
- Reinigung der Umgebung:
  - Der kontaminierte Bereich ist großräumig zu kennzeichnen.
  - Zum Aufwischen der Flüssigkeit wird Zellstoff verwendet, zum Entfernen von Pulver und Tabletten sollten feuchte Tücher greifbar sein. Ein Abfallbehälter und ggf. eine Handschaufel müssen bereitstehen.
  - Kontaminierte Flächen/Gegenstände sind mit tensidhaltigen Lösungsmitteln zu reinigen.

Entsorgung

- Zytostatikareste von Injektionen oder Infusionen, die beim Patienten nicht vollständig verbraucht wurden, werden in gesonderte, gut verschließbare Plastiktüten verpackt. Zerbrochene Glaswaren und Wegwerfmaterial, das kontaminiert wurde, sind in festen, luftdichten Behältnissen zu entsorgen.
  Dann sind sie als überwachungsbedürftiger Abfall im Einklang mit dem Abfallrecht in gekennzeichneten, ausreichend widerstandsfähigen, dicht schließenden Behältnissen zu sammeln und der Entsorgung zuzuführen.
- *Hinweis:* Da Zytostatika in den Ausscheidungen der Patienten nachweisbar sind, besteht die Möglichkeit, dass das Personal über diesen Weg mit dem Zytostatikum in Berührung kommt. Dennoch werden Urin, Stuhl und Erbrochenes nach den normalen Richtlinien der Krankenhaushygiene ohne besondere Maßnahmen entsorgt.

7.6 Umgang mit Blutprodukten

Bei onkologischen Patienten ist es oft unumgänglich, **Blutprodukte** (> Abb. 7.9) zu verabreichen. Besonders auf Knochenmarktransplantationsstationen und in der Kinderonkologie ist daher Wissen zum Umgang mit Blutprodukten wichtig und im wahrsten Sinne des Wortes notwendig.

Rechtliche Grundlagen

Die Herstellung und Verabreichung von Blutprodukten ist durch eine Vielzahl von Gesetzen, Verordnungen und Richtlinien geregelt, z. B. das Transfusionsgesetz oder das Arzneimittelgesetz. Für den Stationsalltag wichtig: Vor der Gabe von Blutprodukten muss immer eine sorgfältige Aufklärung durch den Arzt erfolgen und eine schriftliche Einwilligung des Patienten oder seines Betreuers eingeholt werden. Nur der Arzt darf die Konserve anhängen und wechseln, diese Aufgabe kann nicht an das Pflegepersonal delegiert werden!

Transport und Lagerung

Sowohl die Lagerung als auch der Transport von Blutprodukten sollte möglichst kühl und erschütterungsfrei ablaufen (Kühltasche, erschütterungsfreier Kühlschrank).

Verwendete Blutprodukte

Folgende Blutprodukte werden am häufigsten in der Onkologie verwendet:

- **Erythrozytenkonzentrat (EK):** Konserve mit roten Blutkörperchen, bei der durch Zentrifugieren so viel Plasma, Thrombozyten und Leukozyten wie möglich entfernt wurden. Verabreichung etwa bei einem Hämoglobinwert < 7 g/dl.
- **Thrombozytenkonzentrat (TK):** Konserve mit Blutplättchen. Sie kann aus Vollblut oder durch maschinelle Thrombozytenpherese geeigneter Spender erfolgen. Thrombozytenkonzentrate werden gefiltert, um die Anzahl der Leukozyten zu reduzieren – sog. leukozytendepletierte Konzentrate. Verabreichung bei Thrombozytenwerten < 20.000/μl.

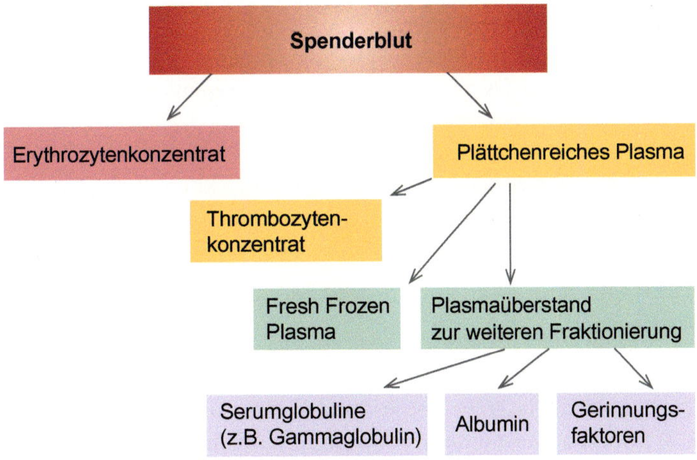

Abb. 7.9 Blutprodukte (bei Herstellung aus Vollblut) in der Übersicht [L190]

7

- **Fresh Frozen Plasma (FFP):** Gefrorenes Frischplasma, in dem nahezu keine Zellen mehr vorhanden sind. Verabreichung bei Gerinnungsstörungen wegen der enthaltenen Gerinnungsfaktoren.
- **Knochenmark (KM):** Wird frisch aus dem Beckenkamm entnommen und muss möglichst zeitnah (innerhalb von 24 Stunden) transfundiert werden (➤ 4.3).
- **Stammzellen (SZ):** Werden aus dem Blut des Patienten oder Spenders herausgefiltert und in flüssigem Stickstoff eingefroren. Müssen nach dem Auftauen sofort verabreicht werden. Verabreichung bei Stammzelltransplantationen.
- **Nabelschnurblut (NSB):** Es wird nach einer Geburt aus der Plazenta und der dranhängenden Nabelschnur gewonnen und eingefroren. Es kann bei Bedarf transplantiert werden, wenn kein passender Spender für eine allogene Transplantation gefunden wurde.
- **Bestrahlte Blutprodukte:** Um eventuell in den Konserven verbliebene Leukozyten zu entfernen, ist es möglich, Erythrozyten- und Thrombozytenkonzentrate zu bestrahlen. Dies ist nur bei stark immungeschwächten Patienten erforderlich.

Voruntersuchungen

Bei allen Blutprodukten, die Erythrozyten oder Leukozyten enthalten, also bei Erythrozytenkonzentraten, Knochenmark, Stammzellen und Nabelschnurblut, sind bestimmte Voruntersuchungen nötig, damit eine Abwehrreaktion beim Empfänger unterbleibt. Bei Erythrozytenkonzentraten sind folgende Schritte notwendig:

- Blutgruppenbestimmung im Labor
- Kreuzprobe im Blutdepot: Empfänger- und Spenderblut werden auf Verträglichkeit geprüft
- Bedside-Test: direkt vor Verabreichung wird auf Station erneut die Blutgruppenverträglichkeit getestet

Bei Knochenmark, Stammzellen und Nabelschnurblut müssen bereits **vor** der Entnahme bestimmte Transplantationsgruppeneigenschaften (humane Leukozyten-Antigene, HLA) von Spender und Empfänger miteinander verglichen werden. Sie sollten zumindest größtenteils übereinstimmen.

Verabreichung und Überwachung

Da Blutprodukte nicht mit anderen Medikamenten vergleichbar sind, müssen einige spezielle Vorgehensweisen eingehalten werden:

- Beutel auf Unversehrtheit, Patientendaten, Blutgruppe und Haltbarkeit prüfen
- Zu kalte Blutprodukte nur langsam erwärmen
- Passendes Transfusionssystem (mit speziellem Filter) bereitlegen
- Patienten über die Gabe der Transfusion und mögliche Reaktionen informieren
- Tropf- und Einlaufgeschwindigkeit nach ärztlicher Anordnung
- Isotonische Kochsalzlösung bereithalten
- Während und bis eine Stunde nach der Transfusion regelmäßige Kontrolle der Vitalzeichen, der Bewusstseinslage und des Allgemeinzustands (alle 15–30 min) durchführen und auf Hautveränderungen achten
- Beim Umgang mit Blutprodukten immer Einmalhandschuhe tragen

Transfusionszwischenfälle

Während der Transfusion kann es zu verschiedenen Reaktionen wie z. B. Fieber, Schüttelfrost, Blutdruckabfall, Tachykardie, Hautausschlag, Juckreiz, Übelkeit und Urinverfärbung kommen. Bei jeder Reaktion des Patienten muss die Transfusion **sofort unterbrochen** und ein Arzt informiert werden! Das Risiko einer Unverträglichkeit nimmt mit der Anzahl der verabreichten Transfusionen zu.

Nachbereitung und Dokumentation

Nach dem Abbau des Transfusionssystems wird es steril verpackt und für 24 Stunden im Kühlschrank aufbewahrt. Nummer und Art des Blutprodukts sowie die Transfusionsgeschwindigkeit müssen in den Patientenunterlagen vermerkt werden. Im Falle eines Transfusionszwischenfalls muss das Blutdepot informiert werden, ggf. das aufbewahrte Transfusionssystem zurückgeschickt und eine Dokumentation in den Patientenunterlagen vorgenommen werden.

ZITIERTE LITERATUR

1 Margulies A, Fellinger K, Kroner Th, Gaisser A (eds.). Onkologische Krankenpflege. 5. Auflage. Berlin: Springer, 2010.
2 http://kehlkopfoperiert-bv.de (letzter Zugriff 11.5.2016).

KAPITEL

8 Psychosoziale Onkologie

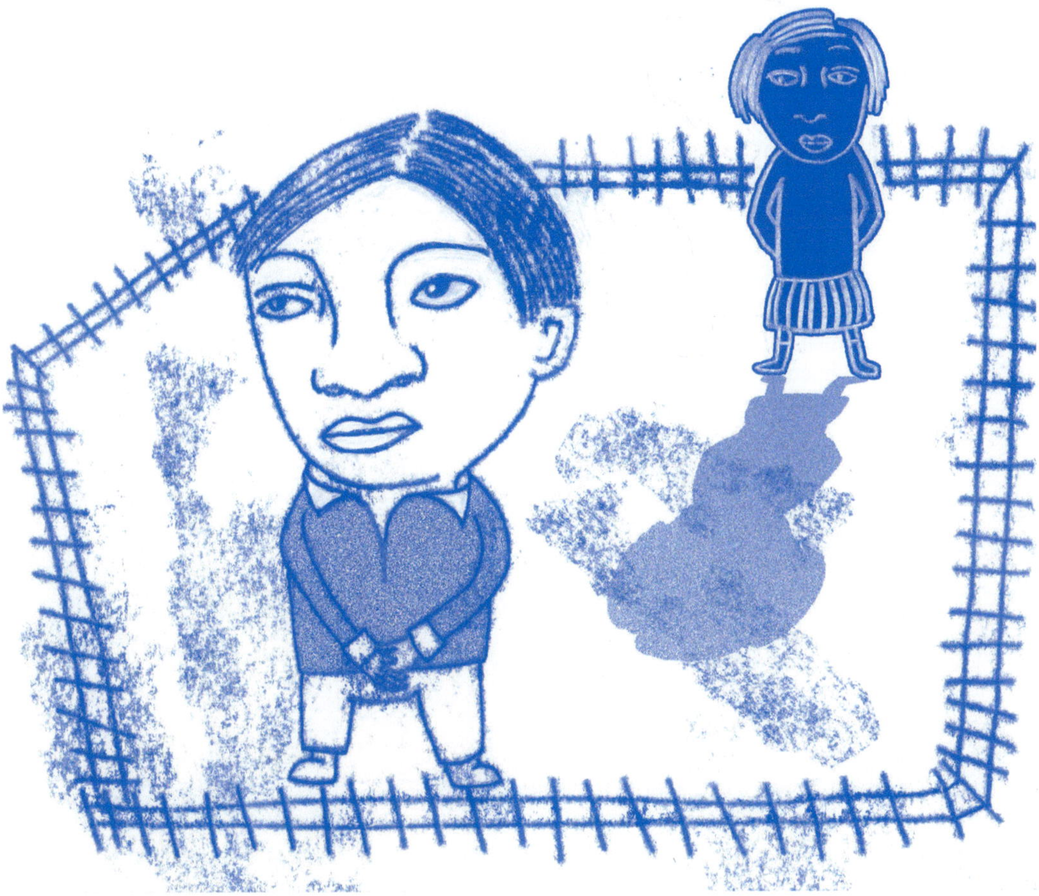

8.1 Auswirkungen der Erkrankung auf alle Betroffenen

Krank werden bedeutet zunächst einmal eine **Veränderung des Körpers:** Der Körper ist krank, er schmerzt, seine Funktionen verändern sich und werden manchmal erst dadurch überhaupt wahrgenommen, er wird in gewisser Weise ungewohnt und fremd. Diese physischen Veränderungen beeinflussen oft auch die **psychisch-seelische Situation** des Kranken selbst („Mein Körper ist nicht mehr verlässlich“) und die seiner Angehörigen („Diese Krankheit macht mir Angst“) und können sich deshalb auch auf die **soziale Situation** und die Beziehungen zu anderen Menschen auswirken. Der Erkrankte hat die Krankheit an sich zu bewältigen, gleichzeitig müssen er und die Menschen, die zu ihm gehören, mit deren Folgen leben lernen: So werden auch Familienmitglieder, Freunde, Nachbarn und Arbeitskollegen zu mehr oder weniger Betroffenen und für alle beginnt ein Lernprozess. Durch die Krankheit, durch die erwartete oder vermutete Prognose („Alle Menschen mit Krebs, die ich kenne, haben nicht überlebt“, „Ich werde nicht mehr gesund, weil ich Gott nicht genügend gedankt habe“) und/oder durch die Unsicherheit und die Gedanken an die Zukunft („Werde ich jemals wieder arbeiten können?“) können sich große seelische, psychosoziale und emotionale Belastungen für alle Betroffenen ergeben.

Aber auch **der konkrete Alltag ändert sich:** Für die Betroffenen bedeutet die Erkrankung oft eine Veränderung der üblichen täglichen Abläufe, und vieles, was immer selbstverständlich war, muss möglicherweise neu organisiert und strukturiert werden: Nach der Arbeit fährt man nicht nach Hause, sondern ins Krankenhaus, die Kinderbetreuung muss anders geregelt werden, ein gesundes Geschwisterkind merkt, dass die Eltern nie mehr zusammen zu Hause sind und weniger Zeit für ihr gesundes Kind haben, die Krankheit kostet Geld, das nun vielleicht anderswo eingespart werden muss, der gesunde Partner muss viele Aufgaben allein bewältigen, beim Einkaufen fängt man an, nur noch „gesund“ zu denken usw.

Oft müssen die Beteiligten gewohnte Rollen und Einstellungen ändern: Der Patient, vielleicht früher der „Macher“ in der Familie, ist nun derjenige, der sich helfen lassen muss. Er hat Angst vor der Zukunft, Angst davor, seine Selbstständigkeit zu verlieren oder seine Angehörigen zu sehr zu belasten. Die Angehörigen übernehmen neue Pflichten und Aufgaben (> Abb. 8.1). Ihre Fürsorge für den Patienten bestimmt alles Geschehen und kann sie auch überfordern, weil sie es sich nicht erlauben, nicht rund um die Uhr zur Verfügung zu stehen.

Diese Veränderungen zu bewältigen ist eine große Aufgabe und Herausforderung und bringt Stress und sehr oft Angst mit sich. Dabei beeinflussen sich die Familienmitglieder gegenseitig: Das ehemals ausbalancierte Mobile Familie gerät aus dem Gleichgewicht und alle Familienmitglieder sind aufgefordert, dazu beizutragen, dass wieder ein neues Gleichgewicht gefunden wird. Auch sozusagen „gesunde und resiliente Familien“ mit der Fähigkeit, bei Herausforderungen neue Regeln und Kommunikationsmuster zu entwickeln, kommen nicht selten an die Grenzen ihrer Belastbarkeit. Manchmal ist es dann nötig, dass die Partner oder die Familien sich professionelle Hilfe bzw. therapeutische Unterstützung suchen.

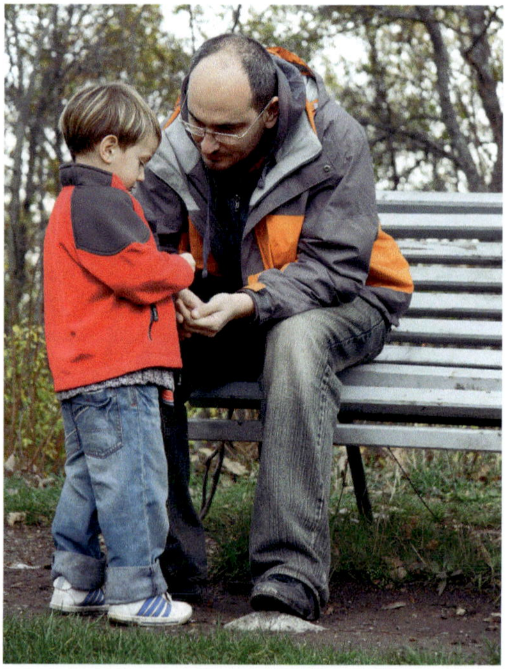

Abb. 8.1 Es ist eine Herausforderung für alle Familienmitglieder, gewohnte Rollen zu ändern. [J787]

Wann ist therapeutische und professionelle Hilfe notwendig und sinnvoll?

- Wenn pathologische Beziehungsmuster vorliegen oder während der Behandlung entstehen.
- Wenn gleichzeitig mit der Krankheit Familienkonflikte auftreten oder es zu heftigen emotionalen Auseinandersetzungen kommt mit Schuldzuweisungen, Abwertungen oder Drohungen.
- Wenn sich Patienten aus ihrem sozialen Netzwerk zurückziehen und isolieren.
- Wenn Patienten das Gefühl haben, ihre Umgebung schonen zu müssen.
- Wenn deutlich wird, dass Ressourcen aufgebraucht sind, z. B. bei Langzeiterkrankung.
- Wenn bei Kindern Verhaltensauffälligkeiten auftreten.

Was es bedeutet, die „Herausforderung Krebs" zu bewältigen, und wie dies gelingen kann, erläutert das nächste Kapitel.

8.2 Krankheitsbewältigung/Coping

Die Krankheit Krebs erschüttert zutiefst. Zitate von Menschen, die diese tiefe Erschütterung deutlich machen:

„Es war, als würde mir der Boden unter den Füßen weggezogen."
„Als ich aus der Praxis ging, setzte ich mich auf die Parkbank und dachte: So, war's das jetzt?"
„Es ist, als hätte mir jemand einen Hammer auf den Kopf geschlagen."
„Es ist, als wäre man mit seinem Mörder in einem dunklen Zimmer eingesperrt und man weiß nicht, wann er zuschlägt." ([1] S. 15)
„Es war wie ein Sturz aus der normalen Wirklichkeit." ([2] S. 41)

Die Aussagen zeigen, dass die Krebserkrankung noch stärker als andere Krankheiten – wie eine Blinddarmentzündung, ein Beinbruch oder auch ein Herzinfarkt – zu einer Verunsicherung führen kann. Es gilt nun, eine Aufgabe ganz besonderer Art zu bewältigen. Den Prozess der Bewältigung nennt man **Coping** (*engl.* to cope = bewältigen, beherrschen, meistern, besiegen). Die Strategien, die Patienten zur (Krankheits-)Bewältigung einsetzen, nennt man **Copingstrategien.**

8

Was gilt es zu bewältigen?

Die Belastungen, die Patienten und deren Angehörige erleben, wenn sie mit der Krankheit Krebs und deren Folgen konfrontiert sind, können zahlreich sein und stellen an die Betroffenen große Anforderungen.

- **Im körperlichen Bereich:** Schmerzen, körperliche Veränderungen, z. B. eine Alopezie oder Stomaanlage, die Nebenwirkungen der Therapien, ein reduzierter Allgemein- und Ernährungszustand, Kachexie, Kraft- und Energielosigkeit, Fatigue, weitere Therapien.
- **Im psychisch-seelischen Bereich:** Zu Beginn sind es oft Fragen nach der Ursache der Erkrankung, vielleicht die Vorstellung, selbst schuld zu sein, weil man etwas „falsch" gemacht hat, also oft zusätzlich „krank machende" Vorstellungen hat.
  Dazu kommt die Angst vor der Ausbreitung der Krankheit, vor einem Rezidiv, vor langem Leiden, vor den Nebenwirkungen einer Chemo- oder Strahlentherapie, vor dem Tod. Oder eine oft als bedrückend erlebte Ungewissheit und das Warten, z. B. auf die Diagnose oder die Ergebnisse einer Therapie. Oder die Unsicherheit in Bezug auf die Zukunft, nicht mehr auf die Beine zu kommen, es nicht zu schaffen.
- **Im spirituellen Bereich:** Glaubens- und Sinnkrisen: Warum gerade ich? Was habe ich getan, dass ich so bestraft werde? Die Erkenntnis, dass Lebensziele vielleicht nicht mehr erreicht werden können.

- **Im sozialen Bereich:** Sorgen um die Familie und die Partnerschaft, Sorgen um die Erhaltung der Arbeitsfähigkeit und des Arbeitsplatzes, finanzielle Sorgen und vielleicht sogar die Gefährdung der Existenz, Sorgen, wichtige Rollen zu verlieren oder nicht mehr ausfüllen zu können, Hobbys nicht mehr ausüben zu können. Unsicherheiten bezüglich der Freunde: Haben wir, hat meine Familie genug Unterstützung durch Freunde und Bekannte? Werde ich meine Selbstständigkeit verlieren?

Wie verläuft ein Bewältigungsprozess?

Die Krankheitsbewältigung ist ein langer Weg, ein Prozess. Viele Patienten beschreiben diesen Prozess als „Auf und Ab": Tage voller Hoffnung wechseln mit dunklen Tagen der Verzweiflung, sogar innerhalb von Stunden können sich Gefühle ändern. Um besser zu verstehen, wie Patienten reagieren, welche Stimmungsphasen sie durchlaufen und warum sie so unterschiedlich reagieren, haben Sozialforscher „Modelle" beschrieben, von denen wir einige vorstellen möchten.

Phasenmodell

Das bekannteste Modell ist sicher das **Phasenmodell** von *Elisabeth Kübler-Ross,* einer Schweizer Ärztin, die in den USA lebte [3]. Diese Phasen (als Sterbephasen bekannt) sind auch hilfreich beim Verstehen dessen, was Patienten erleben, wenn sie mit der potenziell todbringenden Krankheit Krebs konfrontiert sind.

- **Phase des Nicht-wahrhaben-Wollens und der Isolierung:** Der Patient glaubt nicht, was geschieht, will die Wahrheit nicht sehen, verheimlicht oder überspielt seine Krankheit: Manche Patienten erzählen nicht einmal ihrem Lebenspartner etwas von der Krankheit und wie es um sie steht!
- **Phase des Zorns:** Warum gerade ich? Warum gerade jetzt?
- **Phase des Verhandelns:** Wenn ich wieder gesund werde, gehe ich in die Kirche, spende ich, werde ich ein besserer Mensch …
- **Phase der Trauer und Depression:** Der Patient trauert um das, was er durch die Krankheit verloren hat oder im Begriff ist zu verlieren.
- **Phase der Zustimmung:** Der Patient hat sich mit der Situation versöhnt, nimmt die Krankheit an, kann evtl. sogar aktiv an der Therapie teilnehmen.

Transaktionales Stressmodell

Lazarus und *Folkmann,* zwei amerikanische Stressforscher, entwickelten das **transaktionale Stressmodell.** Grundannahme dieses Modells ist, dass Menschen sich in Stresssituationen auf allen Ebenen des Denkens, Fühlens und Handelns mit dem „Stressverursacher" (z. B. der Diagnose Krebs) auseinandersetzen. Diese Auseinandersetzung ist ein lang andauernder kontinuierlicher Prozess.

Entscheidend für das Ergebnis der Auseinandersetzung ist nicht die Intensität der objektiven Stressoren (also z. B. die Diagnose Krebs), sondern deren subjektive Bewertung, die ja von Mensch zu Mensch und von Situation zu Situation unterschiedlich sein kann: Ein Mensch reagiert gelassen und gefasst auf die Diagnose, ein anderer reagiert voller Angst und Unsicherheit. Mögliche Gründe für diesen Unterschied: Eine Patientin hat problematische und sehr schmerzhafte Erinnerungen an den Verlauf der Krebserkrankung ihrer Mutter oder umgekehrt: eine Patientin kennt viele Frauen, die die gleiche Diagnose gut bewältigt haben und gesund sind. Das heißt, die gleiche Diagnose „Mammakarzinom" wird aufgrund dieser Vorerfahrungen subjektiv unterschiedlich bewertet. Daraus resultiert auch ein anderes Coping.

Konzept der Resilienz

Die Begründerin dieses Konzepts, *Emmy Werner*, hat über 40 Jahre lang Kinder aus sozial benachteiligten Familien beobachtet und dabei festgestellt, dass es überraschenderweise vielen Kindern gelungen ist, trotz der schweren Startmöglichkeiten ein gelungenes und glückliches Leben zu führen. Sie hat diese Fähigkeit zur „seelischen Widerstandskraft", zur „Hornhaut der Seele", **Resilienz** genannt.

Was zeichnet resiliente Menschen aus? Sie sind emotional stabil, nach außen gewandt und Menschen zugewandt, aufmerksam, neugierig und offen für Erfahrungen, gewissenhaft und verträglich. Die weiteren Fragen: Wie wird man zu einem resilienten Menschen? Und haben resiliente Menschen größere Chancen, eine Krebsdiagnose zu verarbeiten bzw. mit dieser Krankheit leben zu lernen?

Luise Reddemann hat dieses Konzept weiter entwickelt und geht davon aus, dass die Stärkung der Ressourcen der Patienten und ihrer Resilienz, die Stärkung ihrer Selbstwirksamkeit, diesen dabei helfen kann, eine Krankheit wie Krebs und deren Folgen gut zu verarbeiten [4]. Beispiele für Fragen, die den Patienten helfen können, ihre eigenen Ressourcen zu erkennen und dann auch zu nützen: „Wie haben Sie das bisher geschafft?" „Was und wer hat Ihnen geholfen, wenn es schwer war in Ihrem Leben?" „Welche guten Erfahrungen verdanken Sie Ihren Augen, Ohren, Händen usw.?", um so die Aufmerksamkeit auf Gutes im Leben zu fokussieren.

Konzept der Salutogenese

Das Konzept der **Salutogenese** von *Aaron Antonovsky* geht davon aus, dass mit einem starken **Kohärenzgefühl** (> Abb. 8.2) die Diagnose und die Krankheit Krebs besser zu bewältigen sind. Dieses Kohärenzgefühl besteht aus drei Komponenten:

- **Verstehbarkeit:** „Ich kann die Krankheit und die Aufgabe, die sich mir jetzt stellt, verstehen und annehmen."
- **Bewältigbarkeit:** „Ich habe genügend Ressourcen zur Verfügung, um die Herausforderung Krebs zu bewältigen."
- **Sinnhaftigkeit:** „Hinter dem, was ich erlebe, gibt es einen Sinn – vielleicht ein größerer, der sich mir irgendwann erschließt."

Am Ende des Prozesses soll die Krankheitsbewältigung stehen, die erfolgreiche Auseinandersetzung mit den physischen, psychischen und sozialen Belastungen, die die Krankheit mit sich bringt, vielleicht auch der Sieg über die Krankheit.

Copingstrategien

Doch wie ist das möglich? Wie können Menschen unter schweren Belastungen ihre seelische Gesundheit und soziale Balance erhalten oder wiederherstellen? Und wovon hängen Erfolg und Misserfolg dieser Bemühungen ab? *A. D. Weisman*, ein Pionier der Psychoonkologie und der psychosozialen Krebsforschung, nennt hier drei Möglichkeiten:

- **Umdeutung der äußeren bedrohlichen Situation.** Beispiel: Man kann sagen und denken: „Diese Aufgaben sind zu groß und bedrohlich." Oder: „Diese vielen Aufgaben, die sich gerade in der Familie stellen, sind auch eine Chance, dass unsere Kinder selbstständiger werden und dadurch selbstbewusster."

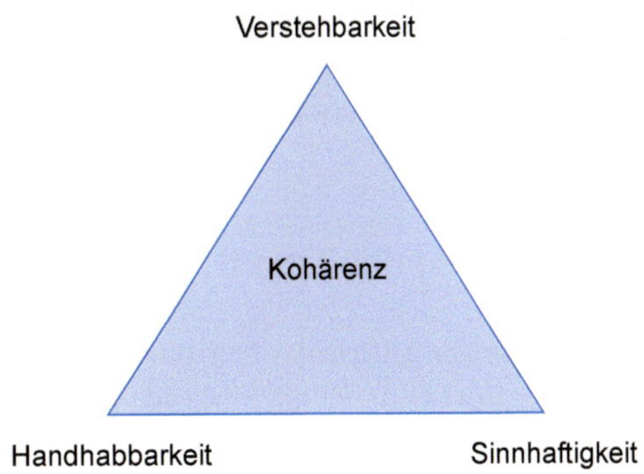

Abb. 8.2 Das Kohärenzmodell [L143]

- **Änderung der inneren Einstellung zu der Bedrohung.** Beispiel: Man kann seine Glaubenssätze bewusst ändern und nicht mehr sagen: „Krebs ist tödlich", sondern: „Es gibt viele Menschen, die eine Krebserkrankung gut bewältigt haben. Zu ihnen will ich gehören, und ich glaube an meine Kräfte und an ein gutes Schicksal oder an Gott."
- **Eingehen von Kompromissen, um größtmögliche emotionale Stabilität wiederzugewinnen.** Beispiel: Man kann sagen: „Diese Krankheit zermürbt mich und macht mich depressiv." Oder man kann sich emotional stabilisieren, indem man sagt: „Jeden Tag darf ich eine Stunde lang ‚depressiv rumhängen', dafür strenge ich mich zu anderen Zeiten etwas mehr an."

Die „beste" Copingstrategie

Viele Patienten fragen sich: Was ist am besten? Kämpfen? Den Kopf in den Sand stecken? So tun, als wäre nichts? Ganz normal weitermachen? Klagen? Jammern? Anklagen? Beten? Heilfasten? Meditieren? Ein neuer Lebenswandel? Positiv denken? Humor?

„Du musst jetzt positiv denken!" „Ich muss jetzt kämpfen!" Immer wieder werden Patienten von Angehörigen und Freunden dazu aufgefordert, positiv zu denken, immer wieder fordern sie sich auch selbst dazu auf, erlauben sich nicht, negative Gedanken aufkommen zu lassen. Aber ist positiv zu denken wirklich lebensverlängernd? Kann man den Verlauf einer Krebserkrankung durch die eigene Haltung der Krebserkrankung gegenüber wirklich beeinflussen?

Es gibt darüber noch zu wenig Wissen, zu wenige Studien und wissenschaftliche Nachweise, aber wir wissen: Ständiger Druck, positiv und optimistisch zu sein, kann den Patienten auch belasten und einsam machen. Er wagt es nicht mehr, Gefühle zu zeigen, die er oder seine Umgebung als negativ und der Gesundung nicht dienlich einstuft.

Was als hilfreich gilt (und das ist auch untersucht): eine **aktive** Haltung. Das Gefühl, selbst etwas machen zu können, selbst etwas zum eigenen Befinden beitragen zu können, macht stark und verändert das Gefühl des Ausgeliefertseins. Gelingt den Patienten eine Neuorientierung, ohne dass sie ihr bisheriges Leben und ihr eigenes früheres Verhalten als fehlerhaft verurteilen, so geht dies immer mit einer besseren Lebensqualität einher.

Beispiel

Aussagen, die eine aktive Haltung zum Ausdruck bringen

„Bisher war vielleicht manches nicht so ideal in meinem Leben, aber ich habe mich damit versöhnt, und ab jetzt und in Zukunft belohne ich mich öfters mit einer Wochenendreise."
„Ich habe die Krankheit zum Anlass genommen, einmal aufzuräumen – zu Hause, aber auch in meinen Beziehungen."
„Ich habe durch die Krankheit gelernt, mehr auf meine Lebensfreude zu schauen."
„Ich nehme mir mehr Zeit für das Zusammensein mit Freunden, mit meiner Familie."
„Die Krankheit war nicht nötig und nicht erwünscht, aber sie hat mich dazu gebracht, über Vieles nachzudenken und meine Lebensziele klarer zu definieren …"

Unterstützung der Patienten

Eine wichtige und hilfreiche Unterstützung ist die Kommunikation mit Patienten und Angehörigen. Doch selbst für erfahrene Ärzte und Pflegende ist eine gelingende Kommunikation eine große Herausforderung. Insbesondere bei schwierigen Gesprächen, wenn z. B. eine „schlimme Nachricht" überbracht werden soll oder wenn Patienten mit starken Emotionen wie Wut, Aggression, Verzweiflung oder Angst reagieren, braucht es viel Einfühlungsvermögen, Empathie und kommunikative Kompetenz.

8.3 Kommunikation mit Patienten und Angehörigen

Ziel von **Kommunikation** (*lat.* communicare = gemeinsam machen, communire = stärken) ist es, eine Verbindung zwischen Menschen herzustellen, sich zu verständigen und so zueinanderzufinden, den anderen zu verstehen, eine Gemeinsamkeit entstehen zu lassen (➤ Abb. 8.3).

In der Onkologie gehören Gespräche mit schwer kranken Menschen und/oder deren Angehörigen über deren Bedürfnisse, Anliegen und Sorgen sicher zu einer der schwierigsten und anspruchsvollsten Aufgaben. Andererseits können Gespräche für Patienten sehr hilfreich sein: Ein gutes Gespräch kann sie stützen und stärken, ihnen helfen, neue Hoffnung zu finden, sie trösten, ihnen das Gefühl geben, wertgeschätzt zu werden, ge- und beachtet zu werden, gesehen zu werden, und es kann so dazu beitragen, dass die Patienten ihren eigenen Weg finden und gehen können.

Doch wie funktioniert eine gute Kommunikation? Ist sie überhaupt erlernbar? Können Pflegende einen Patienten, dem das Schicksal „Krebs“ widerfährt, überhaupt verstehen?

Verschiedene Autoren entwickelten Modelle oder Kommunikationstools, die Strukturen vorgeben, mit deren Hilfe gute Gespräche gelingen können. Beispiel für solche Modelle: Das Vier-Ohren-Modell, SPIKES, PLISSIT, EVE, die 5Es usw.

Auf diese Tools soll hier nicht näher eingegangen werden, stattdessen möchten wir eine Formel vorstellen, die wir im Rahmen der Weiterbildung Onkologie entwickelt haben. Mit dieser Formel lässt sich eine hilfreiche Haltung für schwierige Gespräche beschreiben: WAHR DA-SEIN.

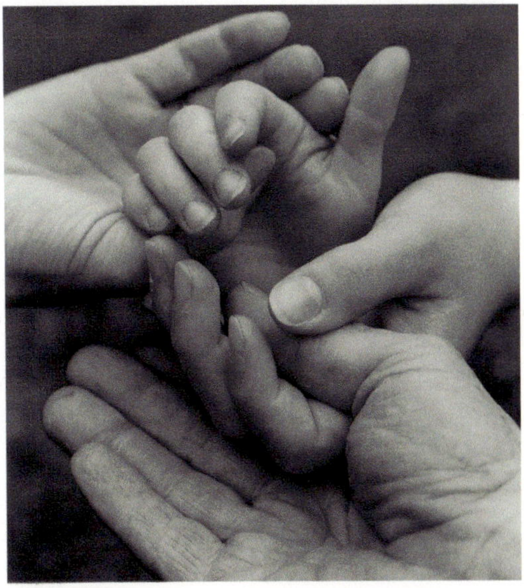

Abb. 8.3 Annehmen und Halt geben [©Ute Glaser, Kürten; www.uteglaser.de]

WAHR DA-SEIN

W steht für **Wahrnehmen:** Wahrnehmen, was ist.
A steht für **Annehmen:** Annehmen und akzeptieren, was ist.
H steht für **Halt geben.**
R steht für **Respektieren.**
DA-SEIN

W = Wahrnehmen

Wahrnehmen bedeutet, den Patienten in seiner „Welt“, in seinem Leid, in seiner Angst, aber auch in seiner Freude, seiner Hoffnung wahrzunehmen. Seine Wahrheit sehen, d. h. schauen, hinschauen, hinfühlen, erfragen und „erhören“. Stein Husebø: „Mehr fragen und zuhören als erzählen …“ ([5] S. 149).

Dabei geht es nicht um eine Bewertung oder Deutung dessen, was wir sehen, hören usw., sondern um ein offenes und unvoreingenommenes Wahrnehmen eines Menschen mit einem eigenen Wesen und einer individuellen Lebensgeschichte, der uns nun in seiner Krankheit begegnet (➤ Abb. 8.4).

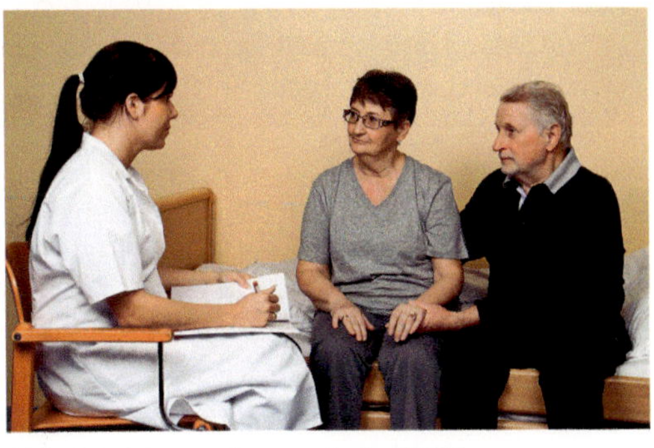

Abb. 8.4 Achtsame Kommunikation [J787]

8

Beispiel

Sätze, die die Haltung des offenen Wahrnehmens ausdrücken

„Sie liegen heute so gebeugt im Bett. Wie geht es Ihnen?"
„Auf Ihrem Nachttisch liegt ein französisches Buch. Haben Sie einen Bezug zu dieser Sprache?"
„Gestern hatten Sie ein Arztgespräch. Welche Informationen haben Sie bekommen?"
„Sie haben mir vor ein paar Tagen von … erzählt. Sind das Gedanken, die Sie noch beschäftigen?"
„Wer ist das Kind auf diesem Bild?"
„Ich sehe, dass dich das traurig macht"

Auch auf nonverbale Zeichen zu achten ist hier hilfreich: Häufig drückt der Patient mit seiner Körpersprache mehr aus, als er im Moment mit Worten sagen kann oder möchte. Diese Signale sollten wir wahrnehmen. Sie helfen uns, das zu verstehen und auf das eingehen zu können, wofür dem Patienten – im wahrsten Sinne des Wortes – die Worte fehlen.

„Wenn wir beabsichtigen, einen Menschen zu einer bestimmten Stelle hinzuführen, müssen wir uns zunächst bemühen, ihn dort anzutreffen, wo er sich befindet, und dort anfangen. Jeder, der dies nicht kann, unterliegt einer Selbsttäuschung, wenn er meint, anderen helfen zu können.
Wenn ich wirklich einem anderen helfen will … muss ich begreifen, was er verstanden hat …"

Kierkegaard, S. zit. n. [6] S. 49

A = Annehmen

Annehmen heißt, den Patienten und seine Gefühle, seine Angst, seine Trauer, seine Enttäuschung, seine Aggression, seine Verzweiflung, seinen Rückzug, aber auch seine Zuversicht, seine Hoffnung, seinen Glauben und sein Vertrauen anzunehmen. Es heißt auch, nicht „vorneweg zu laufen" oder den Patienten in eine bestimmte (Denk-)Richtung zu schieben, sondern ihn da abzuholen, wo er steht. Indem wir den Patienten, seine Gefühle und Reaktionen annehmen, fühlt er sich wertgeschätzt und kann im nächsten Schritt auch „sich selbst anschauen" und sich selbst annehmen.

Beispiel

Sätze, die die Haltung des Annehmens ausdrücken

„Das ist schwer …"
„Wenn ich Ihnen so zuhöre, denke ich, dass Sie es gerade nicht leicht haben … mit Ihrer Krankheit, mit Ihrer Tochter …"
„Wenn Sie von Ihrem Enkelkind erzählen, sehe ich viel Trauer in Ihren Augen …"
„Wissen Sie, es ist in Ordnung, wenn Sie auch mal wütend sind in dieser schwierigen Zeit …"

Die Aussagen in diesen Sätzen können unterstützt werden durch die Körpersprache des Sprechers und durch nonverbale Gesten wie Blickkontakt, stehen bleiben oder sich hinsetzen.

Sätze, die **nicht** hilfreich sind, weil sie nicht „annehmen", sondern „schieben wollen", sind:
„Das wird schon wieder …"
„Du musst jetzt positiv denken …"
„Lenken Sie sich doch ab, dann verschwinden alle trübsinnigen Gedanken, die Sie jetzt nicht brauchen können …"

„Denken Sie doch an Ihre Kinder …"
„Ich glaube, du musst dich vor deinem Mann mehr zusammenreißen …"

„Die Krise des Menschen ist immer durch fehlendes Verständnis verursacht. Was wir verstanden haben, können wir ertragen."

Williams, R. zit. n. [5] S. 130

H = Halt geben

Halt geben bedeutet, empathisch und einfühlsam dem Patienten zu signalisieren, dass man ihm „Halt" geben will, ihn nicht alleine lässt, ihm „das Geleit" geben will auf dem schweren Weg, den er zu gehen hat. Und dass man mit ihm versucht herauszufinden, wo **sein** Halt ist, **seine** Hoffnung, was ihn trägt und stützt.

Beispiel

Sätze, die Halt geben können

„Was kann ich für Sie tun?"
„Sie sind hier an einem guten Ort, und wir werden uns sehr dafür einsetzen, dass Ihre Zeit hier so gut wie möglich für Sie wird."
„Es gibt unendlich viel, was wir für Sie und Ihre Familie noch tun können."
„Wie können wir Sie/Ihre Familie jetzt am besten unterstützen?"
„Mir fällt ein Satz von Dietrich Bonhoeffer ein: ‚Von guten Mächten wunderbar geborgen, erwarten wir getrost, was kommen mag.' Könnte das auch ein Satz für Sie sein?"
„Haben Sie noch Fragen?"
„Gibt es Fragen, über die Sie gerne in Anwesenheit Ihrer Angehörigen sprechen möchten?"
„Was hat Ihnen in schweren Lebenszeiten geholfen?"

Patienten wissen, dass niemand ihren Weg übernehmen kann und wird, aber es ist leichter, einen schweren Weg zu gehen, wenn da ein anderer Mensch ist, der einem Halt gibt. Das ist unterstützend, manchmal wohltuend, manchmal erlösend. Ein Patient über seinen Arzt:

„Ich verstehe, dass er nicht in der Lage war, den Tumor zu entfernen. Er ist auch nur ein Mensch. Ich habe auch Verständnis dafür, dass er es als eine Niederlage empfindet und dass es ihm schwerfällt, zu mir hineinzukommen. Aber ich brauche ihn jetzt mehr als je zuvor."

[7] S. 504

R = Respektieren

Respektieren bedeutet, Respekt zu haben vor den Entscheidungen, die der Patient fällt: z. B. die Entscheidung gegen oder für eine Therapie, die Entscheidung dafür, Gefühle zu zeigen oder nicht, Bedürfnisse zu äußern oder nicht, seine Krankheit zu verleugnen, sich den Angehörigen oder den Pflegenden zu verweigern usw. Das heißt auch, Respekt zu haben vor der Art und Weise, wie der Patient seinen Weg geht: schnell, langsam, rücksichtslos (d. h., er schaut nicht zurück auf andere), umständlich, mit Umwegen, selbstlos (d. h., er ist ohne eigenes Selbst, er nimmt sich selbst nicht wichtig oder hat sich sogar aufgegeben), selbstsüchtig (d. h., er sucht sich selbst), zielstrebig. Die Grundhaltung ist nicht paternalistisch (bevormundend), sondern respektiert den Patienten in seiner Autonomie.

Beispiel

Sätze, die Respekt ausdrücken

„Was meinen Sie?"
„Ich finde es gut, dass Sie …"
„Was denken Sie selbst darüber?"
„Das habe ich nicht ganz verstanden, können Sie das genauer erklären?"
„Ich glaube, dass es manchmal gar nicht einfach ist zu wissen, was das Richtige ist …"

Sätze, die **nicht** respektieren:
„Sie sollten das doch noch einmal überdenken – ich würde schon mit der Chemo weitermachen."
„Ich glaube, dass Ihre Entscheidung nicht gut ist für Ihre Frau."

„Wenn einem Sterbenden erlaubt wird, stufenweise, in kleinen Schritten, mit seinem eigenen Tempo voranzuschreiten, und vorausgesetzt, er darf die dabei entstehenden Gefühle mit anderen teilen, und diese anderen überlasten ihn nicht mit ihren Ängsten, wird er sich weiterbewegen, bis er seine Situation erfassen kann, ohne von Panik oder Hilflosigkeit überwältigt zu werden."

Parkes, C. M. zit. n. [5] S. 155

Da-Sein

Die Krankheit und das damit verbundene Leid können Pflegende den Patienten nicht abnehmen, aber wenn sich die Patienten als Menschen wahrgenommen, angenommen und respektiert fühlen und wenn die Pflegenden ihnen Halt geben und für sie da sind, da, wo sie das brauchen, so werden sie ihren Weg auf ihre Weise gehen. Und sie werden letztlich die Aufgabe meistern, die sich ihnen gestellt hat, nämlich die Krankheit Krebs anzunehmen und einen Weg zu finden, mit ihr umzugehen.

Dazu ein Zitat von *Sheila Cassidy*, einer englischen Ärztin, die viele Jahre mit schwerstkranken und sterbenden Menschen gearbeitet hat:

„Langsam lerne ich im Laufe der Jahre die Bedeutung der Machtlosigkeit kennen. Das Geheimnis liegt darin, sich nicht vor ihr zu fürchten – nicht davonzulaufen. Die Sterbenden wissen, dass wir nicht Gott sind. Sie nehmen es hin, dass wir das Fortschreiten des Krebses nicht aufhalten können, den unaufhaltsamen Marsch jener schrecklichen Armee …
Alles, was sie von uns erwarten, ist, dass wir sie nicht im Stich lassen: Dass wir unsere Stellung am Fuße des Kreuzes halten. In diesem Stadium der Reise da zu sein, einfach zu sein: Das ist in vieler Hinsicht das Schwerste."

Cassidy, S. zit. n. [8] S. 345

8.4 Kommunikation im Team

Auch eine gute **Kommunikation im Team** trägt letztlich dazu bei, dass Pflegende Patienten besser wahrnehmen können, und schafft so die Voraussetzung für gute Begleitung. Aber sie ist auch wichtig, um sich selbst zu stärken, sich gegenseitig „tragen" zu helfen (➤ Abb. 8.5).

Die Betreuung der Patienten kann nur glücken, wenn die Zusammenarbeit und die Kommunikation im Team stimmen. Dazu gehören – genauso wie im Umgang mit dem Patienten – das wahr-haftige, ehrliche Miteinander, die gegenseitige Anerkennung der Kolleginnen und Kollegen mit ihren Fähigkeiten und Grenzen, das Zulassen von Schwäche und Konflikten, das Zulassen von Traurigkeit und Betroffenheit und immer wieder auch das Zulassen von Humor und gemeinsamer Freude. Regelmäßige Teamgespräche und Supervision, aber auch gemeinsame soziale Aktivitäten können sehr hilfreich sein.

Abschließend ein Gedicht von *Jorge Bucay* (geb. 1949), einem argentinischen Arzt und Psychotherapeuten, das eine „hilfreiche Haltung" beschreibt:

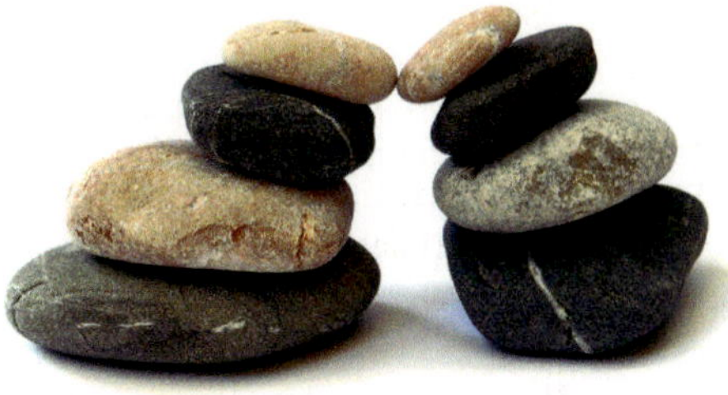

Abb. 8.5 Gute Kommunikation stärkt das Team [J787]

Ich will, dass du mir zuhörst, ohne über mich zu urteilen
Ich will, dass du mir die Meinung sagst, ohne mir Ratschläge zu erteilen
Ich will, dass du mir vertraust, ohne etwas zu erwarten
Ich will, dass du mir hilfst, ohne für mich zu entscheiden
Ich will, dass du für mich sorgst, ohne mich zu erdrücken
Ich will, dass du mich siehst, ohne dich in mir zu sehen
Ich will, dass du mich umarmst, ohne mir den Atem zu rauben
Ich will, dass du mir Mut machst, ohne mich zu bedrängen
Ich will, dass du mich hältst, ohne mich festzuhalten
Ich will, dass du mich beschützt, aufrichtig
Ich will, dass du dich näherst, doch nicht als Eindringling
Ich will, dass du all das kennst, was dir an mir missfällt, und dass du all das akzeptierst, versuch es nicht zu ändern
Ich will, dass du weißt, dass du heute auf mich zählen kannst.
Bedingungslos.

Bucay, J. zit. n. [9]

8.5 Patientenedukation

Unter **Patientenedukation** versteht man die Information, Beratung sowie die Schulung von Patienten und deren Angehörigen im stationären und ambulanten Bereich sowie auch aller an Gesundheitsfragen interessierten Menschen.

8

Schulung und Anleitung

Den Patienten zu schulen und anzuleiten bedeutet, ihm „Werkzeug" an die Hand zu geben, um so seine Selbstständigkeit und Autonomie zu fördern. Jede Schulung sollte kleinschrittig und zielorientiert sein, um so zu einem sicheren Ergebnis zu gelangen. Und sie sollte immer Hilfe zur Selbsthilfe bedeuten, d. h., Patienten und ihre Angehörigen werden in strukturierter Form angeleitet, um so Handlungskompetenz zu erwerben.

Beispiele: Schulung im Umgang mit dem Kolo- oder Tracheostoma, Anleitung zur Mund- und Zahnpflege bei einer oralen Mukositis.

Information

Informieren bedeutet, Wissen weiterzugeben und so den Wissensstand von Patienten und Angehörigen zu ergänzen und zu erweitern.

Beispiele: Informationen über das Phänomen Fatigue, um so den Patienten zu beruhigen, dass seine Erschöpfung normal ist und einen Namen hat. Informationen zu dem Wirkansatz der verschiedenen Antiemetika und den Grund, warum es sinnvoll ist, verschiedene Medikamente zu kombinieren.

Beratung

Beratung ist Dialog (➤ Abb. 8.6). Sie holt den Patienten, die Angehörigen da ab, wo er bzw. sie stehen, und entwickelt mit ihm/ihnen zusammen Lösungen für ein Problem, das ihn/sie belastet. Beratung ist Kommunikation zwischen Patienten, Angehörigen und Pflegenden mit dem Ziel, individuelle und bedürfnisorientierte Entscheidungen zu treffen und Erwartungen zu erfüllen.

Beispiele: Beratung einer Patientin zu ihren Sorgen, wie sie für ihren Partner eine „vollwertige" Frau sein kann trotz ihrer Brustamputation, trotz ihres Haarverlustes. Beratung eines Patienten zur Verhütung von Infektionen zu Hause nach einer Knochenmarktransplantation.

Das ideale Beratungsgespräch braucht auch einen guten Rahmen:

- **Raum:** Ein schwieriges Gespräch sollte möglichst an einem ruhigen und ungestörten Ort und in einer wohltuenden Umgebung stattfinden, die dem Patienten Sicherheit gibt.
- **Zeit:** Leider fehlt sie oft – dabei kommt es nicht immer auf die Länge, sondern eher auf die Konzentration und die Orientierung auf den Patienten hin an. Es kann auch sinnvoll sein, den Zeitrahmen zu Beginn festzulegen.
- **Struktur:** Das Beratungsgespräch hat immer ein Ziel, das auch benannt werden sollte.
- **Personenkreis:** Er sollte mit dem Patienten abgesprochen werden. Das Einverständnis aller ist dann Voraussetzung, um zu einem sicheren Ziel zu gelangen.
- **Inhalt:** Das ideale Beratungsgespräch „ermächtigt", statt zu „entmachten". Ein gut geführtes Beratungsgespräch gibt dem Patienten „Macht", weil es ihm Wissen vermittelt, weil es ihn „ermächtigt", seinen eigenen Weg zu suchen und zu gehen.

8.6 Psychoonkologie und Pflege

Die **Psychoonkologie** beschäftigt sich mit den psychischen und sozialen Aspekten einer Krebserkrankung. Psychoonkologen versuchen z. B. auf folgende Fragen eine Antwort zu geben: Wie wirkt sich die Erkrankung auf die Psyche und die sozialen Beziehungen aus? Wie ergeht es Kindern von krebskranken Eltern oder Kindern mit einem krebskranken Geschwister? Wie wirken sich die unterschiedlichen „Copingstrategien" auf die Überlebenszeit der Patienten aus? Können bestimmte Haltungen die Heilung durch psychoneuroimmunologische Prozesse günstig beeinflussen? Was erleben/belastet/stärkt die sog. Survivor, die eine Krebserkrankung durchlebt und

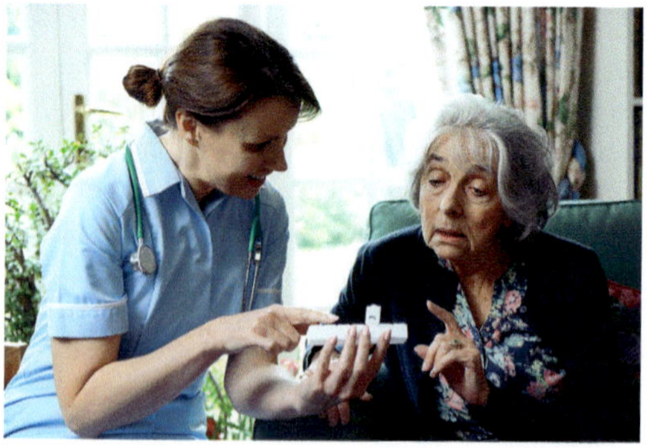

Abb. 8.6 Beratung ist Dialog [J787]

vielleicht durchlitten haben und jetzt gesund sind? Was belastet Angehörige? Wie entwickeln sich Kinder, die eine Krebserkrankung im frühen Kindesalter erlebt haben und jetzt dabei sind, erwachsen zu werden, auf der Gefühlsebene sowie auf der Körperebene? Wie verändert sich die Sexualität nach einer Krebserkrankung? Welche Art von Hilfe ist wirklich hilfreich?

Die Psychoonkologie hat sich als eigenständige Disziplin erst vor etwa 40 Jahren etabliert. Psychoonkologen sind Menschen mit einer akademischen Ausbildung (z. B. Studium der Psychologie, Sozialpädagogik, Theologie) und einer Weiterbildung in Psychoonkologie, die in Deutschland durch die gemeinsame Organisation **Weiterbildung psychosoziale Onkologie (WPO)** der Arbeitsgemeinschaft für Psychoonkologie in der Deutschen Krebsgesellschaft (PSO) und der Deutschen Arbeitsgemeinschaft für psychosoziale Onkologie (dapo e. V.) getragen wird.

Ziel der psychoonkologischen Arbeit

Die Reaktionen und Verhaltensweisen von Patienten mit einer Krebsdiagnose sind kein Ausdruck einer psychischen Störung oder Erkrankung. Natürlich können sich Patienten, ihre Stimmung und Gefühle nach einer Krebsdiagnose verändern. Ihr Verhalten kann z. B. „gereizter" sein – aber sind dies nicht nachvollziehbare Reaktionen auf die Erkrankung und ihre Behandlung? Auch Trauer angesichts einer Krebserkrankung ist eine verständliche Reaktion und kein pathologisches Gefühl. Und doch kann psychoonkologische Unterstützung der Patienten hilfreich sein.

Ziel psychoonkologischer Arbeit ist dabei immer die Verbesserung der Lebensqualität des Patienten. Dies kann geschehen durch:

- Reduktion von Angst, Machtlosigkeit und Resignation
- Verminderung von depressiven Stimmungen
- Stärkung des Patienten
- Stabilisierung des Selbstwertgefühls
- Verbesserung des körperlichen Wohlbefindens, z. B. Schmerzen, Übelkeit lindern
- Fokussierung der gesunden Seiten des Patienten, entsprechend dem Salutogenesekonzept oder dem Resilienzkonzept (➤ 8.2)

Methoden und Möglichkeiten

Es gibt verschiedene Methoden und Techniken, um die oben genannten Ziele, z. B. die Stärkung der Patienten, zu erreichen. Im Folgenden werden einige vorgestellt mit Vorschlägen, wie diese Methoden im Pflegealltag eingesetzt werden können.

Musiktherapie

Jeder Mensch hat seine eigene Musikbiografie. Schon vor der Geburt gelangen Töne, gelangt Musik an unser Ohr und begleitet uns dann ein Leben lang. Musik kann Gefühle wecken, kann in schweren Zeiten Trost spenden, kann eine Hilfe zur Entspannung sein, kann einfach Freude bereiten. Musik besitzt eine heilende Kraft, die sich auf Geist, Körper und Seele auswirkt.

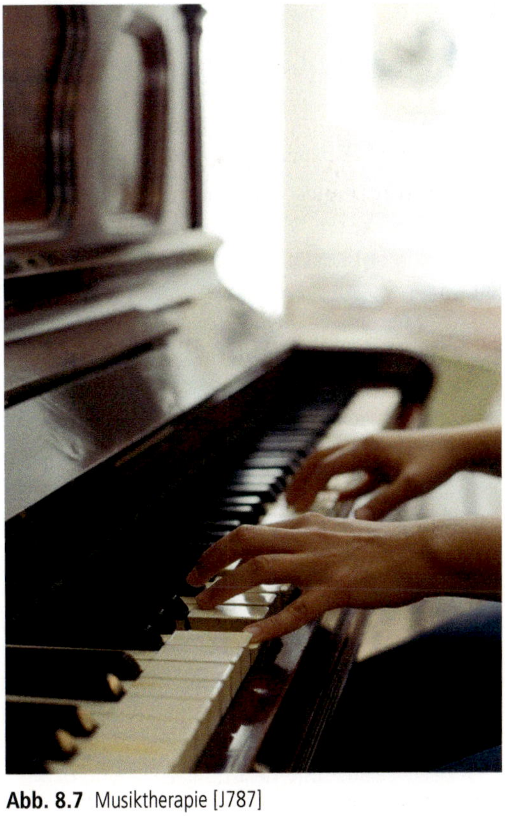

Abb. 8.7 Musiktherapie [J787]

In der Musiktherapie werden zwei Verfahren angewandt, die durch einen Musiktherapeuten begleiten werden:

- **Aktive Musiktherapie:** Der Patient macht selbst Musik (➤ Abb. 8.7). Die Musiktherapie bietet eine große Auswahl an Instrumenten (Vibrafon, Gongs, Trommeln, Klavier, Blasinstrumente, Harfe etc.). Auch ohne musikalische Vorkenntnisse können die Instrumente zum Klingen gebracht werden. Es geht nicht um das Erlernen eines Instruments, sondern um das Ausdrücken und Erleben von Emotionen mithilfe des Instruments. Die gespielte Musik kann ggf. aufgenommen werden, und die Patienten können sie dann zu einem späteren Zeitpunkt immer wieder anhören.
- **Rezeptive Musiktherapie:** Der Patient hört Musik. Manche Menschen wollen lieber hören und zuhören als selbst Musik zu machen. Die ausgewählte Musik kann z. B. eine besondere Bedeutung für die Patienten haben, sich auf deren Musikbiografie beziehen und ihnen so positive Gefühle vermitteln und als „Balsam für die Seele“ empfunden werden.

Beispiel

Eine Patientin auf der Palliativstation hört Harfenmusik des Musiktherapeuten. Sie empfindet sie als so wohltuend, dass sie sich wünscht, diese Klänge auch in ihrer Sterbestunde zu hören. Und zur Überraschung aller ist der Musiktherapeut zu dieser Zeit gerade „zufällig“ auf Station, und die Patientin kann, umhüllt von „ihrer“ Musik, ihren Abschied nehmen.

Musiktherapie wird von speziell ausgebildeten Musiktherapeuten angeboten.

Musiktherapie und Pflege

Auch auf Station kann eine CD-Sammlung vorhanden sein, die den Patienten zur Verfügung gestellt wird. Es gibt Erkenntnisse, dass klassische, „harmonische" Musik (z. B. „Air" von Bach, Mozart ...) wohltuender ist als z. B. harte Rockmusik. Aber es gilt die Regel: Der Patient spürt selbst, was er braucht und was ihm guttut.

Kunsttherapie

8

In der Kunsttherapie werden verschiedene künstlerische Fertigkeiten wie Zeichnen, Malen, Collagieren und Plastizieren verwendet. Dies erleichtert ihm den Zugang zur neuen Realität („Ich bin krank“), der er sich stellen muss: Der Kranke kann über sein Bild, sein gestalterisches Werk seine Gefühle – sowohl seine Ängste als auch seine Stärken und Hoffnungen – ausdrücken und erkennen. Das ist insbesondere dann hilfreich, wenn er sich mithilfe von Worten nur unzureichend mitteilen kann (➤ Abb. 8.8).

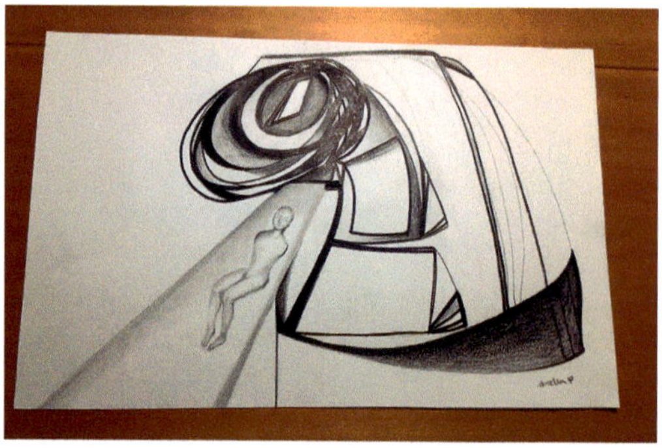

Abb. 8.8 Kunsttherapie ermöglicht es, das Erleben sichtbar zu machen [P237]

Beispiel

Eine Patientin zeichnet ihr Erleben der Strahlentherapie (➤ Abb. 8.8). Das Bild ist schwarz-weiß, das Gerät im Bild füllt fast das ganze Blatt aus, sie selbst liegt ganz klein ohne Hände auf einer Untersuchungsliege. Erst beim Anschauen wird der Patientin bewusst, wie klein sie sich fühlt und wie sehr ihr – die bisher immer die Macherin in der Familie war – in dieser Krankheitszeit „die Hände gebunden sind“. So kann sie über ihre Belastungen sprechen.

Kunsttherapie wird von speziell ausgebildeten Kunsttherapeuten angeboten.

Kunsttherapie und Pflege

Pflegende können Patienten ermuntern und ermutigen, kreativ zu sein – zur eigenen Entspannung, vielleicht auch zur Verarbeitung von Erlebtem. Realistischer im Klinikalltag ist es, Kunst- und Fotobücher auf der Station bereitzuhalten, anhand derer Patienten sich wiedererkennen können: „So geht es mir auch", und dann ihre Sorgen evtl. leichter „loswerden".

Poesie- und Bibliotherapie

Bibliotherapie bedeutet den Einsatz von Geschriebenem, von Literatur, von Büchern zur Unterstützung von Menschen in schwierigen Situationen. Die „Bücher", das Geschriebene, können vom Patienten selbst geschaffen werden, oder er kann Texte, Gedichte oder Bücher, die andere Menschen geschrieben haben, für sich nutzen. So kann auch hier zwischen aktiver und rezeptiver Therapie unterschieden werden.

- **Aktive Bibliotherapie:** Der Patient wird dazu angeleitet, selbst Texte zu verfassen und darüber zu sprechen. Inhalte der Texte können z. B. Erlebnisse, körperliche und psychische Beschwerden oder auch reine Erfindungen des Patienten sein. Damit werden der Prozess der Krankheitsbewältigung und die Selbstreflexion unterstützt. Es kann sowohl in Gruppen als auch in Einzelsitzungen gearbeitet werden.
- **Rezeptive Bibliotherapie:** Durch das Lesen oder Vorlesen von Literatur, von Geschichten, Gedichten und/oder Märchen können indirekt eigene Probleme erkannt und benannt werden. Das Lesen und Vorlesen dient auch zur Entspannung und zur Reduktion von Ängsten.

Beispiel

Eine Patientin wünscht sich, Aschenputtel vorgelesen zu bekommen. Nach einer Weile der Stille sagt sie: „Ich bin auch wie das Aschenputtel. Ich hab' mich auch nie so recht getraut." So kann ein Gespräch entstehen, in dem die Patientin über ihr bisheriges Leben nachdenkt.

Bibliotherapie und Pflege

Es gibt viel „wohltuende" Literatur: Sammlungen von „heilsamen" Geschichten, Gedanken, Belletristik, Lyrik. Aber auch Biografien von Menschen, die Schweres bewältigt haben, sind manchmal hilfreich und können in einer Patientenbibliothek aufgenommen werden. Diese sollte jedoch auch Humorvolles enthalten – Lachen, Humor, Heiterkeit können auch gesund sein.

Eine andere Möglichkeit ist es, Angehörige anzuregen, ein schönes leeres Buch mitzubringen, das zum Tagebuch werden kann – zum „Seelenbuch", wie es eine Patientin nannte.

Imagination

Die Imagination (*lat.* imaginare = sich etwas vorstellen) ist eine Fähigkeit des Menschen, innere Bilder zu entwickeln. Architekten wenden sie an, wenn sie Häuser planen, Skirennfahrer, wenn sie sich einen Abfahrtshang vorstellen, Kinder, wenn sie spielen und sich in Rollen hineinversetzen. Auch im normalen Alltag spielt diese Fähigkeit zu imaginieren eine Rolle: Wir denken in Bildern, wenn wir Begriffe hören, z. B. „Zellgift" oder im Gegensatz dazu „heilsame Flüssigkeit". Innere Bilder wirken auf unser Denken und Fühlen und können so auch innere Prozesse beeinflussen. Man unterscheidet zwischen gelenkter Imagination und freien Bildern.

- **Gelenkte Imagination:** Bei der gelenkten Imagination gibt der Therapeut (oder der „Sprecher") Bilder vor, z. B. schildert er einen Strandspaziergang und beschreibt dem Zuhörenden alle Sinneserfahrungen, die möglich sind: das Rauschen der Brandung und der Wellen, die anrollen und sich wieder entfernen, der weite Blick über den Horizont, die Farben des Himmels, der warme Sand zwischen den Zehen, der

Geruch des Salzes, die Wärme der Sonne auf der Haut ... So taucht der Patient in eine für ihn angenehme und wohltuende Welt ein.

- **Freie Bilder:** Es ist auch möglich, dass der Sprecher den Patienten anregt, eigene Bilder zu schaffen, z. B. die Vorstellung von einem „guten Ort", an den sich der Patient zurückziehen kann, den er immer wieder zur eigenen Entspannung aufsuchen kann. Dabei kann dieser Ort ganz unterschiedlich sein: Für den Einen ist es der eigene Garten, für den Anderen ein alter Baum, für den Dritten ein breiter Strand, für den Nächsten ein norwegischer Fjord usw. Der Sprecher kann den Patienten mit Fragen unterstützen, sich diesen Ort genau anzusehen und sich so hineinzufühlen in eine wohltuende Situation: Wie schaut der Ort aus? Sind da Menschen? Welche Jahreszeit ist gerade? Wie riecht es da?

Diese Imaginationstechniken bedürfen der Übung, sodass die gewünschten Erfolge möglicherweise erst nach einigen Sitzungen eintreten.

Imagination und Pflege

Allein durch die Sprache können gute oder wenig hilfreiche innere Bilder geschaffen werden: Wird ein Medikament mit der Bemerkung verabreicht: „Das hilft gegen Ihre Schmerzen", hört der Patient das Wort **Schmerzen.** Lautet der begleitende Satz dagegen: „Das wird Ihnen guttun", dann hört er **guttun.** Negative Suggestionen mit Wörtern wie „Zellgift" oder „Giftschrankschlüssel" sollten daher vermieden werden.

Auch CDs mit Imaginationsübungen können die Patienten vorübergehend „mitnehmen" in wohltuende Situationen. Es gibt sogar die Idee, dass Patienten sich Vorstellungen machen von den Prozessen in ihrem Körper und so Beschwerden lindern bzw. Heilungsprozesse beeinflussen können. Beispiele: Schmerzlinderung durch die imagnierte Vorstellung von entspannten Muskeln. Schlafförderung durch das „Ausatmen" von Sorgen. Die Vorstellung, dass durch die Strahlenbehandlung eine die Krebszellen vernichtende Energie in den Körper gelangt. Das Bild, dass die eigenen T-Zellen große, fähige und machtvolle Zellen sind, die die unförmigen und ungeschickten kleinen Krebszellen angreifen und sie vernichten. Beeinflussung der Atemnot durch bewusstes langsames Entleeren der Lunge (siehe dazu auch Abschnitt „Atemtherapie").

Entspannung

Für den Körper sind ausreichende Schlaf- und Entspannungsphasen notwendig. Patienten mit onkologischen Erkrankungen befinden sich häufig in ständiger Anspannung. Entspannungsübungen können dem entgegenwirken, da sie sich positiv auf Angst- und Stresszustände auswirken. Die bekanntesten Entspannungsverfahren sind:

Progressive Muskelrelaxation (PMR) oder progressive Muskelentspannung (PME)

Der schwedische Arzt *Edmund Jacobson* erfand ein einfaches Anti-Stress-Training nach der Formel: „Anspannen und Entspannen", das als **progressive Muskelrelaxation** bekannt wurde. Die Beobachtung von Jacobson war, dass die Anspannung der Muskulatur häufig mit innerer Unruhe, Angst und psychischer Spannung einhergeht. Umgekehrt kann eine gezielte Entspannung und ein „Loslassen" der Muskulatur eine körperliche und geistig-seelische Entspannung bewirken. Die Produktion von Stresshormonen nimmt ab, der Herzschlag reduziert sich, die Atmung wird ruhiger und der Blutdruck sinkt.

Das Entspannungsprogramm läuft immer nach dem gleichen Schema ab. Bestimmte Muskelgruppen werden angespannt, die Spannung kurz gehalten und anschließend wieder gelockert. Nach diesem Schema werden die Muskeln von Gesicht, Hals, Nacken, Armen, Bauch, Gesäß, Rücken, Beinen und Füßen angespannt und gelockert. Der Vorteil der PMR liegt darin, dass sie leicht und schnell erlernt werden kann.

Atemtraining/-therapie

Im Gegensatz zum Herzschlag und vielen anderen Vorgängen im Körper lässt sich die Atmung willentlich beeinflussen. Da unsere Atmung eine indirekte Wirkung auf die Herzfrequenz hat, gelingt es, mit einem **Atemtraining** einen Entspannungszustand herbeizuführen. So lässt sich durch langsames und bewusstes Atmen der Herzschlag reduzieren, durch gezieltes, ruhiges Atmen kann ein entspannter Zustand erreicht werden.

Tipps für eine entspannte Atmung:

- Bewusst atmen – das Kommen und Gehen des eigenen Atems beobachten. Sich dabei vorstellen, dass beim Einatmen Kraft und Energie getankt werden, beim Ausatmen dagegen Verbrauchtes aus dem Körper transportiert wird.
- Lange und tief ausatmen (doppelt so lang wie bei der Einatmung). So kann die Lunge „alte" Luft entleeren und Platz für frische Luft schaffen, die ganz von alleine ihren Weg findet. Patienten sollten also eher aufgefordert werden, **tief auszuatmen,** statt einzuatmen!
- Die Atmung durch einen angenehmen Duft unterstützen, z. B. ein ätherisches Öl.
- Durch die Nase einatmen, in den Bauchraum atmen, beim Ausatmen die „Lippenbremse" einsetzen und das mit einem Seufzen oder einem Ton verbinden. Singen normalisiert die Atmung!
- Im Stehen Beine schulterbreit öffnen und mit leicht gebeugten Knien sicher auf dem Boden stehen. Beim Ausatmen spüren, wie das Gewicht des Köpers über die Beine auf den Boden drückt. Beim Einatmen Kraft und Energie aus der Erde aufnehmen.

Autogenes Training

Der Begriff **autogenes Training** kommt aus dem Griechischen und bedeutet so viel wie „sich selbst entspannen". Das autogene Training wurde von dem Psychiater Johannes Heinrich Schultz entwickelt. Durch passive Konzentriertheit und Autosuggestion wird Einfluss auf die Körperregulation genommen und so die Atmung, die Durchblutung und der Herzschlag beeinflusst.

Beim Erlernen des autogenen Trainings wird mit der Schwere- und Wärmewahrnehmung begonnen. Später vertiefen zusätzliche Organübungen die Körperwahrnehmung. Die Entspannung automatisiert und intensiviert sich durch die passive und gelassene Konzentration. Rhythmisch ablaufende Körpervorgänge wie Herzschlag oder Atmung können fokussiert werden. Weiter können auch persönliche Leitsätze gebildet werden, die auf die Reduktion von Symptomen abzielen, wie etwa der Satz: „Meine Abwehrzellen sind in der Lage, sich mit den Tumorzellen auseinanderzusetzen."

Qigong

„Qi" steht in der chinesischen Sprache für Luft, Atem, Lebenskraft und Ernährung. „Gong" bezeichnet die festen Übungsregeln und die Zeit, in der man Qi aufnimmt, umwandelt und in einer günstigen Art fließen lässt. **Qigong** ist eine Trainingskunst, in der mit speziellen Übungen in einer bestimmten Zeit die Lebensenergie mobilisiert und verstärkt wird. Durch die Übungen wird Qi durch den Körper geleitet, Blockaden werden gelöst.

Qigong wirkt regulierend auf die Atmung, das Nervensystem, den Kreislauf und den Stoffwechsel. Es stärkt das Immunsystem und fördert die Konzentration, die Erinnerungskraft und die Lernfähigkeit. Hinter den langsamen, gleitenden Bewegungen in der Luft verbirgt sich eine alte chinesische Heilmethode, deren Wert auch in Europa immer mehr erkannt wird.

ZITIERTE LITERATUR

1 Wander M. Leben wär' eine prima Alternative. 16. Auflage. München: Luchterhand, 1983.
2 Zettl S. Krebs und Sexualität. Ein Ratgeber für Krebspatienten und ihre Partner. Bonn: Weingärtner, 1996.
3 Kübler-Ross E. Interviews mit Sterbenden. Stuttgart: Kreuz, 2009.
4 Reddemann L: Eine Reise von 1000 Meilen beginnt mit dem ersten Schritt. 11.Auflage. Herder, 2007
5 Husebø S. Kommunikation. In: Husebø S., Klaschik E (eds.). Palliativmedizin. 3. Auflage. Berlin: Springer, 2009. p. 119–177.
6 Husebø S. Ethik. In: Husebø S., Klaschik E (eds.). Palliativmedizin. 3. Auflage. Berlin: Springer, 2009. p. 37–115.
7 Husebø S. Die Rolle des Arztes. In: Husebø S., Klaschik E (eds.). Palliativmedizin. 3. Auflage. Berlin: Springer, 2009. p. 493–527.
8 Husebø S. Psychosoziale Fragen. In: Husebø S., Klaschik E (eds.). Palliativmedizin. 3. Auflage. Berlin: Springer, 2009. p. 289–357.
9 http://undeutsch.kulando.de/post/2005/09/16/ich_will_jorge_bucay (letzter Zugriff: 8.10.2011).

KAPITEL

9 Nachsorge

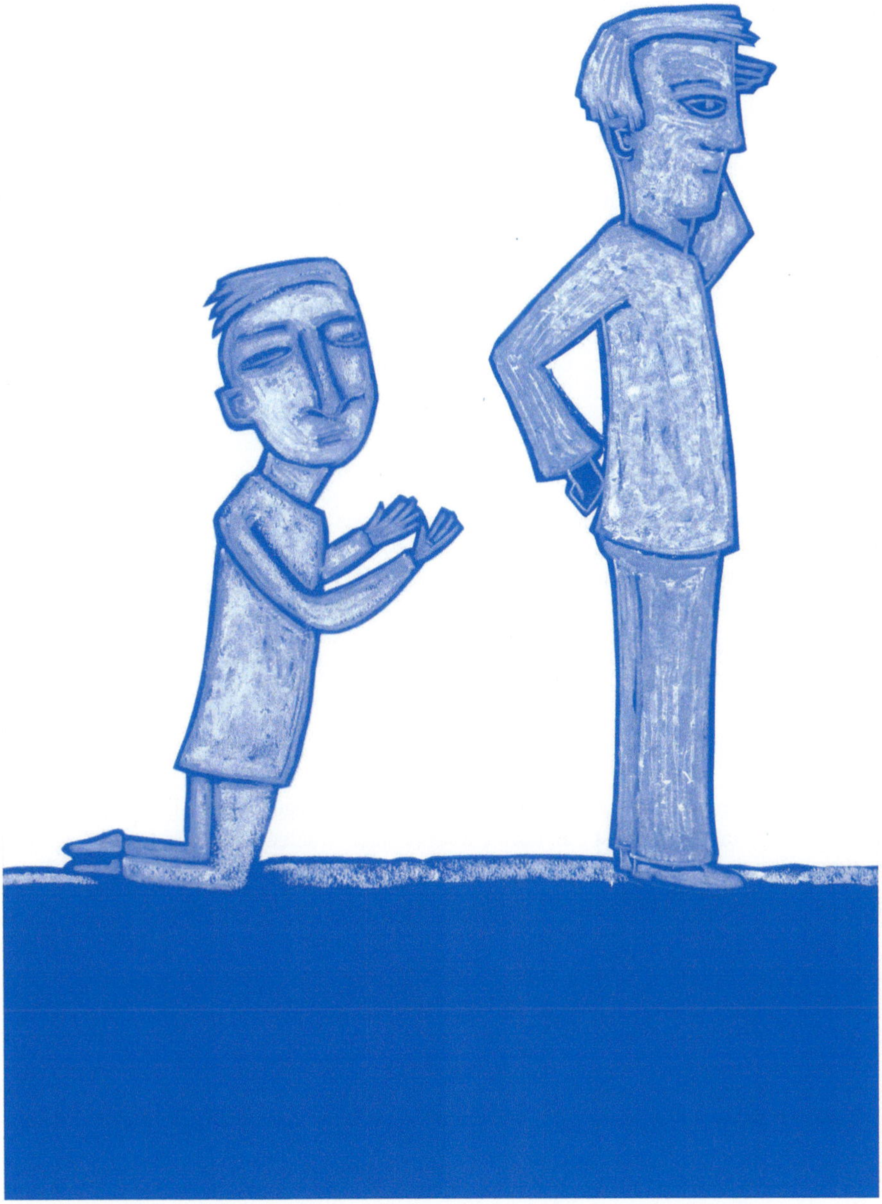

Die Therapie ist abgeschlossen, der Patient hat seine Krebserkrankung überstanden. Nun kann und soll der normale Alltag wieder einkehren. Doch mit der Entlassung aus dem Krankenhaus und/oder dem Abschluss der Therapie ist die Krebserkrankung für die meisten Menschen nicht überwunden. Es braucht in der Regel einige Zeit, bis der Körper sich erholt hat und sich das Gefühl und die innere Sicherheit einstellen, wieder gesund zu sein. Eine Patientin: „Das dauert lange, bis der Kopf bei der Bewältigung der Krebserkrankung dem Körper folgt."

Auch aus medizinischer Sicht bleibt der Betroffene ein Patient, solange Nachsorgetermine notwendig sind oder Medikamente eingenommen werden. Ob er sich selbst weiter als Patient fühlt, ist eine Frage der persönlichen Wahrnehmung. Für viele Betroffene bleibt die Angst vor einem möglichen Rückfall noch lange Zeit bestehen. Dabei sind Statistiken über Heilungsraten für den einen tröstlich, für den anderen eher beunruhigend („Gehöre ich zu den einen oder den anderen?"). Einige Tumorarten und deren Behandlung haben längerfristige oder dauerhafte Folgen wie z. B. eine SZT oder eine Stomaanlage und erinnern den Patienten möglicherweise sogar lebenslang an die durchlebte Krankheit. „Ich hatte den Krebs überstanden, aber es war nie mehr wieder wie vorher und immer bleibt die Angst" – so die Aussage einer Patientin. Oft müssen Lebenspläne umgeschrieben werden und nicht für alle onkologischen Patienten ist die Rückkehr in das „alte Leben" oder an den früheren Arbeitsplatz einfach oder möglich. Die **Wiedereingliederung in das Alltagsleben** sollen Rehabilitationsmaßnahmen erleichtern.

9.1 Rehabilitation

Medizinische Rehabilitation

Die **Rehabilitation** soll dazu beitragen, den Betroffenen so weit wie möglich wieder in den Alltag zurückzuführen. Es geht darum, die körperlichen und seelischen Folgen der Krebserkrankung zu bearbeiten, zu lindern oder aufzulösen, einer Chronifizierung von Problemen vorzubeugen oder auch mit den Folgen leben zu lernen.

Die Rehabilitation gehört ebenso zur Behandlung einer Krankheit wie die Therapie. Sie kann stationär, aber auch ambulant erfolgen.

Anschlussheilbehandlung

An den Krankenhausaufenthalt kann sich direkt oder spätestens 14 Tage nach der Entlassung die Anschlussheilbehandlung (AHB) anschließen. Ist z. B. noch eine adjuvante Strahlentherapie indiziert, beginnt die AHB nach Beendigung der Therapie. Dafür gibt es spezielle Nachsorgekliniken, die sowohl mit den körperlichen als auch mit den psychischen Problemen von onkologischen Patienten vertraut sind.

Wichtig

Der Antrag für die AHB muss bereits im Krankenhaus durch den hausinternen Sozialdienst gestellt werden.

Onkologische Rehabilitation/Kur

Ist eine Erstbehandlung beendet, wird besprochen, ob eine Kur sinnvoll erscheint. Sie soll den Betroffenen seelisch und auch körperlich festigen, das Allgemeinbefinden verbessern und ihm dabei helfen, ins alltägliche

Leben und in den Beruf zurückzufinden. Die onkologischen Nachsorgeleistungen kann der betreuende Arzt, aber auch der Betroffene selbst beantragen.

Berufliche Rehabilitation

Für viele junge Betroffene ist es enorm wichtig, so bald wie möglich wieder in den Berufsalltag einzusteigen. Der Beruf und das Erleben, wieder ein Teil der Gesellschaft zu sein, geben vielen Menschen Selbstvertrauen, Sicherheit, Bedeutung und Normalität, die sie während der Behandlung nicht hatten. Die beruflichen Rehabilitationsmaßnahmen sollen den Betroffenen wieder vollständig in Arbeit, Beruf und Gesellschaft eingliedern. Zusammen mit den Rehabilitationsberatern, Psychologen und/oder den Beratern der Rentenversicherungsträger können Maßnahmen zur beruflichen Rehabilitation eingeleitet werden. Berufliche Aus- und Weiterbildungen können auch dazu beitragen, den Arbeitsplatz zu sichern. Ist ein Betroffener dem beruflichen Alltag noch nicht voll gewachsen, kann die Tätigkeit auch schrittweise wieder aufgenommen werden.

Falls aufgrund der Krebserkrankung der erlernte Beruf nicht mehr auszuüben ist, kann eine Umschulung nötig sein.

Nachsorgekalender

Der Nachsorgekalender ist ständiger Begleiter des Krebspatienten. Es wird vom Arzt ausgestellt und dient einerseits dem Patienten als Hilfe und Gedächtnisstütze, andererseits aber auch der genauen Dokumentation für ein sog. Tumorregister: Bei jedem Nachsorgetermin wird dokumentiert, welche Medikamente der Betroffene bekommt und welche Untersuchungen gemacht wurden. Des Weiteren werden in den Nachsorgekalender die nächsten Termine eingetragen.

9.2 Spätschäden der Therapie einer Krebserkrankung

Eine Krebserkrankung und die zur Behandlung erforderlichen Therapien stellen fast immer einen großen Eingriff in das normale Körpergefüge dar. So kann ein von Krebs befallenes Organ auch nach einer Heilung oft seine ursprüngliche Funktion nicht mehr vollständig oder gar nicht mehr erfüllen.

Leider führt manchmal nicht nur die Erkrankung an sich zu Problemen im späteren Leben, auch die verschiedenen Therapieansätze wie Operation, Bestrahlung oder internistische Tumortherapie können Spätfolgen hervorrufen. Diese Spätfolgen werden meist noch verstärkt, wenn Therapien miteinander kombiniert wurden.

Körperliche Spätschäden

- **Herz:** Das Herz kann durch verschiedene Zytostatika und/oder durch Bestrahlung im Thoraxbereich oder durch Target Therapien geschädigt werden. Erhöht ist das Risiko vor allem für besonders junge Patienten. Dabei können Schäden an allen Teilen des Herzens auftreten, die sich oft erst viele Jahre nach dem Ende der Therapie manifestieren.
- **Lunge:** Nach einer Bestrahlung kann es langfristig zu einer Fibrosierung des bestrahlten Gewebes kommen, was zu einer Atembeeinträchtigung führen kann.

- **Gehör:** Bei bestimmten Zytostatika und nach einer Schädelbestrahlung kann es zu Hörschäden bis hin zur Taubheit kommen. Hier ist Nachsorge besonders wichtig, da unerkannte Hörschäden bei Kindern zu Entwicklungsstörungen führen können.
- **Nieren:** Durch Bestrahlung im Bereich der Nieren kann es zu Verwachsungen kommen, die rein mechanisch den Harnfluss behindern. Zytostatika wirken, wenn entsprechende Supportivmaßnahmen während der Applikation durchgeführt werden, selten nephrotoxisch.
- **Binde- und Stützgewebe:** Durch Operationen und/oder Bestrahlungen kann es v. a. bei Kindern zu Wirbelsäulenverkrümmung oder Beinlängendifferenz kommen.
- **Peripheres Nervensystem:** An den peripheren Nerven können bestimmte Zytostatika eine sog. Neuropathie hervorrufen, die langfristig oder auch dauerhaft bestehen bleiben kann. Sie kann sich zeigen als Sensibilitätsstörungen, Taubheitsgefühl, Kälteempfindlichkeit oder Kribbeln in den Fingern oder Gangunsicherheit in den Füßen. Ob Zytostatika auch neurotoxisch auf das ZNS und das Gehirn wirken können, wird derzeit noch erforscht. Durch Hirntumoren und deren Behandlung kann es allerdings zu verschiedenen Einschränkungen und Störungen im ZNS kommen.
- **Darm:** Bei Bestrahlung im Darmbereich kann es zu dauerhaften Durchfällen oder auch zu einer Fibrosierung des Gewebes und somit zu Transportstörungen kommen.
- **Geschlechtsorgane:** Ganzkörperbestrahlungen und bestimmte Zytostatika können dazu führen, dass bei Männern die Produktion von Spermien, bei Frauen die Hormonproduktion an den Eierstöcken stark eingeschränkt oder ganz eingestellt wird. Beides kann sich allerdings später mitunter wieder normalisieren.
- **Schilddrüse:** Eine Bestrahlung im Bereich der Schilddrüse kann zu einer Unterfunktion oder zu einer bösartigen Schilddrüsenerkrankung führen.
- **Zweiterkrankungen:** Das Risiko an einer anderen Tumorart zu erkranken, ist für langfristig geheilte Patienten nicht höher als bei gesunden Menschen. Durch die Therapie kann es jedoch, meist mit großem zeitlichen Abstand, zu einer zweiten Krebserkrankung (sekundäre maligne Neoplasie, SMN) kommen. Insgesamt liegt die Häufigkeit für eine solche sekundäre Krebserkrankung bei etwa 3 %. Es treten dann z. B. Mammakarzinome (vor allem nach Morbus Hodgkin), Schilddrüsenkarzinome (vor allem nach Morbus Hodgkin und ALL), Hirntumoren (vor allem nach primärem Hirntumor) und AML (vor allem nach ALL und Morbus Hodgkin) auf.

Psychosoziale Spätfolgen

In Bezug auf die Patienten

Eine Krebserkrankung und ihre Behandlung ist immer ein Einschnitt im Leben und in gewisser Weise eine Grenzerfahrung. Viele Patienten verarbeiten diese Situation ohne Probleme.

Bei anderen können verschiedene psychische und soziale Probleme auftreten: Im psychischen Bereich können sich die durchlebten Erfahrungen z. B. in ungewöhnlich starken Gefühlsreaktionen auf relativ geringe Belastungen („Ich weine bei jeder Kleinigkeit") oder auch als emotionale „Taubheit" und Teilnahmslosigkeit äußern. Etwa die Hälfte aller Betroffenen zeigt oft erst Jahre nach der Erkrankung solche Zeichen. Treten mehrere Symptome gleichzeitig auf, spricht man von einer *posttraumatischen Belastungsstörung (PTBS)* oder einem *posttraumatischen Stresssyndrom (posttraumatic stress disorder, PTSD),* einer anerkannten psychischen Erkrankung, die einer Behandlung bedarf und auch behandelt werden kann. Unbehandelt können daraus weitere psychische Probleme (z. B. Angststörungen, Depressionen) erwachsen. Zugleich belastet ggf. die schon beschriebene Fatigue ehemalige Patienten. Wenn sie langfristig bestehen bleibt, ist sie oft nicht mehr eine Folge der gestörten Blutbildung (das Knochenmark hat sich längst erholt), sondern beeinflusst von der Art, wie ein Krebspatient seine Krankheit verarbeitet hat und wie er mit den Folgen umgeht.

Daneben kann es zu sozialen Problemen, z. B. im schulischen, beruflichen oder privaten Bereich, kommen. Kinder können sich trotz einer oft hohen Leistungsbereitschaft, die sie nach einer durchlebten schweren Erkrankung immer wieder zeigen, zurückziehen. Erwachsene reduzieren ihre sozialen Kontakte oft schon während der Erkrankung, und eine gewisse Vereinsamung kann ferner durch den Rückzug von Freunden entstehen, die im Umgang mit der Krankheit unsicher und hilflos sind.

In Bezug auf die Angehörigen

Die Angehörigen sind von der Erkrankung des Patienten ebenfalls stark betroffen, weshalb es auch bei ihnen zu psychischen Problemen kommen kann. Besonders bei Kindern, deren Eltern oder Geschwister erkrankt sind oder waren, treten oft Verhaltensauffälligkeiten (im ersten Jahr nach Diagnosestellung bei rund 80 % der Kinder!) auf. Dennoch hat eine Krebserkrankung meist keine bleibenden negativen Folgen für das familiäre Gefüge und erhöht nach Auskunft vieler Betroffener eher das Zusammengehörigkeitsgefühl.

Verhinderung von Spätschäden

Mit Sicherheit lassen sich Spätschäden, sowohl im körperlichen als auch im psychosozialen Bereich nicht völlig verhindern, es gibt jedoch durchaus Möglichkeiten der Vorbeugung.

Während man bei einer Bestrahlung relativ wenig Einfluss auf Spätschäden hat (die sich allerdings durch eine exakte Bestrahlungsplanung einschränken lassen), kann man bei der Zytostatikatherapie durchaus einige Dinge während der Applikation bzw. während der Therapiezeit beachten:

- Genaues Einhalten der Einlaufgeschwindigkeiten bei Zytostatikagabe und der Verabreichung von Begleitmedikationen
- Gute Überwachung der Ausscheidung
- Beachtung der Supportivmaßnahmen, z. B. Mesna-Gabe bei Cyclophosphamid und Wässerung bei Cisplatin
- Regelmäßige Kontrolluntersuchungen von gefährdeten Körperfunktionen, z. B. Hörtest, EKG
- Gute Aufklärung von Patient und Angehörigen, um Spätschäden möglichst früh erkennen und behandeln zu können

Bei Kindern ist es für die Minimierung der psychischen Spätfolgen z. B. möglich, schmerzhafte oder angstbesetzte Eingriffe mithilfe guter psychischer Betreuung oder in Sedierung durchzuführen. Eine gute und altersentsprechende Aufklärung ist sehr wichtig. Die Unterstützung der Angehörigen, besonders der Eltern, ist immer auch eine Hilfe für den Patienten.

Für die soziale Wiedereingliederung kann z. B. ein Aufklärungsbesuch in der Schule oder der Kontakt zu Vorgesetzten in der Arbeitswelt durch Mitarbeiter des Behandlungsteams hilfreich sein. Auch Selbsthilfegruppen oder Nachsorgeprojekte können Unterstützung geben.

LITERATUR

1 Schwerpunktthema: Survivorship (Über-)leben mit Krebs. Forum onkologische Pflege Heft 4/2015.

KAPITEL

10 Onkologie in verschiedenen Lebensaltern

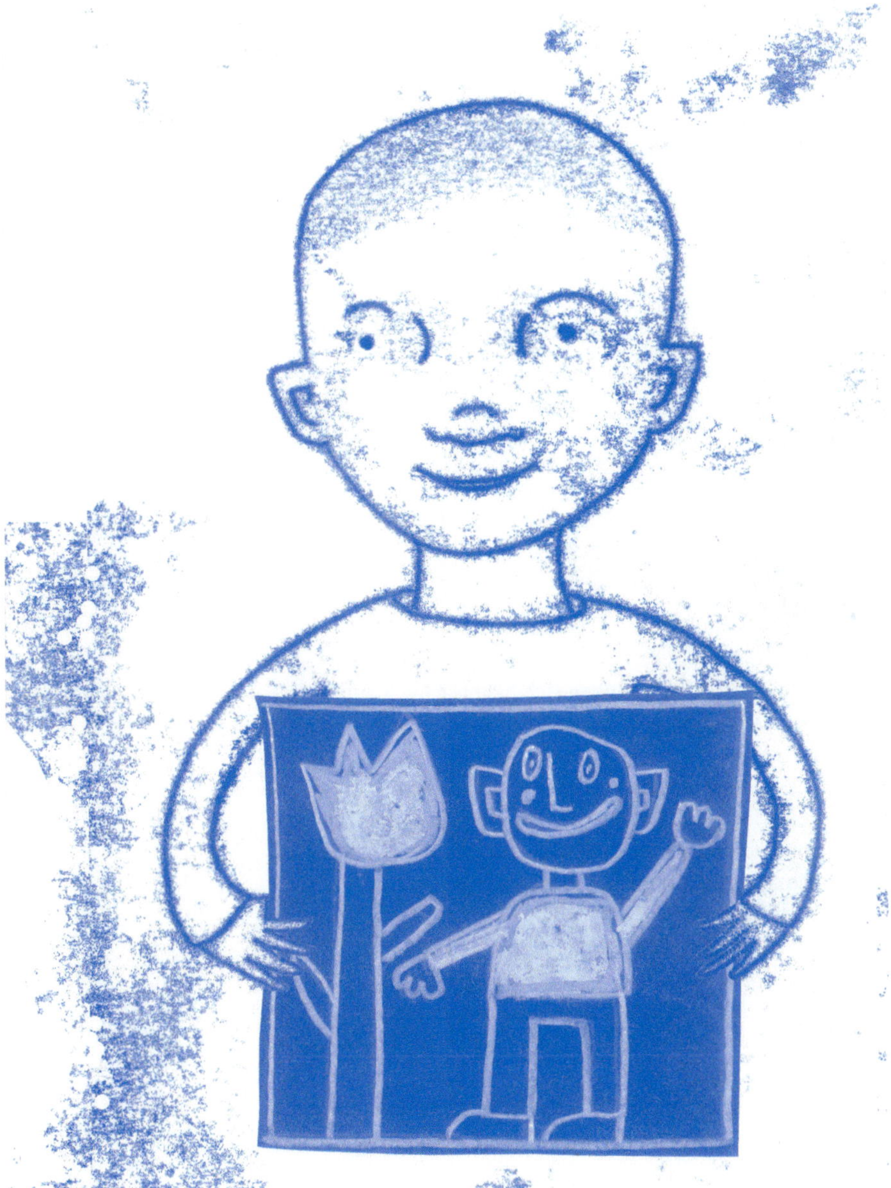

Die Pflege kleiner Menschen am Anfang ihres Lebens und die Pflege alter Menschen am Ende eines langen und besonderen Lebenswegs ist eine besondere Aufgabe mit spezifischen Anforderungen.

10.1 Pädiatrische Onkologie

Obwohl die **Kinderonkologie** ein vergleichsweise kleiner Bereich der Medizin ist, muss ihm dennoch gesonderte Aufmerksamkeit zukommen. Kinder sind keine kleinen Erwachsenen, und dementsprechend unterscheiden sich die Kinderkrebskrankheiten von denen erwachsener Menschen. Die Ursprünge der bei Kindern meist schnell voranschreitenden Krebserkrankungen liegen oft noch in deren Embryonalzeit und gehen deshalb von anderen Zelltypen aus als Karzinome im Erwachsenenalter. So sind solide Tumoren im Kindesalter keine Karzinome, sondern eher Blastome oder Sarkome, und bei Leukämien findet man fast nur akute Formen. Ein weiterer Unterschied liegt zudem bei der Heilungsquote, die im Kinderbereich mit ungefähr 75 % deutlich höher liegt als bei Erwachsenen.

Häufigkeitsverteilung

Glücklicherweise sind Krebserkrankungen im Kindesalter viel seltener als im Erwachsenenalter. Sie machen nur ungefähr 1 % aller Krebserkrankungen aus. Dennoch gibt es in Deutschland jährlich etwa 1.800 Neuerkrankungen bei Kindern zwischen 0 und 15 Jahren, wobei die verschiedenen Erkrankungen in unterschiedlicher Häufigkeit auftreten, wie in ➤ Abb. 10.1 zu sehen ist.

10.1.1 Hämatoonkologische Erkrankungen

Leukämien

Leukämien im Kindesalter beschränken sich hauptsächlich auf akute Formen. Chronische Leukämien sind sehr selten, treten fast nur bei Jugendlichen auf, sind von gleicher Art wie im Erwachsenenalter und werden ebenso behandelt.

Typische **Symptome** einer akuten Leukämie können sein:

- Anämiezeichen: Müdigkeit, Blässe
- Leukozytopeniezeichen: häufige Infekte, Fieber
- Gewichtsabnahme, Nachtschweiß
- Knochen-, Gelenkschmerzen
- Thrombozytopeniezeichen: Hämatome, Petechien
- Lymphknotenschwellungen, Milz- und Lebervergrößerung

Zur **Diagnostik** können folgende Methoden angewendet werden:

- Körperliche Untersuchung
- Umfassende Blutuntersuchung
- Lumbalpunktion (LP ➤ Abb. 10.2), Knochenmarkpunktion (KMP ➤ Abb. 10.3)
- Röntgen des Brustkorbs

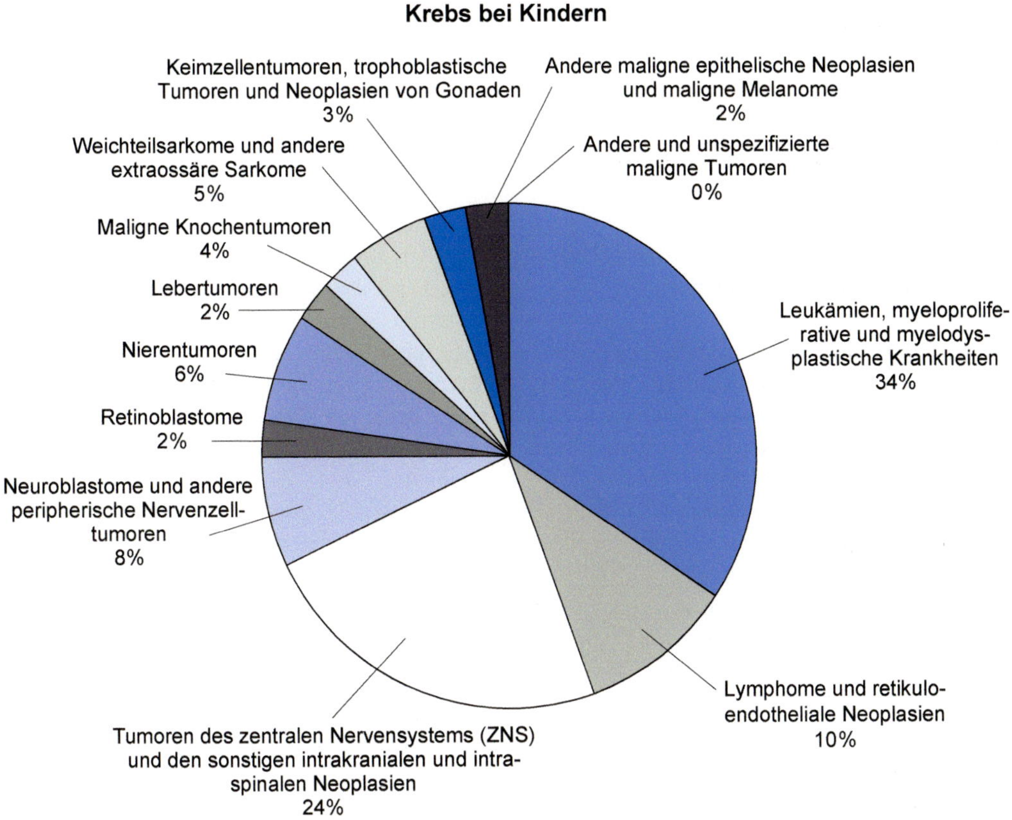

Abb. 10.1 Altersstandardisierte Inzidenz von Krebserkrankungen je 1 Mio. Kinder unter 15 Jahren von 2005–2014 (10-Jahres-Mittelwert) in Deutschland [W193–01]

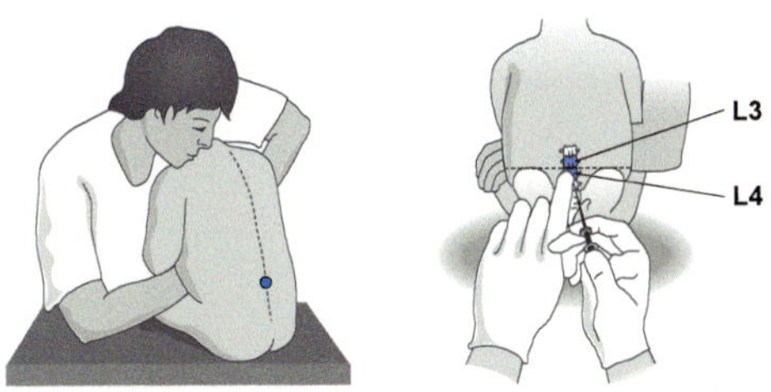

Abb. 10.2 Lumbalpunktion beim Kind [A300–157]

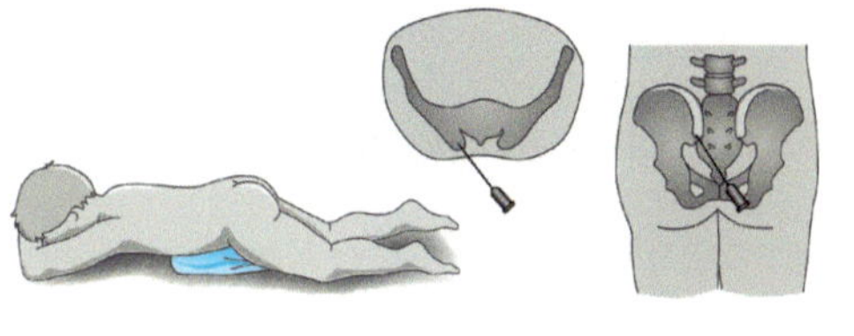

Abb. 10.3 Knochenmarkpunktion am hinteren Beckenkamm [L157]

Akute lymphatische Leukämie (ALL)

Die ALL ist die häufigste Art der Leukämie im Kindesalter (80 %) und tritt bevorzugt im Kleinkindalter auf. Sie entsteht durch eine unkontrollierte Vermehrung von unreifen Lymphozyten. Es besteht eine 5-Jahres-Überlebensrate von ca. 84 %.

Akute myeloische Leukämie (AML)

Etwa 20 % der Leukämien im Kindesalter fallen auf die AML und treten ebenfalls hauptsächlich im Kleinkindalter auf. Auch bei der AML kommt es zur unkontrollierten Vermehrung von Leukozyten, allerdings in diesem Fall von unreifen Granulozyten. Sie hat eine 5-Jahres-Überlebensrate von ca. 62 %.

Lymphome

Non-Hodgkin-Lymphom (NHL)

Das NHL im Kindesalter ist eine bösartige Erkrankung des Lymphsystems, bei der sich wie bei der ALL unreife Lymphozyten unkontrolliert vermehren. Wenn die Erkrankung über das Lymphsystem hinausgeht und zusätzlich das Knochenmark besiedelt, spricht man ab einem Befall von über 25 % von einer Leukämie. Bei Kindern treten ausnahmslos Non-Hodgkin-Lymphome von hoher Malignität auf, wobei die Heilungschancen trotzdem bei ca. 80 % liegen.
Typische **Symptome** können sein:
- Schmerzlose Lymphknotenschwellung vor allem im Hals- und Kopfbereich
- Ungeklärter Husten, Atemnot
- Bauchschmerzen, Verstopfung, Invagination (Darmeinstülpung)
- Gewichtsverlust

Diagnostikmethoden sind:
- Gewebeentnahme
- Umfassende Blutuntersuchung
- Knochenmarkpunktion, Lumbalpunktion (> Abb. 10.2, > Abb. 10.3)
- Bildgebung: Ultraschall, Röntgen vom Brustkorb, CT

Morbus Hodgkin

Diese Erkrankung tritt meist im Erwachsenenalter auf, ist aber mitunter schon im Kindesalter möglich. Betroffen sind dann vor allem Jugendliche ab 10 Jahren. Bei Patienten unter 15 Jahren liegt die 5-Jahres-Überlebensrate bei ca. 95 %. Symptome und Diagnostik sind wie im Erwachsenenbereich (> 5.3.2).

10.1.2 Solide Tumoren

Tumoren des zentralen Nervensystems

Die häufigste Art der soliden Tumoren im Kindesalter sind **Tumoren des zentralen Nervensystems.** Diese können im Gehirn oder im Rückenmarkskanal auftreten. Die 5-Jahres-Überlebensrate beträgt hier ca. 69 %, wobei neben der Größe und der Art vor allem auch die Lage des Tumors eine große Rolle spielt. Liegt der Tumor zu weit innen im Gehirn oder zu nahe an bzw. in lebenswichtigen Hirnarealen (z. B. Stammhirn), so ist eine Operation und somit die Heilung unmöglich.

Astrozytom und Medulloblastom

Die häufigsten kindlichen Hirntumoren sind Astrozytom und Medulloblastom.
Typische **Symptome** können sein:
- Kopfschmerzen, Nüchtern-Erbrechen
- Verhaltensauffälligkeiten, Konzentrationsschwäche, Persönlichkeitsveränderungen
- Sehstörungen, Doppelbilder
- Lähmungserscheinungen
- Auffallende Ungeschicklichkeit, Gangunsicherheit
- Krampfanfälle

Diagnostikmethoden sind:
- MRT
- Augenärztliche Untersuchung
- Neurologische Untersuchung
- Gewebeentnahme

Da es bei Hirntumoren zu Behinderungen des normalen Liquorflusses kommen kann, ist es oft nötig, eine dauerhafte künstliche Ableitung des Liquors in den Bauchraum zu legen, um gleichbleibende Druckverhältnisse im Kopf zu ermöglichen. Um Chemotherapeutika so nahe wie möglich an den Tumor heranzubringen, muss eventuell ein Ommaya-Reservoir (> Abb. 10.4) angelegt werden, über das die Medikamente direkt in die Hirnventrikel verabreicht werden können.

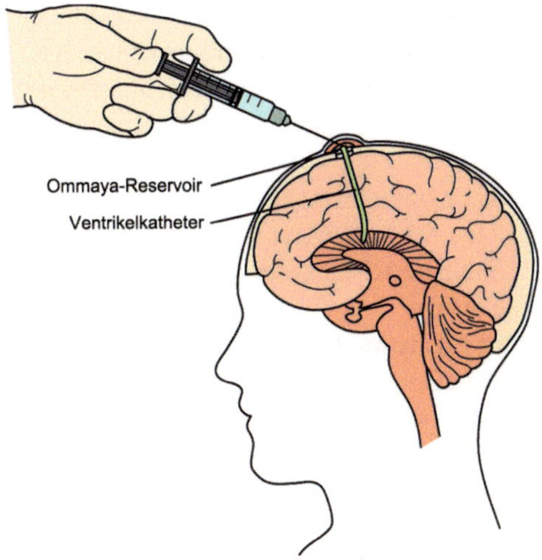

Abb. 10.4 Ommaya-Reservoir [E427]

Neuroblastom

Der zweithäufigste solide Tumor im Kindesalter ist das Neuroblastom, ein hoch maligner embryonaler Tumor. Er geht aus von den sehr jungen Zellen des sympathischen Nervengewebes: vom Grenzstrang des Sympathikus, vom Nebennierenmark oder von sonstigem sympathischen Gewebe. Es sind fast ausschließlich Kinder bis zum 5. Lebensjahr betroffen. Die 5-Jahres-Überlebensrate liegt bei 73 %.
Typische **Symptome** können je nach Lage sein:
- Schmerzen, Knochenschmerzen
- Knoten, Schwellungen
- Fieber, Gewichtsverlust, Gedeihstörungen

Diagnostikmethoden sind:
- Bildgebung: Ultraschall, CT oder MRT, Skelettszintigrafie
- Urin- und Blutuntersuchungen

Wilmstumor

Eine weitere häufige Tumorart im Kleinkindalter (meist vor dem 5. Lebensjahr) ist der Wilmstumor. Er hat seinen Ursprung im vorgeburtlichen Nierengewebe, weshalb er auch oft Nephroblastom genannt wird. Im Gegensatz zum Neuroblastom ist das einzige Symptom oft nur die Vergrößerung des Bauchumfangs. Bauchschmerzen oder blutiger Urin treten nur selten auf. Um eine Verwechslung trotzdem auszuschließen, wird beim Wilmstumor die gleiche Diagnostik vorgenommen wie beim Neuroblastom. Die Heilungsrate liegt hier bei über 80 %.

Rhabdomyosarkom

Das Rhabdomyosarkom ist ein Tumor des unreifen Muskel- und Bindegewebes und somit ein embryonaler Tumor; er tritt deshalb hauptsächlich in den ersten 5 Lebensjahren auf. Er kann sich am ganzen Körper manifestieren, am häufigsten ist der Kopf betroffen (Nasennebenhöhlen, Augenhöhlen, Nasen-Rachen-Raum). Obwohl beim Rhabdomyosarkomen oft Rückfälle auftreten, besteht inzwischen eine 5-Jahres-Überlebensrate von etwa 60 %.
Typische **Symptome** können sein:
- Knoten, Schwellungen
- Lähmungserscheinungen, Bewegungsausfälle
- Schmerzen

Diagnostikmethoden sind:
- Bildgebung: Ultraschall, CT oder MRT, Knochenszintigrafie
- HNO-Untersuchung
- KMP/LP
- Röntgen des Brustkorbs

Knochentumoren

Die häufigste Krebserkrankung bei Jugendlichen (ab ca. 10 Jahre, davor selten) sind Knochentumoren. Dabei tritt das Osteosarkom hauptsächlich an den langen Röhrenknochen auf, wobei das Ewing-Sarkom darüber hinaus an den platten Knochen, also z. B. Brustkorb, Becken und Schulterblatt vorkommt. Obwohl die Therapie hier sehr langwierig und intensiv ist, liegt die Heilungsrate dennoch bei ca. 67 %.

Typische **Symptome,** die oft als Sportverletzung, Überanstrengung oder Wachstumsschmerz fehlgedeutet werden, können sein:
- Schmerzen
- Schwellung, Überwärmung

Diagnostikmethoden sind:
- Bildgebung: CT, Knochenszintigrafie, Röntgen der betroffenen Stelle und Brustkorb
- KMP/Knochenmarkstanze
- Gewebeentnahme

Sonstige Tumoren

Neben verschiedenen seltenen Einzeltumoren gibt es u. a. noch Retinoblastome (Netzhauttumoren), Lebertumoren und Keimzelltumoren (Tumor aus embryonalen Keimzellen). Diese treten nur selten auf und machen zusammen etwa 15 % aller kindlichen Tumore aus.

10.1.3 Behandlung und Pflege

Die Behandlung von kindlichen Krebserkrankungen wird im Gegensatz zu onkologischen Therapien im Erwachsenenbereich nur in wenigen spezialisierten Kliniken durchgeführt. In Deutschland werden mehr als 90 % aller krebskranken Kinder nach sog. *Studienprotokollen* behandelt. Das bedeutet, dass alle Patienten mit der gleichen Diagnose unabhängig vom Standort nach den gleichen Therapieprotokollen behandelt werden. Diese werden bereits über Jahrzehnte immer wieder optimiert und aktualisiert und für jedes Protokoll gibt es einen zentralen Ansprechpartner, die Studienzentrale.

Als Therapiearten sind wie bei den Erwachsenen folgende Möglichkeiten vorgesehen: Chemotherapie, Operation, Bestrahlung, KMT, Hochdosistherapie mit anschließender Stammzelltransplantation (SZT).

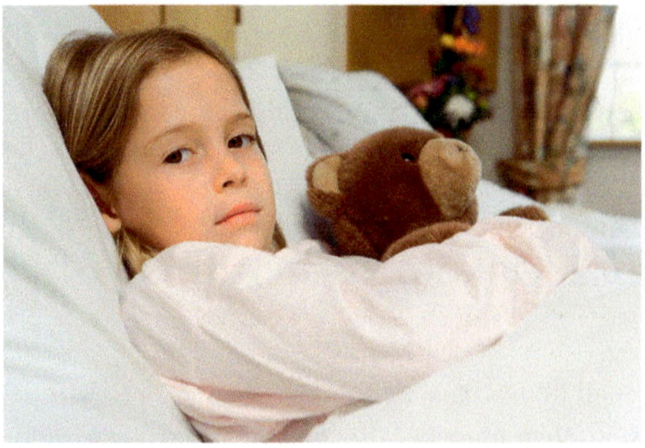

Abb. 10.5 Eine Krebserkrankung im Kindesalter reißt das Kind abrupt aus seiner gewohnten Lebenssituation. [J787]

Pflegerische Besonderheiten

Neben den aus dem Erwachsenenbereich bekannten Pflegemaßnahmen in der Onkologie, die angepasst auch im Kinderbereich angewendet werden (z. B. Schmerzeinschätzung nach speziellen Kinderskalen, spielerisches Verabreichen von Medikamenten), gibt es viele Maßnahmen, die sich unterscheiden.

Ist ein Kind an Krebs erkrankt, ist die ganze Familie betroffen und muss in das Geschehen mit einbezogen werden (➤ Abb. 10.5). Meist ist zumindest ein Elternteil rund um die Uhr beim kranken Kind im Krankenhaus und übernimmt oft viele pflegerische Handlungen. Es ist daher besonders wichtig, die Eltern gut anzuleiten und zu beraten. Sie tragen wesentlich zum Gesundungsprozess des Kindes bei. Ebenso ist es wichtig, die Kinder selbst altersgemäß an ihre Krankheit und deren Therapie heranzuführen und alle nötigen Maßnahmen kindgerecht zu erklären.

Da die Chemotherapie bei kindlichen Krebserkrankungen sehr intensiv ist, kommen zu den therapiebedingten Krankenhausaufenthalten oftmals viele infektbedingte Aufenthalte. So sind die Kinder während des gesamten Therapieverlaufs oft nur wenige Tage zu Hause. Deshalb ist es sehr wichtig, dass für die Familie und natürlich vor allem für die Patienten eine möglichst „normale" Atmosphäre geschaffen wird, in der genug Raum für Schulunterricht, gemeinsame Spiele, Malen, Lachen und Bewegung gegeben ist. Besonders bei Schulkindern ist die Weiterführung des Unterrichts während der Therapiephase von großer Bedeutung für die allgemeine Motivation und muss unbedingt in den normalen Krankenhausalltag integriert werden.

Eine Krebserkrankung im Kindesalter ist sowohl für den Patienten als auch seine Familie ein schwerer Schicksalsschlag. Das betroffene Kind wird abrupt aus seiner gewohnten Lebenssituation gerissen und muss sich in der Krankenhauswelt zurechtfinden, was besonders für Kleinkinder, die die Gründe dafür noch nicht verstehen können, ein großer Schock ist. Deshalb ist es besonders wichtig, dass zumindest ein Elternteil das Kind auf diesem schweren Weg begleiten kann und dazu evtl. sogar über Nacht auf Station mit aufgenommen wird. Dies bedeutet allerdings, dass die Familie oft für lange Zeit auseinandergerissen wird. Besonders für die gesunden Geschwisterkinder ist dies eine schwere Zeit, weil sie die Mutter oder den Vater lange Zeit nicht sehen können und tagsüber oft bei Verwandten oder Bekannten untergebracht werden müssen, wenn der andere Elternteil in die Arbeit gehen muss. Für diese Geschwisterkinder krebskranker Kinder hat sich sogar eine eigene Bezeichnung entwickelt: Sie werden **Schattenkinder** genannt, da sie im Schatten des kranken Kindes stehen. Damit wird deutlich, dass es wichtig ist, auch diesen Kindern Aufmerksamkeit zu schenken. Selbst wenn keine Geschwister vorhanden sind, ist eine solch schwere Erkrankung ihres Kindes eine starke Belastung für die elterliche Beziehung.

Ist die Krankheit besiegt, so haben die ehemaligen Patienten oft noch ein langes Leben vor sich, in dem sie lernen müssen, mit eventuellen Handicaps oder Spätfolgen, die durch die Krebserkrankung oder die Therapie entstanden sind, zurechtzukommen. So ein Handicap kann z. B. eine Prothese sein, wie sie in den meisten Fällen nach einer Knochentumor-OP eingesetzt wird. Da Kinder oder Jugendliche im Normalfall zum Zeitpunkt der Operation noch im Wachstum sind, müssen oft Nach-Operationen vorgenommen werden, um die Prothesengröße anzupassen. Nach jeder OP erfolgt wieder ein langer Prozess der Umgewöhnung und evtl.

sogar des Neu-Laufen-Lernens. Dies zeigt, dass eine Krebserkrankung im Kindesalter eine große Belastung für die Patienten und deren Familie darstellt. Eine Belastung, die nicht nur während der Behandlung, sondern oft noch viele Jahre, eventuell sogar das ganze Leben lang andauert.

10.2 Onkologie im Alter

Krebs ist vor allem eine Frage des Alters – bereits jetzt wird mehr als die Hälfte aller **Krebserkrankungen bei Menschen über 65 Jahre** diagnostiziert. Gleichzeitig steigt die Lebenserwartung der Menschen vor allem in den Industrienationen immer weiter an und damit steigt die Inzidenz aller malignen Erkrankungen bei alten Menschen. So wird für die nächsten zehn Jahre in Europa eine Verdoppelung der Zahl der Patienten mit soliden Tumoren jenseits des 70. Lebensjahrs erwartet. Dafür gibt es folgende Erklärungen [1]:

- Mit dem Alter verändern sich Zellen auf molekularer Ebene. Einige dieser Veränderungen sind vergleichbar mit dem, was bei der Krebsentstehung (Karzinogenese) geschieht. Dadurch wird die Entstehung von Krebs begünstigt.
- Die Immunabwehr im Alter verändert sich: Anzahl und Funktion der Zellen, die für die Immunabwehr verantwortlich sind, nehmen ab, sodass das Tumorwachstum begünstigt wird.
- Stromazellen (Stroma = bindegewebige Stützgewebe von Organen) zeigen im Alter eine verminderte Fähigkeit, sich zu erneuern. Dadurch werden vermehrt Wachstumsfaktoren produziert, was auch das Tumorwachstum und die Metastasenbildung stimulieren kann.
- Krebs entsteht und entwickelt sich über einen langen Zeitraum; allein deshalb ist eine Erkrankung im Alter wahrscheinlicher als in jungen Jahren (➤ Abb. 10.6).

Veränderungsprozesse im Alter

Im Alter verändern sich viele physiologische Prozesse und darauf gilt es, bei der Wahl der Therapie Rücksicht zu nehmen. Einige Beispiele ([2], S. 688):

- **Gesamtsituation:** Muskelmasse wird durch Fett ersetzt, Muskelkraft, Schnelligkeit und motorische Fähigkeiten können dadurch beeinträchtigt werden.
- **Gefäße:** Die Gefäßelastizität nimmt ab, was auch im Herzmuskel und im Gehirn Folgen haben kann.
- **Blutbildung:** Die Zahl der Stammzellen nimmt ab, Knochenmark wird durch Fettmark ersetzt, wodurch die Blutbildung langsamer vonstattengeht.
- **Niere:** Die Durchblutung ändert sich, die glomeruläre Filtrationsrate nimmt ab und damit die Leistungsfähigkeit der Niere.
- **Leber:** Die Durchblutung vermindert sich und damit die Leistungsfähigkeit der Leber, z. B. hinsichtlich der Verstoffwechselung von Medikamenten.
- **Gastrointestinaltrakt:** Sekretion und Motilität der Organe nehmen ab.

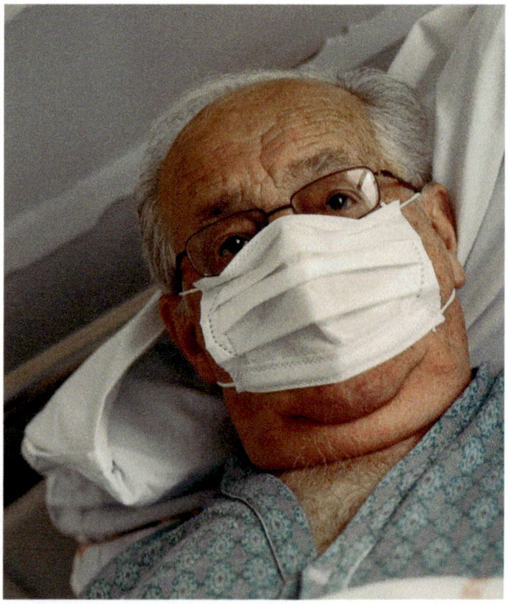

Abb. 10.6 Onkologie im Alter [J787]

10

- **Sinnesorgane:** Hören und Sehen sind beeinträchtigt.
- **Kognitive Leistungen:** Gedächtnis und Orientierung können beeinträchtigt sein.
- **Psychische Situation:** Es kann zu Stimmungsveränderungen in Richtung depressive Reaktionsmuster kommen.

Behandlung älterer Krebspatienten

Immer wieder hört man die Meinung, Krebs im Alter brauche keine besondere Behandlung, weil der Krebs so langsam wachse und weniger aggressiv sei. Das ist grundsätzlich falsch: Auch bei älteren Menschen können mit Erfolg die gleichen Therapien wie bei jüngeren Menschen eingesetzt werden. Allerdings sind die o. g. Prozesse bei Therapieentscheidungen zu berücksichtigen. Darüber hinaus müssen die Behandler weitere bereits bestehende Erkrankungen, also die Komorbidität von Patienten, berücksichtigen.

- Bei der Entscheidungsfindung in Bezug auf die Therapie und/oder Therapiezieländerungen können evtl. das Alter und damit einhergehend die kürzere Lebenserwartung mit einbezogen werden.
- Andererseits: Ältere Menschen können geistig jung, körperlich rüstig und autonom sein und noch viele Jahre ein selbstbestimmtes Leben führen – dies sollte bei Therapieentscheidungen eine Rolle spielen.
- Ein älterer Tumorpatient wird wie ein junger sehr individuell auf physische und psychische Belastungen durch die Krankheit und die Therapie reagieren.
- Ältere Patienten haben möglicherweise aufgrund ihrer Biografie oder ihrer Erfahrungen andere Einstellungen zu Autoritäten, zu Krankheit, Sterben, Tod – so steht die Autorität des Arztes z. B. oft außer Zweifel und führt zu der Einstellung: „Ich frage nicht, er wird schon wissen, was gut ist für mich."
- Alte Menschen können pflegebedürftig sein, in ihrer Willensbekundung und Kommunikationsfähigkeit eingeschränkt sein und/oder unter Betreuung stehen, sodass es möglicherweise erschwert ist, den Willen des Patienten zu erfragen, und es notwendig sein kann, dass andere Menschen Therapieentscheidungen für ihn fällen müssen.
- Die wichtigste Aufgabe: Jeder – auch ein alter Mensch – sollte als einzigartiges Individuum wahrgenommen und begleitet werden.

Schmerzen im Alter

- Die Schmerzanamnese kann erschwert sein, wenn der Patient in seiner Sinneswahrnehmung oder seiner Kommunikationsfähigkeit oder in seinen kognitiven Fähigkeiten eingeschränkt ist. Hier sei auf Schmerzerfassungsbögen verwiesen, die eine Hilfe sein können, um die Schmerzen selbst dann einschätzen zu können, wenn Menschen sich nicht oder nicht mehr verbal äußern können, z. B. BESD, Doloplus2, ECPA und viele weitere.
- Alte Patienten haben zusätzlich zu ihren Tumorschmerzen ggf. andere Schmerzen, z. B. im Bewegungsapparat.
- Aufgrund der Multimorbidität nehmen ältere Menschen oft viele verschiedene Medikamente ein. Hier kann es zu Unverträglichkeiten kommen.
- Nieren- und Leberfunktion können eingeschränkt sein, dadurch verändert sich die Verstoffwechselung von Medikamenten, der Abbau wird evtl. verzögert. Dies ist bei der Wahl des Medikaments und bei der Dosierung zu bedenken.
- Vorsicht mit Schmerzpflastern bei kachektischen Menschen: Der Wirkstoff im Schmerzpflaster ist lipophil: es wird über die Haut aufgenommen und im Unterhautfettgewebe resorbiert. Bei einer Kachexie kann deshalb die Resorption gestört sein.

Psychosoziale Faktoren

- Ältere Menschen haben oft Angst, ihrer Umgebung zur Last zu fallen. Aus diesem Grund sagen sie oft nicht, wie es ihnen wirklich geht, oder verschweigen starke Schmerzen. Umso wichtiger ist eine sorgfältig beobachtende Pflege.
- Angehörige spielen eine sehr wichtige Rolle und sollten immer mit einbezogen werden: Es ist die letzte gemeinsame Zeit!
- Ältere Menschen leben häufig alleine (Tod des Ehepartners, Auszug der Kinder) und haben keine Unterstützung und Stärkung, die sie z. B. in den Tagen der Chemo trägt.

ZITIERTE LITERATUR

1 Dreyling M, Bruns Ch, Funke I. Tumorzentrum München. Jahrbuch 2009. München: Agileum Verlag und Gesundheitsakademie, 2009.

2 Margulies A, Fellinger K, Kroner Th, Gaisser A (eds.). Onkologische Krankenpflege. 5. Auflage. Berlin: Springer, 2010.

KAPIT

11 Palliative Situationen in der Onkologie

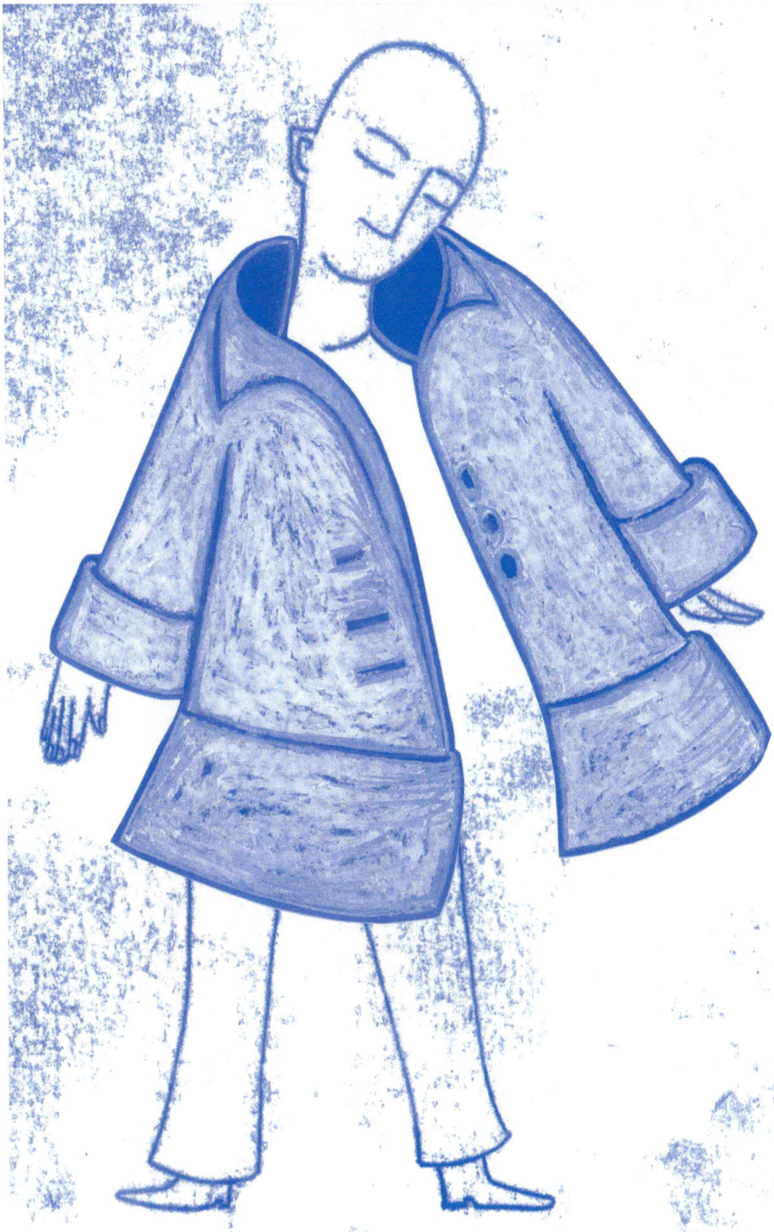

Die Autoren danken Frau Regina Wölfle, durch die sie Frau M. kennengelernt haben.

Beispiel

Frau M. ist 42 Jahre alt. Sie ist verheiratet und hat zwei Kinder, zwölf und 15 Jahre alt. Vor drei Jahren wurde bei Frau M. ein Mammakarzinom diagnostiziert, das damals mit Operation und adjuvant mit Chemotherapie und Bestrahlung behandelt wurde.
Nun muss Frau M. wieder im Krankenhaus aufgenommen werden, die Krankheit hat sich zurückgemeldet.

Anhand des weiteren Verlaufs der Krankheitsgeschichte von Frau M. möchten wir beispielhaft erläutern, was Metastasen sind, was eine palliative Situation und was **Palliative Care** ist, wie Pflegende Patienten in einer solchen Situation begleiten können und welche Einrichtungen es gibt, die Patienten und deren Angehörige in einer palliativen Situation unterstützen.

Metastasierung

Eine Metastase (➤ Abb. 11.1) ist ein sekundärer Krankheitsherd als Folge einer Absiedelung von Tumorzellen des Primärtumors, also eine sog. Tochtergeschwulst (➤ 1.3).

Beispiel

In letzter Zeit hat **Frau M.** verschiedene Beschwerden: Rückenschmerzen und Kurzatmigkeit, vor allem beim Treppensteigen und bei größeren Belastungen. Aus Angst vor der Nachricht über mögliche Metastasen ignoriert sie ihre Beschwerden. Schließlich aber, als die Schmerzmittel nicht mehr ausreichen, sucht sie den Arzt auf.
Ärztliche Diagnose: Metastasen in der Lunge, Metastasen im Skelett.

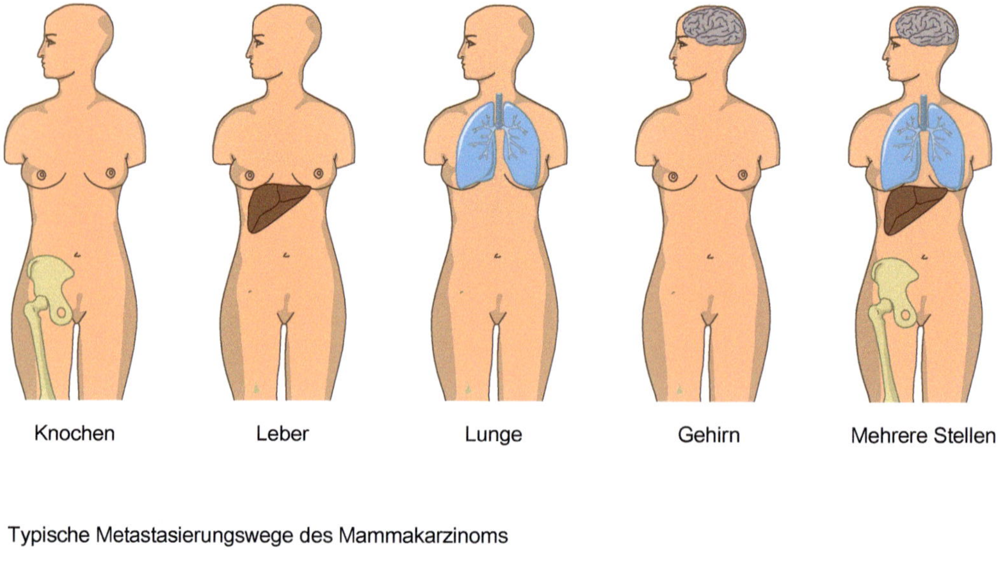

Abb. 11.1 Typische Metastasierungswege des Mammakarzinoms [L138]

Frau M. hat Skelett- und Lungenmetastasen. Die Tumorzellen, die sich bei Frau M. ursprünglich nur in der Brust befanden, sind von dort aus in den Körper gewandert und gelangten so in die Lunge (dadurch wird die Lunge in ihrer Aufgabe beeinträchtigt, es kommt zur Atemnot, zur Belastungsdyspnoe) und in das Skelett (dadurch werden Knochen porös, schmerzen und können auch brechen).

Beispiel

Frau M. leidet unter Atemnot, bekommt schlecht Luft, kann weniger Sauerstoff aufnehmen, weil ihre Lungenfläche wegen der Metastasen reduziert ist. Dies führt auch dazu, dass sie schnell ermüdet. Da die Tumorzellen auch in den Pleuraspalt gewandert sind, entwickelt sie zusätzlich einen Pleuraerguss (ein Erguss von Flüssigkeit in den sonst nur ganz wenig Flüssigkeit enthaltenden Pleuraspalt), der die Atemnot noch verstärkt. Die Knochenmetastasen verursachen Schmerzen, Frau M. braucht deshalb starke Schmerzmittel.
Eines Morgens erleidet sie beim Aufstützen im Bett einen äußerst heftigen Schmerz im linken Oberarm – eine Spontanfraktur am Oberarmknochen ist eingetreten.
Frau M. ist in einer palliativen Situation.

Palliative Situation

Natürlich will jeder Arzt, jede Pflegefachkraft dazu beitragen, dass eine Krebserkrankung geheilt wird, d. h. **kurativ** behandelt wird. Das ist z. B. gut möglich bei Leukämien bei Kindern, bei Hodenkarzinomen, bei frühzeitig entdeckten Mammakarzinomen.

Manchmal jedoch ist dieser kurative Ansatz nicht möglich, weil die Krankheit bereits metastasiert ist oder der Tumor so spät entdeckt wird, dass er zu groß ist, um ihn operativ zu entfernen. Das ist z. B. oft beim Pankreaskarzinom der Fall, das im frühen Stadium keine Beschwerden macht und deshalb meist sehr spät entdeckt wird. In diesen Fällen tritt eine palliative Situation ein – eine Heilung ist dann mit ärztlicher oder pflegerischer Kunst nicht mehr zu erreichen.

Es können jedoch alle nun auftretenden Beschwerden gelindert werden und so der Patienten „eingehüllt" (*lat.* pallium = Mantel), d. h. palliativ behandelt werden. „To care and not to cure …" – das ist jetzt das Ziel. Das heißt übrigens nicht, dass palliative Patienten schon sterbend sind. Es heißt nur, dass die Krankheit nicht mehr – zumindest nicht mit den uns aktuell zur Verfügung stehenden Mitteln – geheilt werden kann.

Palliative Care

Palliative Care ist ein Konzept zur Begleitung, Unterstützung, Pflege und Therapie von Patienten in einer palliativen Situation. Sie schließt auch aktive Maßnahmen wie Chemotherapie, Bestrahlung oder auch eine Operation nicht aus – der Benefit (Nutzen oder Vorteil) für die Patienten muss aber größer sein als die zu erwartenden nachteiligen Aus- und Nebenwirkungen. In einer kurativen Situation nimmt man dagegen auch starke Nebenwirkungen in Kauf, wenn dadurch Heilung erzielt werden kann.

Palliative Care gemäß WHO, 2002 [1]:

„Palliative Care ist eine Grundhaltung und ein Ansatz, der die Lebensqualität von Patienten und ihren Familien verbessert, die sich mit Problemen konfrontiert sehen, wie sie mit lebensbedrohlichen Erkrankungen verbunden sind. Dies geschieht durch die Verhütung und Erleichterung von Leidenszuständen, indem Schmerzen und andere Probleme (seien sie körperlicher, psychosozialer oder spiritueller Art) frühzeitig entdeckt und exakt eingeordnet werden.

Palliative Care
- bietet Entlastung von Schmerzen und anderen belastenden Symptomen an;
- bejaht das Leben und betrachtet Sterben als einen normalen Prozess;
- hat die Absicht, den Eintritt des Todes weder zu beschleunigen noch ihn hinauszuzögern;
- integriert psychische und spirituelle Aspekte der Fürsorge für den Patienten;
- bietet ein Unterstützungssystem an, das es dem Patienten ermöglicht, sein Leben so aktiv wie möglich bis zum Tode zu leben;
- bietet ein Unterstützungssystem für Familien an, um die Belastungen während der Krankheit des Patienten und der eigenen Trauer zu bewältigen;
- nutzt einen Teamansatz, um den Bedürfnissen des Patienten und seiner Familie zu begegnen, was die Trauerberatung – soweit erforderlich – einschließt;
- will die Lebensqualität verbessern und kann den Verlauf der Krankheit positiv beeinflussen;
- wird bereits früh im Verlauf der Erkrankung angewandt, in Verbindung mit anderen Therapieformen, die darauf abzielen, das Leben zu verlängern, wie z. B. Chemotherapie oder Bestrahlung und
- schließt solche Untersuchungen ein, die dazu dienen, belastende klinische Komplikationen besser zu verstehen und damit umzugehen."

Palliativmedizin bezeichnet dabei das Können und Wissen der Mediziner (es gibt hier eine Facharztausbildung zum „Palliativmediziner"), **Palliativpflege** das Können und Wissen der Pflegenden (eine spezielle Weiterbildung führt zur Berufsbezeichnung „Palliative Care Fachkraft").

Ziel von Palliative Care ist – wie oben geschildert – nicht die Heilung, sondern die Linderung von Beschwerden und die gute, professionelle und achtsame Begleitung der kranken Menschen und ihrer Angehörigen. Die **Lebensqualität** steht im Vordergrund – und nicht die **Lebenslänge.**

„Nicht dem Leben mehr Tage, sondern den Tagen mehr Leben geben." Mit diesem Satz von *Cicely Saunders* [2], die als „Mutter der Hospiz- und Palliativbewegung" gilt, wird das Ziel von Palliative Care sehr gut beschrieben.

Beispiel

Frau M. wird nicht mehr gesund werden. Sie braucht jetzt viel pflegerische, psychische, soziale, spirituelle und medizinische Unterstützung, sodass ihre Beschwerden, die physischen wie auch die seelischen oder sozialen Schmerzen gelindert werden. Auch ihre Kinder und ihr Mann brauchen vermutlich Begleitung, um mit der Situation zurechtzukommen.

Was ist ganz konkret geschehen?

Schmerzen: Frau M. hat Schmerzen im Oberarm und im Rücken. Aus Angst vor weiteren Frakturen will sie nicht mehr aufstehen. Die Oberarmfraktur wird mit einem Verband konservativ behandelt, eine Operation wäre zu riskant. Zu Hause hatte Frau M. Morphin in Tablettenform bekommen, die sie mehrmals am Tag einnehmen musste. Diese Medikation wird nun auf eine Retardgabe umgestellt (Einnahme nur noch 2-mal täglich nötig) und entsprechend des WHO-Stufenschemas (➤ 6.3) mit Novalgin, einem Schmerzmittel der Stufe 1, ergänzt.

Obstipation: Die hohe Opioiddosierung führte zu einer Obstipation. Ein Klysma und dann im weiteren Verlauf 2 Btl. Movicol täglich schaffen hier Abhilfe.

Atemnot: Hier wird eine Pleurapunktion durchgeführt, bei der 2 l Exsudat aus dem Pleuraspalt abgelassen werden, die Atemnot verbessert sich sofort. Da zu erwarten ist, dass sich die Flüssigkeit erneut bildet, wird die Drainage belassen. Zusätzlich wird Frau M. durch Atemtherapie unterstützt.

Knochenmetastasen: Bei einer Röntgenaufnahme zeigen sich ausgeprägte Knochenmetastasen in der Wirbelsäule. Um die Schmerzen zu lindern und eine drohende Querschnittslähmung zu verhindern, bekommt Frau M. eine palliative Strahlentherapie, die sehr wirksam ist, die Metastasen verkleinert und so die Schmerzen deutlich lindert sowie die Gefahr der Querschnittslähmung eindämmt.

Laborbefunde: Durch die Knochenmetastasen wird vermehrt Knochen abgebaut, sodass sich der Kalziumspiegel im Blut erhöht – eine sog. Hyperkalzämie. Das kann zu Übelkeit und Eintrübung führen, deshalb wird mithilfe einer Infusion das Kalzium im Blut gebunden. Die erhöhten Leberwerte könnten auf eine Metastasenbildung in der Leber hinweisen, die jedoch vorerst keine Beschwerden macht und deshalb nicht behandelt werden muss. Eine Erhöhung des Kreatinins, das eine Beeinträchtigung der Nierenfunktion anzeigt, zwingt zu einer Opioidrotation, d. h. dem Wechsel zu einem anderen Opioid.
Die psychisch-seelische Situation: Frau M. wirkt zu Beginn sehr ängstlich und unsicher. Die Gespräche mit den Pflegenden, den Seelsorgern und der Psychologin helfen ihr, sich zu öffnen. Sie kann alle Sorgen, z. B. um die Weiterversorgung der Kinder, besprechen, was sie spürbar entlastet. Fragen zu Sterben und Tod kann sie jetzt offen stellen und findet durch den offenen Umgang damit auch Antworten. Frau M. kann mit ihrem Ehemann und engen Freunden über ihre Wünsche bezüglich ihrer Beerdigung sprechen.
Die Zeit des Sterbens: Wenige Tage vor ihrem Tod kann Frau M. keine Medikamente mehr schlucken – nun wird eine Spritzenpumpe verabreicht mit einem Mix aus Medikamenten: Schmerzmittel, Antiemetika, Anxiolytika und einem Mittel gegen die „Rasselatmung", die oft in der letzten Lebensphase auftritt. Auch jetzt werden die Angehörigen mit einfühlenden Gesprächen begleitet und können immer da sein.
Frau M. stirbt im Beisein ihrer Kinder und des Ehemannes am frühen Abend friedlich ohne Angst und Schmerzen. Viele Freunde kommen, um an der gewünschten Abschiedsfeier mit dem Seelsorger teilzunehmen. Eine brennende Kerze vor dem Zimmer ist ein Zeichen des Gedenkens an Frau M.

Was heißt es, Menschen und deren Angehörige in einer palliativen Situation zu begleiten?

Hier sei noch einmal an die „Formel" **WAHR DA-SEIN** erinnert (➤ Kap. 8.3):

Pflegende und Ärzte können dem Patienten und dessen Angehörigen die Krankheit, das damit verbundene Leiden und den damit verbundenen körperlichen und seelischen Schmerz nicht abnehmen, aber sie können **da sein.**

Dazu ein Patient über seinen Arzt:

„Ich verstehe, dass er nicht in der Lage war, den Tumor zu entfernen. Er ist auch nur ein Mensch. Ich habe auch Verständnis dafür, dass er es als eine Niederlage empfindet und dass es ihm schwer fällt, zu mir hineinzukommen. Aber ich brauche ihn jetzt mehr als je zuvor."

([3] S. 504)

Und eine Ärztin:

„Langsam lerne ich im Laufe der Jahre die Bedeutung der Machtlosigkeit kennen. Das Geheimnis liegt darin, sich nicht vor ihr zu fürchten – nicht davonzulaufen. Die Menschen wissen, dass wir nicht Gott sind. Sie nehmen es hin, dass wir das Fortschreiten des Krebses nicht aufhalten können, den unaufhaltsamen Marsch jener schrecklichen Armee … Alles, was sie von uns erwarten, ist, dass wir sie nicht im Stich lassen: Dass wir unsere Stellung am Fuß des Kreuzes halten. In diesem Stadium der Reise da zu sein, einfach da zu sein: Das ist in vielerlei Hinsicht vielleicht das Schwerste."

(Cassidy, S zit. n. [4] S. 345)

Einrichtungen für Menschen in einer palliativen Situation

Frau M. wurde in ihrer letzten Lebenszeit auf einer Palliativstation gut betreut. Weitere Versorgungs- und Unterstützungsangebote für Menschen in einer palliativen Situation:

Palliativstation: Station eines Krankenhauses, d. h. immer einem Krankenhaus angeschlossen und entsprechend finanziert. Auf der Station sind immer Ärzte anwesend.

Palliativeinheit: Teil einer „normalen" Station, auf der Palliativpatienten betreut werden – entweder von einem eigenen Team oder von dem Team der betreffenden Station.

Palliative-Care-Fachkraft: Pflegende mit einer 160-stündigen Ausbildung in Palliative Care. Voraussetzung für die Teilnahme ist eine Ausbildung zur Gesundheits- und Krankenpflegerin oder -pfleger oder eine andere pflegerische Grundausbildung wie z. B. Altenpflege. Palliative-Care-Weiterbildungen gibt es auch für andere Berufsgruppen.

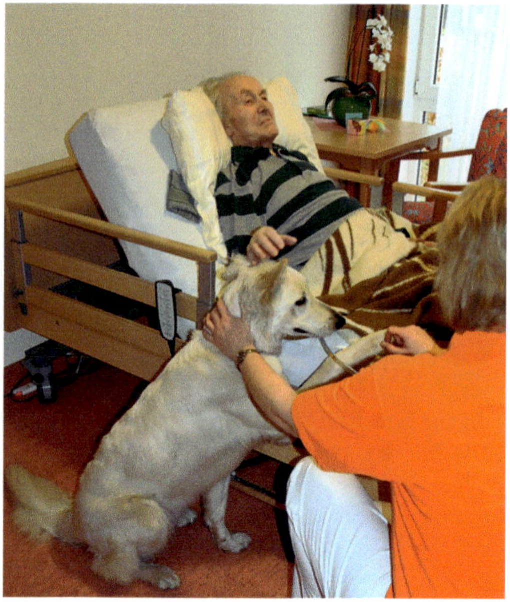

Abb. 11.2 Hospizarbeit: Im *Erzgebirgs Hospiz Erlabrunn* in Breitenbrunn ist die Begleithündin bei den Bewohnern gern gesehen. Zudem können eigene Haustiere jederzeit zu Besuch kommen. [O671]

Gesundheits- und Krankenpflegerin/-pfleger Onkologie: Eine 2-jährige Weiterbildung, die die Inhalte einer Palliative Care Weiterbildung integriert.

Hospiz: Stationäre Einrichtung für schwerst kranke und sterbende Menschen, die nicht einem Krankenhaus angeschlossen sein muss (➤ Abb. 11.2). Sie hat ein eigenes Finanzierungskonzept, die Patienten werden von ihrem Hausarzt betreut.

Hospizverein/ambulanter Hospizdienst: Organisation, in der Menschen haupt- und ehrenamtlich arbeiten, die die Idee einer guten Begleitung Schwerstkranker und Sterbender und deren Angehörigen im ambulanten Bereich stützen und fördern wollen. Oft mit Angeboten zur Patienten- und Angehörigenberatung, zur Beratung zur Vorsorgevollmacht und Patientenverfügung, mit Angeboten für Trauernde, zur Beratung von Schulen im Umgang mit Sterben und Tod usw.

Hospizhelfer/Hospizbegleiter: Menschen, die in einem Hospizverein ehrenamtlich mitarbeiten und – aufbauend auf einer Ausbildung – Patienten und deren Angehörige zu Hause unterstützen, begleiten, entlasten.

Palliativ-hospizlicher Beratungsdienst: Angebot der Hospizvereine zur Beratung der Patienten und ihrer Angehörigen.

Allgemeine ambulante Palliativversorgung (AAPV): Sie dient dem Ziel, die Lebensqualität und die Selbstbestimmung von Palliativpatienten so weit wie möglich zu erhalten, zu fördern und zu verbessern und ihnen ein menschenwürdiges Leben bis zum Tod in ihrer gewohnten Umgebung (zuhause oder in stationären Einrichtungen) zu ermöglichen. Die AAPV wird in erster Linie von Hausärzten und/oder ambulanten Pflegediensten erbracht, die in der Regel nur zu einem kleinen Teil ihrer Zeit diese Aufgabe erfüllen, oft in Zusammenarbeit mit ehrenamtlichen Hospizbegleitern. Wenn diese Versorgungsstrukturen nicht (mehr) ausreichen, können SAPV-Teams mit einbezogen werden [5].

Spezialisierte ambulante Palliativversorgung (SAPV): Ein Konzept zur ambulanten Versorgung und Begleitung schwerst kranker und sterbender Menschen durch besondere multiprofessionelle Teams mit Ausbildung in Palliative Care (Ärzte, Pflegende, Physiotherapeuten, Psychotherapeuten – immer in Zusammenarbeit mit einer Hospizgruppe).

Durch das im Jahr 2015 beschlossene „Gesetz zur Verbesserung der Hospiz- und Palliativversorgung“ wird die Hospiz- und Palliativversorgung besser finanziert und dadurch sicher weiter verbessert (➤ Abb. 11.3).

Die wesentlichen Regelungen:

- In Bezug auf die stationäre Versorgung von Patienten:
  - Die finanzielle Situation von stationären Hospizen wird verbessert.
  - Für eigenständige Palliativstationen in Krankenhäusern können individuelle Entgelte vereinbart werden.
  - Krankenhäuser können Zusatzentgelte vereinbaren für Palliativdienste und Sterbebegleitungen anbieten (durch hauseigene Palliativteams oder durch Kooperation mit externen Diensten).
  - Pflegeheime werden zur Zusammenarbeit mit ambulanten Hospizdiensten verpflichtet und müssen zusätzliche ein Beratungsangebot zur Versorgungsplanung für die letzte Lebensphase anbieten.
- In Bezug auf die ambulante Versorgung:
  - Die Palliativversorgung wird Teil der Regelversorgung und für Haus- und Fachärzte eine von den gesetzlichen Krankenkassen vergütete Leistung.
  - Pflegedienste können Leistungen der Palliativpflege abrechnen.
  - Die finanzielle Situation ambulanter Hospizdienste wird verbessert.
  - Der Ausbau der SAPV-Teams im ländlichen Raum soll gefördert werden.
  - Die allgemeine und die spezialisierte ambulante Palliativversorgung (AAPV und SAPV) können gemeinsam vereinbart werden.
- Versicherte erhalten einen Anspruch auf individuelle Beratung und Hilfestellung durch die gesetzlichen Krankenkassen.

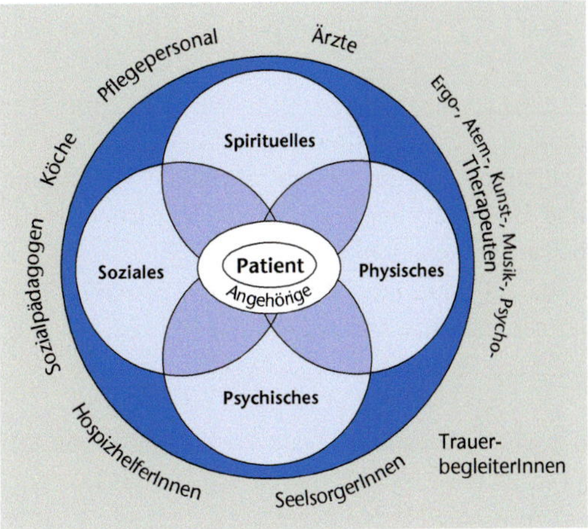

Abb. 11.3 Verschiedene Berufsgruppen arbeiten bei der palliativen Betreuung zusammen und unterstützen den Patienten auf verschiedenen Ebenen. [L157]

ZITIERTE LITERATUR

1 WHO. Definition von Palliative Care. 2002. www.palliativ-portal.de/Definitionen (letzter Zugriff: 1.9.2016).
2 Saunders C. Sterben und Leben: Spiritualität in der Palliative Care. Zürich: Theologischer Verlag, 2009.
3 Husebø S. Die Rolle des Arztes. In: Husebø S., Klaschik E (eds.). Palliativmedizin. 3. Auflage. Berlin: Springer, 2009. p. 493–527.
4 Husebø S. Psychosoziale Fragen. In: Husebø S., Klaschik E (eds.). Palliativmedizin. 3. Auflage. Berlin: Springer, 2009. p. 289–357.
5 https://www.dgpalliativmedizin.de/allgemein/allgemeine-ambulante-palliativversorgung-aapv.html (letzter Zugriff 5.9.2016).

KAPITEL

12 Sterben, Tod und Trauer

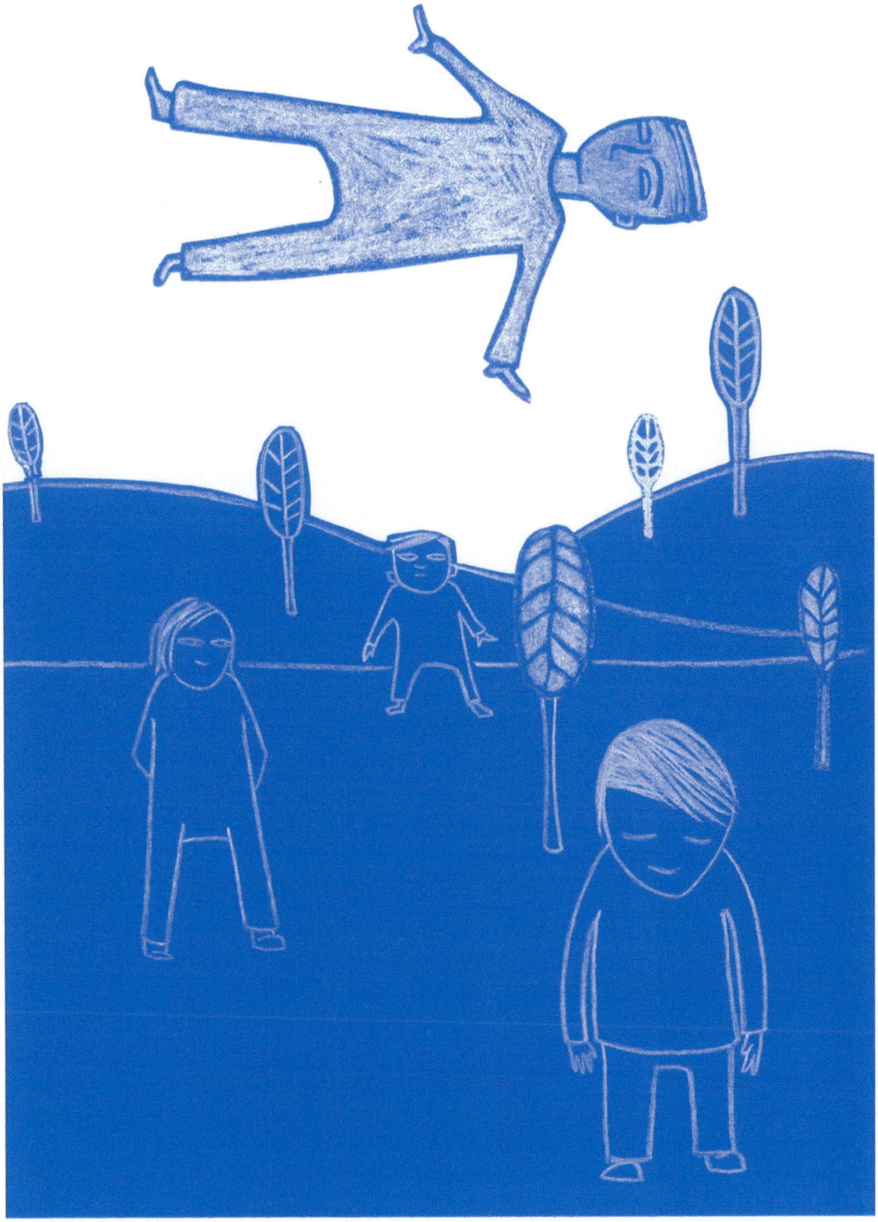

Zuversicht
Wenn dunkle Schatten fallen übers weite Feld,
wenn finster wird, was einst das Licht so schön erhellt,
wenn auch der Abend noch gibt Raum und Recht der Nacht,
dann gleiten wir hinüber, still, getrost und sacht
ins Reich der unbekannten, fernen, ewgen Welt,
wo endlich sich auch Trug und Schein der Wahrheit stellt.
Nach Freud und Leid muss jeder diese Welt verlassen,
nehmt es mit Ernst, doch nehmt es allzeit auch gelassen.
Es ist des Schöpfers Wille, der es so bestimmt.
Er ist es, der das Leben gibt und Leben nimmt.
Nichts geht verlor'n im Kosmos, das darf man wohl hoffen;
Gott, der uns liebt, hält seine Zukunft allen offen.

Pfarrer Dr. Friedrich Steinbauer 2002 aus „Kleine Lyrik vor Sonnenuntergang“ (geschrieben in Vorbereitung auf seinen Tod und freundlicherweise von den Angehörigen zur Verfügung gestellt)

Manchmal ist eine Krebserkrankung unheilbar und beendet das Leben eines Menschen wie bei Frau M. im Beispiel des vorherigen Kapitels (➤ Kap. 11).

Auch dann haben wir als Pflegende den Anspruch, zu begleiten, beizustehen. Eine Voraussetzung und dafür „not-wendig“ (um die Not zu wenden): sich selbst mit den Themen Abschied, Sterben, Tod und Trauer auseinanderzusetzen. Wie viele Menschen es wohl gibt, die sich über ihr Sterben noch zu Lebzeiten Gedanken machen? Dabei ist dies ein „Ereignis“, das jeden trifft. Wie soll das Sterben sein? Was ist ein „gutes“ Sterben? An welchem Ort soll es stattfinden? Zu Hause? Im Krankenhaus? Soll jemand dabei sein? Und wenn ja, wer? Soll leise Musik erklingen, oder soll eher Stille im Raum herrschen? Wünscht sich der Sterbende berührt oder gesegnet zu werden? Soll es ein „schnelles“ Sterben sein – „plötzlich und unerwartet“ (wie es manchmal in Traueranzeigen zu lesen ist), oder ist es schöner, wirklich Abschied *nehmen* zu dürfen?

Wir wissen, dass wir „vergänglich“ sind, dass unser Leben einmal zu Ende gehen wird – und doch ist es eher selten, dass wir „mitten im Leben“ über den Tod sprechen oder vielleicht sogar das eigen Sterben „bedenken“. Auch Patienten haben sich selten über ihr Sterben konkrete Gedanken gemacht. Dabei kann das Wissen um die eigene Endlichkeit auch „frei“ machen und ermutigen, das eigene Leben individuell und einzigartig zu gestalten. Und es kann schwerkranken Patienten dabei helfen, die eigenen Bedürfnisse in der letzten Lebenszeit zu achten und mitzuteilen.

12.1 Bedürfnisse schwer kranker und sterbender Patienten

12.1.1 Allgemeine Bedürfnisse

Vor allem im Umgang mit schwer kranken Patienten zeigt sich immer wieder, dass diese häufig eine **offene und ehrliche Aufklärung** des Arztes über ihre Situation vermissen. Viele Patienten, aber auch Angehörige fühlen sich nur unzureichend informiert über ihren Befund oder manchmal sogar über die Unheilbarkeit ihrer Erkrankung und die begrenzte Zeit, die ihnen noch zur Verfügung steht. So wird ihnen die Möglichkeit genommen, ihre letzte Lebenszeit bewusst und selbstbestimmt zu gestalten, Dinge zu klären, die sie klären möchten, solange die Kraft da ist, bewusst zu entscheiden, wie und wo sie die letzten Wochen oder Tage ihres Lebens leben möchten, und sich über ihre Wünsche und Bedürfnisse klar zu werden und diese mitzuteilen.

12.1.2 Körperliche Bedürfnisse

Die körperlichen **Bedürfnisse Schwerkranker und Sterbender** verändern sich im Laufe ihrer Krankheitszeit. Im Sterbeprozess ist der Körper dabei, seine Aufgaben und Funktionen einzustellen.

„Wenn die Seele den Körper verlassen hat, ist er nur noch eine Hülle", so eine Patientin. Es ändern sich Prioritäten und Wichtigkeiten. Das, was zu tun (oder zu lassen) ist, sollte sich nun eher an den Wünschen der Patienten orientieren als an Pflegeprinzipien. Bis zuletzt darf und muss der Patient in seiner Selbstbestimmung respektiert werden im Sinne: „Was willst du, dass ich für dich tue?"

Doch auch wenn die Bedürfnisse des Patienten im Vordergrund stehen und die Betreuungsmaßnahmen immer individuell gestaltet werden sollten und können, kann Wissen über die körperliche Palliativpflege hilfreich sein.

Ernährung und Flüssigkeitsgabe

Der Körper nimmt Abschied. Patienten reduzieren ihre Nahrungsaufnahme – oft ein Hinweis, dass der Prozess des Sterbens begonnen hat. Sollten Patienten dann ermuntert werden, zu essen und zu trinken? Viele „Palliativ-Wissende" sind der Meinung, eher nicht, denn vielleicht gestaltet sich der „Übergang" leichter, wenn der Körper „leichter" ist und nicht mehr mit der Verdauung von Nahrung beschäftigt ist.

Aber trinken? Oft ist gerade das für Angehörige ein Problem – steht doch Wasser für Leben („Mein Mann darf doch nicht verdursten"). Durst ist aber oft eher ein Problem einer trockenen Mundschleimhaut als ein Problem reduzierter Flüssigkeitsgabe und umgekehrt: Ist die Mundschleimhaut gut befeuchtet und „sauber", so stellt sich auch kein Durstgefühl ein. Es gibt derzeit auch keine Erkenntnisse, dass die Flüssigkeitszufuhr Beschwerden lindert. Im Gegenteil: Sie kann die Situation sogar erschweren für den Patienten (Gefahr des Lungenödems, der vermehrten Sekretbildung, häufiges Wasserlassen usw.). Um dem Körper nötige Flüssigkeit zuzuführen, kann ggf. eine s.c.-Gabe von Flüssigkeit, eine sog. Subkutantherapie, in Erwägung gezogen werden.

Mundpflege

Ein äußerst wichtiger Dienst an Sterbenden ist die sorgfältige Mundpflege. Bei der Ausführung darf man kreativ sein und ganz auf die Vorlieben des Patienten eingehen: Sprühfläschchen mit Lieblingsgetränken, Fingerzahnbürsten oder gefrorene süße oder salzige Flüssigkeiten zum Lutschen. Solche „Eiswürfel mit Geschmack" können z. B. in vorher ausgewaschene Kompressen eingepackt werden, die in den Mund gelegt werden und an denen der Patient auch noch bei großer körperlicher Schwäche saugen kann.

Körperpflege

Hier gilt es, die individuellen Bedürfnisse zu achten. Eine tägliche Ganzkörperwaschung oder ein Lagewechsel zur Dekubitusprophylaxe ist vielleicht nicht mehr wichtig, dafür umso mehr ein liebevoller Umgang mit dem Körper, z. B. rhythmische Streichungen, Massagen, Einreibungen mit dem Lieblingsöl. Die Pflege der Haut, die Haarpflege und die Rasur können auch für Schwerkranke eine wichtige Rolle spielen.

Schmerzen

Bei Patienten, die eine Schmerztherapie bekommen, ist es wichtig zu wissen, dass sich die Bedürfnisse ändern können und die Dosierung angepasst werden muss. Kann der Patient nicht mehr schlucken, muss z. B. auf s. c.-Gabe umgestellt werden.

Ein Hinweis zu Schmerzpflastern: Die Zentrierung des Kreislaufs in den letzten Stunden oder ein zunehmender Mangel an Unterhautfettgewebe können dazu führen, dass die Wirkstoffe eines Schmerzpflasters nicht mehr ausreichend resorbiert werden, sodass das Medikament evtl. auf andere Weise appliziert werden muss. Aus diesem Grund ist es nicht sinnvoll, in der Terminalphase mit einem Schmerzpflaster zu beginnen! Bei Fieber kann umgekehrt mehr des Wirkstoffs über die Haut resorbiert werden – auch das ist zu beachten.

Bei Patienten, denen es nicht mehr möglich ist, sich verbal mitzuteilen, ist es wichtig, anhand von Mimik und Gesten Schmerzen und Unwohlsein wahrzunehmen und darauf zu reagieren.

Prophylaxen

Die sog. Prophylaxen sind zu diesem Zeitpunkt nicht mehr wichtig und dürfen unterbleiben – eine für den Patienten schonende Mikrolagerung kann allerdings hilfreich sein und dem Patienten in seiner Kraftlosigkeit guttun.

Atemnot

Vor allem für Außenstehende ist es erschreckend und beunruhigend, wenn Patienten eine sog. Rasselatmung entwickeln. Sterbende können aufgrund ihrer Schwäche Sekret nicht mehr abhusten, sodass es im Rachen bzw. in den Atemwegen liegen bleibt. Es scheint aber so zu sein, dass das Wohlbefinden der Patienten davon nicht wesentlich beeinträchtigt wird. Trotzdem kann die Sekretproduktion medikamentös eingedämmt werden.

12.1.3 Soziale Bedürfnisse

Auch als Sterbender ist der Mensch noch Teil des Netzwerks, das ihn bisher umgeben und getragen hat. Vielleicht will der Patient sich noch verabschieden? Vielleicht bereitet der Prozess des Abschiednehmens dem Patienten aber auch seelische Schmerzen und er zieht sich zurück, um seinen Weg allein zu Ende zu gehen? Wünscht er oder braucht er in seinem Prozess Begleitung? Welche Menschen sind dann und dafür wichtig? Sind es die Pflegenden oder Ärzte oder sind es doch eher die Angehörigen, für die dieser Abschied „ein-malig“ ist, im wahrsten Sinne des Wortes? Und wie kann man Angehörigen helfen, den Mut zu finden, jetzt bei dem Sterbenden zu sein und zu bleiben? Manchmal „entscheiden sich“ Patienten gerade dann dafür, „die Schwelle zu überschreiten“, wenn die nahen Angehörigen nur mal für kurze Zeit aus dem Zimmer gegangen sind, vielleicht um sie zu schonen oder um selbst besser gehen zu können?

Ein weiterer Gesichtspunkt sozialer Bedürfnisse ist die Kommunikation: Gibt es noch Wichtiges mitzuteilen – im Sinne von „mit jemandem etwas teilen“? Ein offenes Gespräch ist für den Erkrankten eine Form der Zuwendung, die unterschätzt und deshalb oftmals leider zu kurz kommt. Auch zu einem späteren Zeitpunkt, in der terminalen Phase, ist Zuwendung und Dasein wichtig: An der Mimik und an der Atmung lässt sich oft ablesen, dass der Patient die Anwesenheit seiner Angehörigen spürt und durch sie Ruhe und Nähe erfahren kann.

12.1.4 Spirituelle Bedürfnisse

Der Sterbende verlässt die ihm bekannte Welt. Je nach seiner Glaubenseinstellung ist das entweder das Ende oder der Übergang in eine uns allen unbekannte Form des Daseins. Oft bekommen Glaube und Religion und die eigenen spirituellen Bedürfnisse wieder Bedeutung: Der Patient wünscht sich den Beistand, den Austausch und vielleicht den Segen eines Geistlichen oder spirituellen Begleiters für seinen Weg.

Ein äußerer und konkreter Ausdruck für die Segnung der christlichen Kirchen ist das Abendmahl oder die Krankensalbung. Die Krankensalbung der katholischen Kirche ist ein Sakrament, das der Stärkung und Ermutigung dient. Zunehmend wird die Krankensalbung auch von evangelischen Christen praktiziert. Ein weiterer, häufig geäußerter Wunsch ist das Sprechen von Gebeten (➤ Abb. 12.1) oder das Singen von Liedern.

Die Rituale anderer Glaubensgemeinschaften sind unterschiedlich. Wichtig ist aber immer, den einzelnen Menschen und seine individuellen Bedürfnisse zu achten.

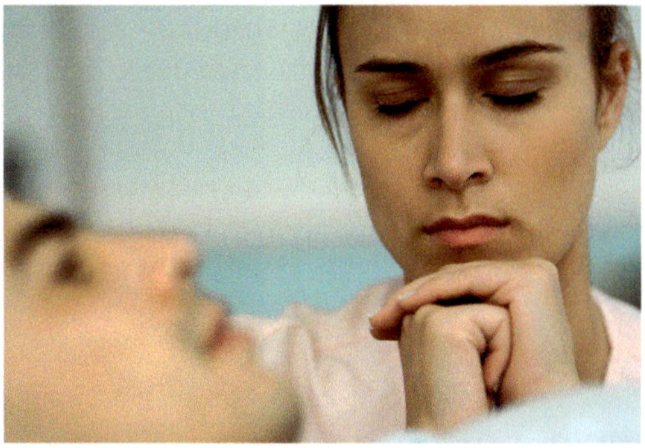

Abb. 12.1 Gemeinsam oder für den Sterbenden Beten [J787]

12.2 Bedürfnisse An- und Zugehöriger

Angehörige sind Menschen, die dem Patienten angehören, zu ihm gehören, auch wenn sie nicht mit ihm verwandt sind (deshalb wird auch oft das Wort „Zugehörige" gebraucht). Auch sie sind betroffen – wenngleich in anderer Weise als der Mensch, der krank und sterbend ist. „Ihr" Partner, Vater, Kind stirbt, und sie werden bleiben, sie werden zu Hinterbliebenen. Deshalb durchlaufen Angehörige einen anderen Prozess. Oft stehen sie an einer anderen Stelle der Auseinandersetzung mit dem „Unabänderlichen": Sie möchten den Sterbenden noch bei sich haben, ihn noch nicht gehen lassen, während der Sterbende schon Abschied nimmt. Oder sie sind schon ausgesöhnt mit dem Abschied, während der Patient sich noch an das Leben klammert.

Ein weiteres Thema ist die offene Kommunikation: Manchmal wissen beide – Patient und Angehörige – jeder für sich um die Situation, aber können (noch) nicht offen miteinander über den bevorstehenden Abschied und Tod und sprechen. Dann kann es hilfreich sein, wenn Pflegende oder Ärzte als Vermittler dienen und Worte finden helfen.

Pflegekräfte können Patienten und Angehörigen darüber hinaus Möglichkeiten aufzeigen, wie sie die letzte gemeinsame Zeit gestalten können. Dazu gehört auch, Angehörigen die Angst und Unsicherheit im Umgang mit dem Schwerkranken zu nehmen. Vielleicht kann man die Angehörigen in die Pflege mit einbeziehen, ihnen zeigen, wie sie eine Hand- oder eine Fußmassage oder die Mundpflege durchführen können. Es ist der letzte Dienst, den sie dem geliebten Menschen erweisen können, und diese letzte Zeit wird ihnen immer in Erinnerung bleiben. Selbst jetzt können noch Dinge geschehen, Worte gesprochen werden, die es später leichter machen, mit dem Tod zu leben.

Viele Angehörige und Patienten haben den Wunsch, die letzte Zeit zu Hause im Kreis der Familie zu verbringen. Nur wenige aber setzen diesen Wunsch tatsächlich um, weil sie der Meinung sind, dieser Aufgabe nicht gewachsen zu sein. So befürchten Angehörige bei plötzlich auftretenden Schwierigkeiten wie Tumorschmerzen oder Atemnot überfordert zu sein und nicht die richtigen Maßnahmen treffen zu können. Solche Unsicherheiten können durch Schulung und Unterstützung abgebaut werden. Ein Bedarfsplan, der mögliche Probleme vorhersieht und entsprechende Maßnahmen und Medikamente erlaubt, sollte eine Selbstverständlichkeit sein – zu Hause ebenso wie im Krankenhaus.

Ein weiteres Bedürfnis An- oder Zugehöriger ist die Möglichkeit, sich auf den Abschied des Patienten vorzubereiten. So ist es ihnen ein Anliegen, als Begleitperson in der stationären Einrichtung bleiben zu können und dem Patienten einen „letzten Dienst" zu erweisen, indem sie z. B. durch kleine Gesten wie dem Befeuchten des Munds oder einer Handmassage dem Sterbenden eine Wohltat zukommen lassen. Durch die Nähe, die dadurch entsteht, stehen Angehörige der Situation nicht völlig ohnmächtig gegenüber und erleben die Zeit mit dem Sterbenden viel bewusster und intensiver. Trotzdem sollten sie immer die Möglichkeit zum Rückzug erhalten.

12.3 Bedürfnisse der Pflegenden

Nur etwa 5 % aller Kranken sterben auf einer Palliativstation, d. h., auch Pflegenden auf „normalen“ Stationen stellt sich die Aufgabe, Menschen in ihrer letzten Lebenszeit und im Sterben zu begleiten. Eine ganz besondere Aufgabe, gekennzeichnet einerseits durch die große Nähe zu den Patienten und deren Angehörige, zum anderen durch die eigene Unsicherheit und die eigenen Gefühle:

Pflegende üben ihren Beruf in großer Nähe zum Schwerstkranken aus, sowohl in Bezug auf die körperliche als auch in Bezug auf die psychische Nähe – sie sind regelmäßig viele Stunden lang anwesend und begegnen den Patienten Tag und Nacht. Sie verrichten intimste Dinge und kommen den Patienten so sehr nah. Sie erleben die zunehmende Schwäche des Kranken und die Zunahme seiner körperlichen Beschwerden aufgrund des Fortscheitens der Erkrankung, aber auch die emotionale Erschütterung des Kranken und seiner Angehörigen und die daraus folgenden Reaktionen unmittelbar. Diese „professionelle Nähe“ erschwert immer wieder die gleichzeitig notwendige „professionelle Distanz“, die die Pflegenden zur Wahrung ihrer eigenen Interessen brauchen.

Zum anderen fühlen sich viele Pflegende unsicher, manchmal hilflos und nicht gut genug ausgebildet oder vorbereitet auf diese Situation: Sage und tue ich das Richtige, finde ich die passenden Worte und Antworten auf im wahrsten Sinne des Wortes „lebenswichtige“ Fragen von Patienten und Angehörigen? Tun wir genug für „unsere“ Patienten? Wie gehen wir um mit der Tatsache, dass Patienten und Angehörige, aber auch Ärzte und Patienten nicht gut miteinander sprechen können, nicht zueinander finden? Manchmal gehen solche Fragen mit dem Gefühl eigener Unzulänglichkeit einher und das wiederum kann zu Belastungen führen, die schwer auszuhalten sind.

Darüber hinaus sind Pflegende selbst gefühlsmäßig „involviert“: Sie sind Tröster und Vertrauensperson, sie hören zu, lindern und erklären. Es liegt nahe, dass auch sie – wie auch Patienten – Gefühle wie Trauer, Angst, Hilflosigkeit, Enttäuschung, Wut, Ohnmacht und Auflehnung erleben. Auch sie verlieren einen Menschen, mit dem sie manchmal über lange Zeit verbunden waren.

Unterstützende Maßnahmen

Bei einer Befragung von 16 Gesundheits- und Krankenpflegerinnen und -pflegern auf einer gynäkologisch-onkologischen Station nannten die Befragten folgende Rituale bzw. Strukturen, die sie für die Bewältigung von Belastungen als hilfreich empfinden:

- **Selbstpflege:** familiäre Unterstützung, regelmäßige Kontakte und gute Beziehungen zu Freunden, ausgleichende Hobbys, eigene Interessen, Glaube
- **Gute Teamsituation:** Austausch und Dialog, auch mit den anderen Berufsgruppen, Supervision, gutes Arbeitsklima, gegenseitige Hilfe, Rituale, z. B. regelmäßiges Gedenken an Verstorbene der Station, Erinnerungsbuch zum Gedenken an die Verstorbenen, gegenseitige Wertschätzung und Anerkennung der geleisteten Arbeit
- **Gute äußere und innere Bedingungen:** Zeit für sterbende Patienten und deren Angehörige, Zeit für bedürfnisorientierte Pflege, z. B. Aromapflege, Einzelzimmer für Schwerstkranke, gute Begleitung der Angehörigen, z. B. Übernachtungsmöglichkeit auf der Station, Einbeziehung in die Pflege
- **Nach dem Tod:** Möglichkeit, den Verstorbenen zu richten und den Raum zu gestalten, Fenster öffnen, damit „die Seele wandern“ kann, Atmosphäre schaffen, z. B. eine Kerze nach dem Versterben 24 Stunden

brennen lassen, Möglichkeit, vom Verstorbenen Abschied zu nehmen, Gebete oder Texte, Gestaltung von Abschiedsbüchern

- **Kompetenz durch Wissen/Fortbildung:** speziell ausgebildete onkologische Fachkräfte oder Palliative Care Fachkräfte auf Station, Fortbildungen zum Thema Sterben, Tod und Trauer, Palliativwissen zum Thema Symptomkontrolle und Sterbeprozess, Anerkennung der Sterbebegleitung als Bestandteil einer umfassenden Pflege und eine entsprechende Personalsituation

12.4 Der Sterbeprozess

„Sie sind wichtig, weil Sie eben Sie sind. Sie sind bis zum letzten Augenblick Ihres Lebens wichtig und wir werden alles tun, damit Sie nicht nur in Frieden sterben, sondern auch bis zuletzt leben können." [1]

Dieser Satz von *Cicely Saunders* beschreibt die Haltung und das Ziel einer guten Begleitung in der letzten Lebens- und in der Sterbephase.

Bei ca. 75 % der Sterbenden tritt erst ca. 48 Stunden vor dem Tod eine Bewusstlosigkeit ein, bei über 90 % in der letzten Stunde. Viele Schwerkranke sind also bis wenige Stunden vor ihrem Tod ansprechbar, es gibt auch Sterbende, die bis zuletzt bewusstseinsklar bleiben.

Sterben ist ein Prozess über mehrere Stunden, einzelne Körperzellen leben sogar deutlich über den klinischen Tod hinaus weiter. Manche Abschiedsrituale in verschiedenen Religionsgemeinschaften spiegeln dies wider.

Häufig zu beobachtender Ablauf des Sterbevorgangs

- Der Patient ist zu schwach zum Sprechen und Schlucken.
- Der Kontakt zur hiesigen Welt verändert sich: Unruhe, Fahrigkeit, Zupfen an der Bettdecke, Zurückschlagen der Bettdecke, Verwirrtheit, evtl. Bewusstlosigkeit, die in der Tiefe wechselt. Vielleicht „sieht" der Patient auch schon etwas von dem, was auf ihn zukommt, z. B. verstorbene Angehörige, Freunde, ein Licht …
- Das Hörvermögen bleibt lange erhalten – auch bei Bewusstlosigkeit!
- Der Kreislauf wird schwächer: kalte Extremitäten, blasse und marmorierte Haut.
- Das Atemmuster verändert sich: Die Atmung wird schneller und tiefer oder unregelmäßig und langsam, es kommt zu Schnapp- oder Rasselatmung (➤ 12.1.2).
- Auftreten von Urin- und Stuhlinkontinenz (bis ca. 30 Min. nach dem biologischen Tod) oder Harnverhalt.
- Starre Pupillen, Ausfall des ZNS (biologischer Tod).
- Totenflecken, Totenstarre (sog. sichere Todeszeichen) ab ca. 2 Stunden.

Die zu erwartenden Veränderungen in den letzten Stunden müssen den anwesenden Angehörigen erklärt werden, um deren Ängste abzubauen.

Ist das Sterben unausweichlich, so tritt die medizinische Behandlung in den Hintergrund. Oberste Priorität hat jetzt, die Wünsche und Bedürfnisse des Sterbenden zu berücksichtigen – insbesondere die in einer Patientenverfügung formulierten – und ihm ein schmerz- und möglichst angstfreies Sterben zu ermöglichen. Da der Hörsinn bis zum Ende erhalten bleibt, sollten die Pflegemaßnahmen behutsam und sorgfältig erläutert werden und auch die Angehörigen darüber aufgeklärt werden. Das, was im Zimmer gesprochen wird, sollte bedacht werden, und bis zu seinem letzten Atemzug kann der Patient mit Worten gestützt und gestärkt werden: „Papa, flieg", sagte eine Tochter in der Todesstunde zu ihrem Vater, einem Hobbyflieger, und half ihm so, das Leben loszulassen.

Die Würde des Menschen ist bis zu seinem Tod und darüber hinaus zu achten. Die religiöse und kulturelle Lebensüberzeugung des Patienten und dessen Angehörigen ist bestmöglich zu berücksichtigen.

12.5 Versorgung Toter/religiöse Bräuche

Die **Versorgung des Verstorbenen** geschieht in Achtung ihrer Würde. Arbeiten im Zimmer des Verstorbenen werden umsichtig und ruhig, möglichst von zwei Pflegekräften, ausgeführt.

Maßnahmen

- Information des Arztes und der Seelsorge

Wichtig

Der Arzt muss die Leichenschau am unbekleideten Leichnam durchführen, An- und Auskleiden ist aber bei eingetretener Totenstarre schwierig.

- Information der Angehörigen: deren Wünsche erfragen und der Familie ungestört Zeit zum Verabschieden geben
- Religiöse Bräuche (➤ Tab. 12.1) erfragen und so weit wie möglich berücksichtigen

Tab. 12.1 Umgang mit Verstorbenen in den verschiedenen Religionen

Judentum	Nach jüdischem Glauben darf der Tote bis zur Beerdigung nicht allein gelassen werden. Traditionell legen die Juden dem Verstorbenen eine Feder über den Mund und beobachten 8 min lang, ob die Atemtätigkeit endgültig ausgesetzt hat. Dann schließt der Sohn oder der nächste Angehörige die Augen des Toten.
Christentum	Oft werden die Hände über der Brust wie zum Gebet gefaltet. Evtl. wird ein Kreuz oder Rosenkranz in die Hand gegeben. Der Seelsorger spricht ein Gebet, salbt den Kranken (Krankensalbung) oder nimmt die letzte Ölung vor.
Islam	Im Idealfall wird der Tote nur von Muslimen berührt. Der Blick des Verstorbenen ist in Richtung Mekka gerichtet. Muslime werden innerhalb von 24 Stunden erdbestattet.
Buddhismus	Buddhisten hüllen den Leichnam in ein Laken, das kein Emblem tragen darf, weil dadurch die Seele des Verstorbenen am Verlassen des Körpers gehindert wird. Der Leichnam sollte 3 Tage völlig störungsfrei gelassen und nicht einmal berührt werden. Da dies aber in der Regel nicht möglich ist, sollte zunächst der Scheitel des Verstorbenen ganz sacht mit einer Repräsentation Buddhas (z. B. einem Bild oder Text) berührt werden. Manchmal werden am Totenbett noch einige Zeit lang Texte rezitiert. Buddhisten werden feuerbestattet.
Hinduismus	Typisch für den Hinduismus ist der Glaube an die Seelenwanderung und Wiedergeburt. Die unterschiedlichen Todes- und Jenseitsvorstellungen haben eine Vielfalt an Sterberiten, Ahnenritualen und Totenkulten hervorgebracht. Hier sind die Angehörigen einzubinden. Hindus werden feuerbestattet.

Versorgung des Leichnams

- Die Augen des Toten schließen.
- Den toten Körper ein letztes Mal versorgen: Er wird evtl. gewaschen, alle Zu- und Ableitungen werden entfernt (es sei denn, aus den Eintrittsstellen würde massiv Blut oder Sekret austreten). Der Verstorbene wird mit dem Totenhemd oder der gewünschten Kleidung bekleidet (➤ Abb. 12.2), die Zahnprothese wird eingesetzt, das Kinn hochgebunden oder so unterstützt, dass der Mund geschlossen bleibt. Je nach Religionszugehörigkeit können die Hände gefaltet oder auf die Bettdecke gelegt werden. Das Bett wird flach gestellt, eine Blume auf das Bett oder in die Hand des Toten gelegt.
- Den Raum herrichten: Den Leichnam mit einem Tuch bedecken; den Kopf, sofern noch Angehörige erwartet werden, nicht zudecken.

- Eine friedliche Atmosphäre schaffen: medizinische Produkte, Hilfsmittel, „Störendes“ usw. entfernen. Blumenstrauß und eine Karte mit einem tröstenden Text ans Bett stellen, evtl. eine Kerze oder Duftlampe anzünden, wobei individuelle Wünsche berücksichtigt werden sollten.

Einem Menschen im Sterben zu begegnen und ihn und seine Angehörigen über den Tod hinaus zu begleiten ist nur möglich, wenn man selbst ohne Angst in den „Raum des Todes“ gehen kann. Es braucht dazu Mut, Achtsamkeit, Ruhe und eine gewisse fürsorgende und respektvolle Grundhaltung, dann kann Begleitung im Sinne des Da-Seins gelingen.

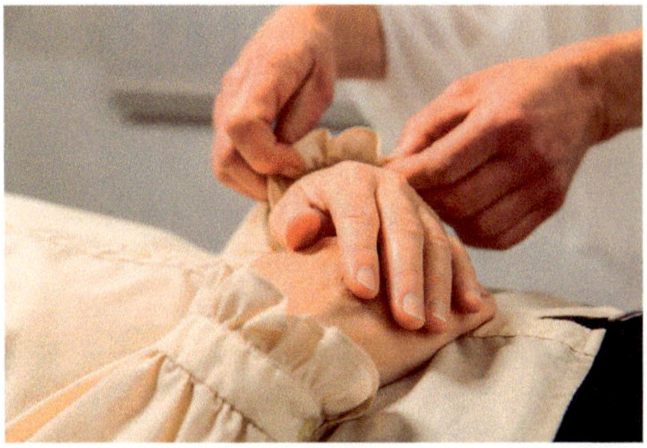

Abb. 12.2 Versorgung eines Verstorbenen [J787]

12.6 Trauer

Leben heißt Veränderung. Jedes Leben ist durchzogen von Werden, Vergehen und Neuentstehen. Bereits mit der Geburt erlebt der Mensch einen aufregenden und existenziellen Wandel und Abschied, wenn er aus seinem vermutlich sehr behaglichen „Wohnraum“ ungefragt in die Welt hineingeboren wird. Und weitere Wendepunkte, die gleichzeitig kleine oder größere Abschiede sind, prägen das Leben: der Eintritt in den Kindergarten als erste und immer wiederkehrende Trennung von den Eltern, der Abschied von der Kindheit in der Pubertät, der Auszug aus dem Elternhaus, Abschieds- und Trauerschmerz, der sich Liebeskummer nennt usw.

Immer wieder muss der Mensch Abschied nehmen: von anderen Menschen, von einem Ort, z. B. bei einem Umzug, von einem Arbeitsplatz, von Dingen, von Lebensabschnitten, von Visionen, von Lebensideen, von Beziehungen. Veränderungen, Abschiede und Verluste gehören zum Leben. Der vielleicht schwerste Abschied ist vermutlich der Abschied vom eigenen Leben. Insofern sind sterbende Menschen auch trauernde Menschen.

Wenn wir Verluste erleben, wird unser inneres Gleichgewicht mehr oder weniger erschüttert – wir sind traurig, wir trauern. Die Trauer hilft uns, die schmerzhafte Situation zu durchleben, sie schützt uns auch in gewisser Weise, sie erlaubt es uns, uns zurückzuziehen, „anders“ zu sein. So ist Trauer ein ernstes und schmerzhaftes Gefühl, das wir alle kennen, und doch gleichzeitig eine Fähigkeit, die wir alle haben und die uns hilft, wenn wir einen Verlust „verschmerzen“ müssen.

Trauer ist ein Gefühl, das Menschen aller Kulturen, vielleicht sogar alle Lebewesen kennen. Dabei zeigt sich die Trauer bei jedem Menschen anders: Die Reaktion wird zum einen bestimmt von der Bedeutung, die das Verlorene für den Trauernden hat, zum anderen spielt die Umgebung eine Rolle: Wie reagiert das soziale Umfeld? Erkennt es den Verlust und die Trauer an? Welche Trauerrituale sind üblich? Darf überhaupt getrauert werden und wenn ja, wie und wie lange?

Um Trauer und Trauernde besser verstehen zu können, kann es helfen, sich den sog. Trauerprozess näher anzuschauen, d. h., den Weg, den Trauernde gehen.

12.6.1 Der Trauerprozess

Schon Sigmund Freud befasste sich vor rund 100 Jahren mit dem Thema Trauer, weitere Trauerforscher folgten: John Bowlby, Collin Parkes, William Worden, Verena Kast, Dennis Klass, Ruth Marijke Smeding …

Beispielhaft soll hier das 1970 von den Engländern *Bowlby und Parkes* entwickelte **Vier-Phasen-Modell** vorgestellt werden, das *Verena Kast* etwa zehn Jahre später übernahm und weiterentwickelte [2].

Vier-Phasen-Modell

1. Phase: Schockphase/Nicht wahrhaben wollen

Betroffenheit, Empfindungslosigkeit und der Unglaube über den Verlust gehören zu den ersten Gefühlen. Hier sind unterschiedliche Reaktion erkennbar, z. B. verwirrt sein, bestürzt sein, erstarren, sich verloren fühlen. Manchmal wissen Betroffene später nicht mehr, wie sie zu dem Ort, an dem ihr Angehöriger gestorben ist, gekommen sind oder sie können sich kaum mehr an die Informationen erinnern, die sie in den Tagen des Schocks bekommen haben, z. B. Nachrichten über die Art des Sterbens ihres Angehörigen. Reaktionen wie „Es ist nicht wahr" und „Sie müssen sich geirrt haben" stehen vor allem bei einem plötzlichen Tod im Vordergrund. Die Phase ist meist kurz.

2. Phase: Reaktionsphase/Aufbrechende Emotionen

Emotionale Reaktionen wie Weinen, Schreien, Verzweiflung kennzeichnen diese Phase und werden mehr oder weniger offen gezeigt. Auch Angst, depressive Gefühle, Leere, das Gefühl der Sinnlosigkeit, aber auch Wut und Schuldzuweisungen können vorkommen, z. B. die Wut auf Ärzte oder Pflegende über deren Versagen oder die Enttäuschung darüber, dass „das mir passieren" musste („Warum muss mein Mann sterben und nicht der der ‚bösen' Nachbarin?"). Gleichzeitig spüren die Trauernden eine große Sehnsucht nach dem Verstorbenen, decken z. B. noch den Tisch für ihn. Auch der Körper reagiert – z. B. mit Schlafstörungen, somatischen Beschwerden, Übelkeit, Schmerzen. Das Stadium kann sich über Wochen oder Monate erstrecken, und auch später können immer wieder starke Gefühle aufkommen, manchmal aus einem scheinbar nichtigen Anlass.

3. Phase: Bearbeitungsphase/Suchen, finden, sich trennen

Der Betroffene „sucht" bewusst oder unbewusst nach dem verlorenen Menschen in Zimmern, Landschaften, auf Bildern, real auf der Straße oder im Haus, wo er plötzlich den Verstorbenen „sieht" oder „hört". Und doch wird dem Trauernden immer mehr bewusst, dass in der realen Welt eine konkrete Begegnung nicht mehr möglich ist: Stufenweise wird die Suche nach dem Vermissten losgelassen, indem der Tod bzw. der Verlust zunehmend als Realität akzeptiert wird und der Verstorbene von einem realen zu einem „inneren" Begleiter wird.

Die Bearbeitungsphase hält lang an, nicht selten mehrere Jahre. Dabei kann es auch immer wieder zu „Rückfällen" kommen, in denen der Betroffene das Gefühl hat, überhaupt nicht weiter zu sein, weil ihn immer noch Traurigkeit, Verzweiflung, das Gefühl der Sinnlosigkeit scheinbar überwältigen.

4. Phase: Neuorientierungshase/Neuer Selbst- und Weltbezug

Der Trauernde hat den Verlust angenommen, dabei kann die Beziehung zum Verstorbenen in veränderter Form bestehen bleiben – „der Tod beendete das Leben, aber die Liebe bleibt" (R. Kachler nach dem Tod seines Sohnes, [3] S. 10). Der Trauernde beginnt stufenweise wieder in das Leben zu gehen, neue Bindungen aufzubauen, seine Trauererfahrung nimmt er jedoch in dieses „neue" Leben mit hinein: „Trauer hört nie auf – aber sie verändert ihren Charakter." So beschreibt Monika Müller, eine anerkannte Trauerforscherin, diesen Prozess und spricht gleichzeitig vom „Märchen der Trauerverarbeitung" [4].

Die Neuorientierung beinhaltet oft ein verändertes Selbstbild und wird als persönliche Reife auf der Basis der be- und verarbeiteten Erfahrung erlebt. Manchmal gelingt es auch, diese Erfahrung als eine besondere Zeit im eigenen Leben annehmen zu können und diese Erfahrungen das weitere Leben prägen und bereichern zu lassen. „Das Loch, in das ich fiel, wurde zur Quelle, aus der ich lebe" ([5] S. 246). So drückt die Trauerforscherin Ruth Marijke Smeding ihre Erfahrung aus.

Waldemar Pisarski, ein Theologe, der viele Jahre lang als Seelsorger und Trauerbegleiter tätig war, hat ein eigenes **Modell der Trauer** entwickelt. Es ist sehr hilfreich, wenn es darum geht, zu verstehen, was in der Trauer geschieht und was „Trauerarbeit" ist.

Der Inhalt: Zwei Menschen begegnen sich eines Tages. Ein Märchen beginnt: Die beiden sehen sich an, sie hören sich zu, sie gehen eine Beziehung ein, sie beginnen einen Weg miteinander. Es wachsen immer mehr „Verbindungsfühler" – gute, liebevolle, verständnisvolle, geistig-intellektuelle, körperliche, emotionale und wohlmeinende Verbindungen, aber auch Verbindungen, die auf Missverständnissen, auf Auseinandersetzungen, auf Distanz und auf Streit beruhen – auch „Negatives" bindet und verbindet. Wenn nun diese Verbindung nicht mehr lebbar ist, weil das Paar sich trennt oder ein Partner stirbt, werden die vielen entstandenen guten und weniger guten Verbindungsfühler durchtrennt. Die offenen Enden greifen ins Leere.

„Ich bin ja nur noch halb" – so drücken manche Menschen dieses Gefühl aus. Im Beziehungsfeld klafft eine riesige, blutende Wunde. Die Aufgabe des Hinterbliebenen ist es nun, die nach außen ragenden abgeschnittenen Fühler nicht einfach abzuschneiden, sondern „einzuholen" und das gemeinsame Leben mit seinen guten und weniger guten Seiten als einen Schatz in den eigenen „Lebensrucksack" zu integrieren, dem Verlorenen einen guten Platz zu geben und dabei die Bindung zu ihm erhalten zu dürfen. Der Trauerforscher *Dennis Klass* nennt dies „Continuing Bonds" [6].

Nur wenn diese Trauerarbeit getan ist, kann der Hinterbliebene wieder frei werden für neue Beziehungen und neue Menschen, denen er allerdings nun und in Zukunft immer begegnen wird als jemand, der eine Trauererfahrung in seinem „Lebensrucksack" mit sich trägt, die ihn geprägt hat und prägt.

12.6.2 Die Begleitung Trauernder

Wie können Pflegende Angehörige und die Patienten selbst, die ja auch trauern, bei diesem Prozess (➤ 12.6.1) unterstützen? Für die Trauerarbeit ist es von entscheidender Bedeutung, wie der Hinterbliebene die Zeit des Abschiednehmens und den Tod erlebt. Deshalb muss versucht werden, den Angehörigen diesen Abschied zu erleichtern und sie darin zu unterstützen, ihren persönlichen Weg des Abschiednehmens zu finden.

Was hilft Trauernden?

- Wenn sie wissen, dass der Sterbende keine Schmerzen hatte und die letzte Lebenszeit in der bestmöglichen Lebensqualität erleben durfte.
- Wenn sie Zeit mit dem Sterbenden verbringen durften (Freinehmen von der Arbeit sollte ermöglicht werden!), wenn sie mit ihm zusammen sein konnten (Einzelzimmer).
- Wenn sie die letzte Zeit mitgestalten und dem Sterbenden Gutes tun durften, z. B. dessen Hand halten. Dabei ist wichtig, dass die Hand des Sterbenden oben aufliegt. So kann er die Wärme des Begleitenden spüren, aber auch die Hand wegnehmen, wenn ihm die Nähe zu viel wird.
- Wenn sie sich in Ruhe verabschieden durften. *Hinweis:* Ein Verstorbener darf bis zu 36 Stunden zu Hause aufgebahrt werden, auch wenn er in einer Klinik gestorben ist. Das ermöglicht den Angehörigen und Freunden, in vertrauter Umgebung Abschied zu nehmen. Eine Regelung, die besonders Familien hilft, in denen ein Kind verstorben ist.
- Wenn sie die Achtsamkeit und den Respekt der Profis spüren – dem Verstorbenen gegenüber, aber auch sich selbst gegenüber.
- Wenn sie eine Seite im Gedenkbuch der Station gestalten können.
- Wenn sie zu Gedenkfeiern eingeladen werden.
- Wenn sie selbst Unterstützung durch Freunde, Seelsorger, Pflegende oder Trauergruppen in Hospizvereinen bekommen haben.
- Wenn sie die Möglichkeit haben, noch einmal über dieses Ereignis zu reden oder vom Leben des Verstorbenen zu erzählen, vielleicht sogar Bilder zu zeigen.

Begleitung des Trauernden

Trauer beginnt bereits lange vor dem Tod – besonders, wenn die Krankheit, wie meist bei onkologischen Patienten, ein Leben „langsam" beendet, und so sind die letzte Lebenszeit, die letzten Lebensstunden und der Augenblick des Todes ganz wichtig für die Zeit danach. Diese Bilder werden den Angehörigen immer in Erinnerung bleiben und sie gehen tröstend mit hinein in die Trauerzeit.

Ruth Marijke Smeding, eine holländische Trauerforscherin, hat für den Abschied am Totenbett ein **Fünf-Punkte-Programm** für die Pflegenden entwickelt [5]:

1. Nach der Feststellung des Todes eine „Gedenkminute“, ein Innehalten, ein Stillsein.
2. Anteilnahme äußern: „Herzliches Beileid“, „Es tut mir leid“, ein Händedruck.
3. Den Verstorbenen würdigen: „Er hat lange gekämpft.“ „Jetzt hat er sein Leid überstanden.“ Dem Verstorbenen übers Haar streichen. Die Augen des Verstorbenen schließen.
4. Die Angehörigen anerkennen: „Gut, dass Sie da sein konnten.“ „Sie haben viel getragen in den letzten Wochen.“
5. Stille Verbeugung vor dem Verlassen des Raums.

Was man einem Trauernden nicht sagen sollte

- „Ruf an, wenn du mich brauchst": Genau dazu haben Trauernde oft nicht die Kraft. Begleiter sollten eher selbst aktiv werden: Die Trauernden anrufen, zu einer Tasse Tee einladen, ein Stück Kuchen vorbei bringen. Manchmal wirken Trauernde abweisend und „wollen nicht" – auch dann sollte man immer wieder vorsichtig Kontakt suchen.
- „Es hätte schlimmer kommen können!": Es steht uns nicht zu, über die Größe eines Verlusts im Vergleich zu anderem menschlichen Leid zu urteilen. Vielleicht wird eine Zeit kommen, in der der Trauernde selbst sein Schicksal aus einem anderen Blickwinkel sieht, aber dann ist er es selbst, der das Geschehene neu bewertet.
- „Ich weiß, wie du dich fühlst": Wir können den Schmerz eines anderen nie ermessen oder genau kennen. Und niemand setzt den Kummer eines Leidenden mehr herab als derjenige, der behauptet, dessen Schmerz zu kennen. Selbst wenn er einen ähnlichen Verlust erlebt hat, bedeutet das nicht, die gleiche Trauer zu spüren. Aber vielleicht können die, die selbst schon im Grenzland Trauer unterwegs waren, etwas vom Schmerz erfassen: „Ich kann nicht ermessen, wie schwer das für Sie sein muss, aber ich fühle mit Ihnen."
- „Sie sind noch jung, Sie werden wieder heiraten" oder „Sie können ja noch weitere Kinder bekommen": Das mag sein, aber die künftigen Möglichkeiten haben nichts mit dem gegenwärtigen Schmerz zu tun. Solche Worte scheinen zum einen den Schmerz kleiner machen zu wollen, ihn abzutun, andererseits sagen sie aus, dass der verlorene Mensch ersetzbar ist. Aber Menschen sind nicht austauschbar und deshalb darf der hinterbliebene Mensch um die Person, die gegangen ist, trauern. [7]

Begleitung heißt Beistand leisten, beim anderen bleiben, auf ihn eingehen. Es heißt nicht den Weg weisen, die Richtung zeigen. Das gilt auch für die Begleitung Trauernder! Begleitung heißt zuerst, den anderen verstehen zu wollen: „Wenn ich Sie richtig verstehe …“, „Was kann ich für Sie tun?“ Es ist auch erlaubt, nach Gefühlen zu fragen, z. B. „Sie scheinen sich Sorgen zu machen …“, „Es fällt Ihnen schwer, darüber zu sprechen …“

Die Begleitung kann auch nonverbal sein: ein Händedruck, eine Geste des Verstehens, eine ganz konkrete Hilfestellung wie eine Suppe, eine Tasse Kaffee können dem Trauernden signalisieren, dass er nicht allein ist. Dabei sind die Bedürfnisse ganz unterschiedlich: Manche Menschen wollen Nähe und die Fürsorge anderer und finden es schlimm, allein zu sein, andere möchten sich zurückziehen, viel allein sein, noch beim Verstorbenen bleiben, sich die Zeit nehmen, die sie für sich brauchen.

Vielleicht können die Gedanken von Pater Anselm Grün diese begleitende Haltung verdeutlichen [8]:

„Nicht jeder hat den Mut, in ein Trauerhaus einzutreten, in dem ihn die abgründige Not und Einsamkeit des andern erwartet. Mit dem andern sein heißt auch, seinen Schmerz zu teilen und bei ihm in seinem Schmerz zu bleiben. Ich kann den andern nicht von außen her trösten, indem ich auf fromme Worte zurückgreife, die ich anderswo gelesen habe. Ich muss bei ihm eintreten. Ich muss es aushalten in seinem Haus der Dunkelheit, der Zerrissenheit, des Leids. Wenn Du es vermagst, in das Haus der Trauer einzutreten, dann empfindet Dich der Trauernde wie einen Engel des Trostes. Dann erfährt er, dass in Dir der Engel Gottes ihn besucht wie ‚das aufstrahlende Licht aus der Höhe‘ (Lukas 1,78).“

12.6.3 Besondere Trauersituationen

Kindliche Trauer, wenn ein Elternteil stirbt

Die Trauer von Kindern hängt vom Lebensalter der Kinder ab, wenn sie den Tod ihrer Mutter oder ihres Vaters erleben (➤ Abb. 12.3). Je nach Alter haben Kinder unterschiedliche Vorstellungen vom Tod.

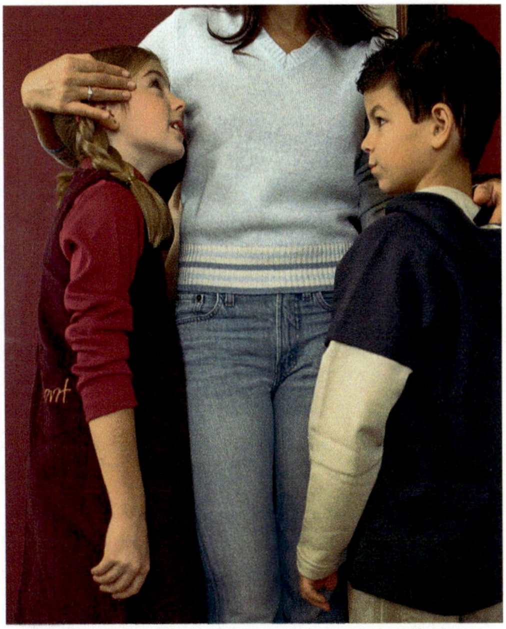

Abb. 12.3 Die Vorstellung vom Tod hängt vom Alter des Kindes ab. [J787]

Kleinkinder (bis 3 Jahre)
Kleinkinder haben weder eine Vorstellung vom Tod noch eine Zeitvorstellung. Ob die Mutter auf einer (Geschäfts-)Reise ist oder gar nicht mehr wiederkommt, ist für Kleinkinder nicht zu unterscheiden. Sie spüren aber einen sehr deutlichen Verlust, da sie noch sehr von ihren Eltern abhängig sind. Auswirkungen können Panik, Angst und untröstliche Traurigkeit sein. Diese Reaktionen können sich auch zeigen, wenn ein Elternteil „nur“ vorübergehend abwesend ist. Die Zeit des Protests wird abgelöst von einer Zeit der Stille und Traurigkeit. Das Kind gibt die Hoffnung auf, dass die Mutter oder der Vater zurückkommt. Es löst sich innerlich von diesem Elternteil.

Vorschulkinder (3–6 Jahre)
Das Wort „Tod“ heißt für ein Vorschulkind „weg“. Ein Elternteil, das weggeht, kann auch wiederkommen. Wenn es beim Spielen um den Tod geht, fällt der Mitspieler zwar „tot“ um, er kann aber wieder aufstehen und weiterrennen. Vorschulkinder haben noch keine Zeitvorstellung und können nicht glauben, dass der Tod ewig dauert. Für sie heißt tot sein, weniger lebendig zu sein: Vielleicht kann der Tote nicht mehr rennen und schaukeln, aber er kann noch denken und fühlen und jederzeit zurückkommen.

Manchmal wünschen sich die Vorschulkinder, dass die Eltern tot sind oder sie selbst, um schwierigen Situationen aus dem Weg zu gehen. Sie wollen „weg sein“, und das ist für sie gleichbedeutend mit dem Tod.

Beispiel

Die kleine Mia war mit ihrem Vater am Grab der Mutter und erzählt danach der Erzieherin: „Ich und Papa haben der Mama ein paar gelbe Rosen gebracht, das sind ihre Lieblingsblumen. Jetzt fühlt sie sich schon besser“ und fragt dann die Erzieherin: „Wann kommt Mama denn zurück?“

Kinder haben in dieser Altersstufe auch magische Vorstellungen – sie glauben, ihr eigenes Verhalten könne den Lauf der Dinge beeinflussen: Es könnte sein, dass der Verstorbene zurückkommt, wenn sie gut sind, z. B. ein Gedicht ohne Fehler aufsagen. Oder umgekehrt: Sie sind schuld am Tod eines Menschen, weil sie nicht artig gewesen sind. Es kann auch sein, dass Kinder in diesem Alter den Tod als Strafe sehen: Nur alte und vor allem böse Menschen sterben. Wenn man lieb ist, stirbt man nicht.

Grundschulkinder (6–9 Jahre)
Die Bedeutung des Todes wird in diesem Alter verstanden. Die Kinder erkennen nun den Unterschied zwischen Leben und Tod und stellen oft direkte, für die Erwachsenen oft unangenehme Fragen, z. B.: „Wie sieht

ein Toter aus?“ „Welche Gräber gibt es?“ „Wie läuft eine Beerdigung ab?“ In diesem Alter wird der Tod ganz sachlich und scheinbar emotionslos aufgenommen. Den Kindern ist klar, dass der Tod etwas Endgültiges ist und dass alle Lebewesen sterben müssen.

Anfangs beziehen Grundschulkinder den Tod nicht auf sich und ihre Familie, erst mit ca. 8 Jahren wird ihnen klar, dass auch sie und ihre Familie sterben müssen. Jetzt löst der Tod auch starke Gefühle aus: z. B. Ängste, von nahestehenden Menschen verlassen zu werden, oder auch Aggressivität als Abwehr.

Schulkinder (9–12 Jahre)

Kinder setzen sich in diesem Alter sachlich mit der Welt auseinander, sie konzentrieren sich aufs Lernen und möchten die Welt verstehen und begreifen. Interessant sind jetzt Fragen wie: „Was geschieht bei der Verwesung?“, „Wie verändert sich der Körper eines Toten?“ und „Wie löst sich die Seele vom Körper?“ Es ist wichtig, diese Fragen ernst zu nehmen und einfühlsam, aber sachlich zu antworten. In dieser Phase erleben Kinder häufig Gefühle wie Angst und eine starke Traurigkeit.

Jugendliche

Jugendliche wissen, dass der Tod unwiderruflich und unausweichlich ist. Beschrieben wird der Tod von Jugendlichen als schreckliches Ereignis oder als das Ende des Lebens. Gefühle, die Jugendliche äußern, sind Angst, Traurigkeit, Einsamkeit und Ungewissheit.

Verstirbt ein Elternteil, wissen Jugendliche meist nicht, wie sie damit umgehen sollen. Einerseits wollen sie „cool“ sein und sich keinen Rat von Nahestehenden holen, andererseits brauchen sie aber die Wärme und Zuneigung in dieser schweren Situation ganz besonders. Sie schützen sich hinter einer Mauer aus Kälte, Ironie und Rauheit vor ihrer wahren Gefühlswelt, die von Angst und Traurigkeit bestimmt wird. Weinen und traurig sein werden mit Schwäche und Verletzbarkeit gleichgesetzt: Das sind Eigenschaften, die Jugendliche nicht zeigen wollen und deshalb weit von sich schieben.

Umgang mit trauernden Kindern

Das Kind sollte Hilfe bekommen, zu spüren, was es braucht und selbst zu entscheiden, ob es z. B. schnell zurückkehren will in den Alltag der Schule oder des Kindergartens oder lieber zu Hause bleiben will. Kinder wissen am besten, was in einer solchen Situation gut für sie ist. Ein Stück „Normalität“ in Schule/Kindergarten/Verein kann dem Kind allerdings helfen zu erkennen, dass sein Alltag stabil geblieben ist und weiterhin bleibt und nicht trotz des „Chaos“, das der Tod ausgelöst hat, nicht auseinanderbricht. Das ist eine Erfahrung, die einem trauernden Kind guttut.

Erwachsene sollten Kindern helfen, die Realität des Todes zu sehen, indem sie die Realität des Todes nicht „verwischen“. Sie sollten deshalb nicht sagen: „Der Opa ist eingeschlafen“, sondern: „Der Opa ist gestorben.“ Das Kind könnte sonst vor dem Schlaf Angst bekommen. Der Tod eines Familienmitglieds sollte der Lehrerin, der Kindergartenleiterin oder dem Vereinsleiter immer mitgeteilt werden, sodass diese dem Kind offen und mit der entsprechenden Zuwendung begegnen können.

Es gibt Trauergruppen für Kinder. Hier können Kinder erfahren, dass sie nicht allein sind mit ihrem Schicksal und dass auch andere Kinder um ein Elternteil oder um ein Geschwisterkind trauern. Und sie sehen, dass sie und ihre Reaktionen und Gefühle nicht sonderbar sind und sie sich deswegen nicht zu schämen brauchen. In der Trauergruppe lernen Kinder durch Gespräche, aber auch kreative Methoden wie Malen oder Gestalten, von dem ihnen nahen Menschen, den sie verloren haben, Abschied zu nehmen, ihre Trauer auszudrücken und die Endgültigkeit des Todes zu verarbeiten. Manchmal gelingt es Kindern erst in solchen Gruppen, zum ersten Mal ihre Trauer zu zeigen.

Elterliche Trauer, wenn ein Kind stirbt

Den Tod des eigenen Kindes zu erleben und auszuhalten ist vielleicht die schwerste aller Traueraufgaben, die sich einem Menschen stellen können. Allein die Vorstellung ist für Eltern unerträglich. Es ist einfach un-natürlich, von der Natur nicht vorgesehen, dass ein Kind vor seinen Eltern stirbt.

Der Verlust eines Kindes löst eine unbeschreibliche Traurigkeit aus, Worte reichen nicht aus, um zu beschreiben, welchen Schmerz verwaiste Eltern spüren – ein Schmerz, der oft nicht vergeht und manchmal ein ganzes Leben lang mitgetragen wird und fast immer das weitere Leben prägt. Hinzu kommen häufig Ohnmachts-, Versagens- und Schuldgefühle, weil die Eltern denken, versagt zu haben: Sie konnten eine der wichtigsten Aufgaben der Eltern, nämlich das Kind zu schützen, nicht erfüllen.

Die Ehe bzw. Partnerschaft wird in der Zeit der Krankheit eines Kindes, in der Sterbezeit und in der Trauerzeit auf eine harte Probe gestellt. Die Eltern verspüren zwar beide Hilflosigkeit, Schmerz und Trauer, können sich aber oft nicht gegenseitig trösten. Dafür gibt es unterschiedliche Gründe: Die Eltern kann der Verlust des Kindes so treffen, dass Sie nicht darüber reden können – auch nicht miteinander. Sie können ihre empfundene Trauer nicht mitteilen, d. h., mit dem anderen teilen, jeder errichtet um sich eine Schutzmauer. Alltagsgespräche werden geführt, aber der Verlust des Kindes wird nicht thematisiert. Da nie über das geredet wird, was die Eltern am meisten berührt, besteht die Gefahr des Auseinanderlebens. Auch die Suche nach Trost beim Partner kann den Partner überfordern. Er befindet sich genauso tief in der Auseinandersetzung mit dem Verlust seines Kindes. Der Kummer, dem Partner keinen Trost geben zu können, löst wiederum Verzweiflung und Schuldgefühle aus, und der Zugang zueinander wird durch diese Gefühle noch mehr erschwert oder versperrt.

Während der Trauerphase suchen beide Elternteile nach Gründen, warum das eigene Kind sterben musste, um dieses „Unfassbare" zu verstehen. Es kann zu ungerechten Schuldzuweisungen und Anschuldigungen kommen.

Die vielleicht schlimmste Erfahrung, die ein Mensch im Laufe seines Lebens machen kann – ein Kind zu verlieren – kann so auch die Beziehungen zum Partner und zu den Menschen in der Umgebung hart prüfen. Dessen sollten sich auch Begleiter bewusst sein und den Eltern helfen, Zugang zu finden zu Einrichtungen wie Trauercafés, Selbsthilfegruppen wie „verwaiste Eltern" oder Hospizgruppen, um dort Hilfe zu bekommen und einen Weg aus der Trauer zu finden.

ZITIERTE LITERATUR

1 Saunders C. Sterben und Leben: Spiritualität in der Palliative Care. Zürich: Theologischer Verlag, 2009.
2 Kast V. Trauern. Phasen und Chancen des psychischen Prozesses. Stuttgart: Kreuz, 1982.
3 Kachler R. Meine Trauer wird dich finden. Ein neuer Ansatz in der Trauerarbeit. 10. Auflage. Freiburg: Herder, 2009.
4 Müller M. Dem Sterben Leben geben. Die Begleitung sterbender und trauernder Menschen als spiritueller Weg. Gütersloh: Gütersloher Verlagshaus, 2004.
5 Smeding R, Heitkönig-Wilp M (eds.). Trauer erschließen. Eine Tafel der Gezeiten. 2. Auflage. Wuppertal: Hospiz Verlag, 2010.
6 Klass D. eltern trauer seelen leben. Das spirituelle Leben trauernder Eltern. Würzburg: Huttenscher Verlag 507, 2010.
7 D'Arcy P. Wenn ein naher Mensch in Trauer ist. Wie wir ihn richtig begleiten können. Freiburg: Herder, 1993.
8 Grün A, Fijen L. Das Jahr, in dem mein Vater starb: Ein Briefwechsel über das Leben und das Loslassen, das Trauern und das Erinnern. Freiburg: Herder, 2008.

KAPITEL

13 Selbstpflege

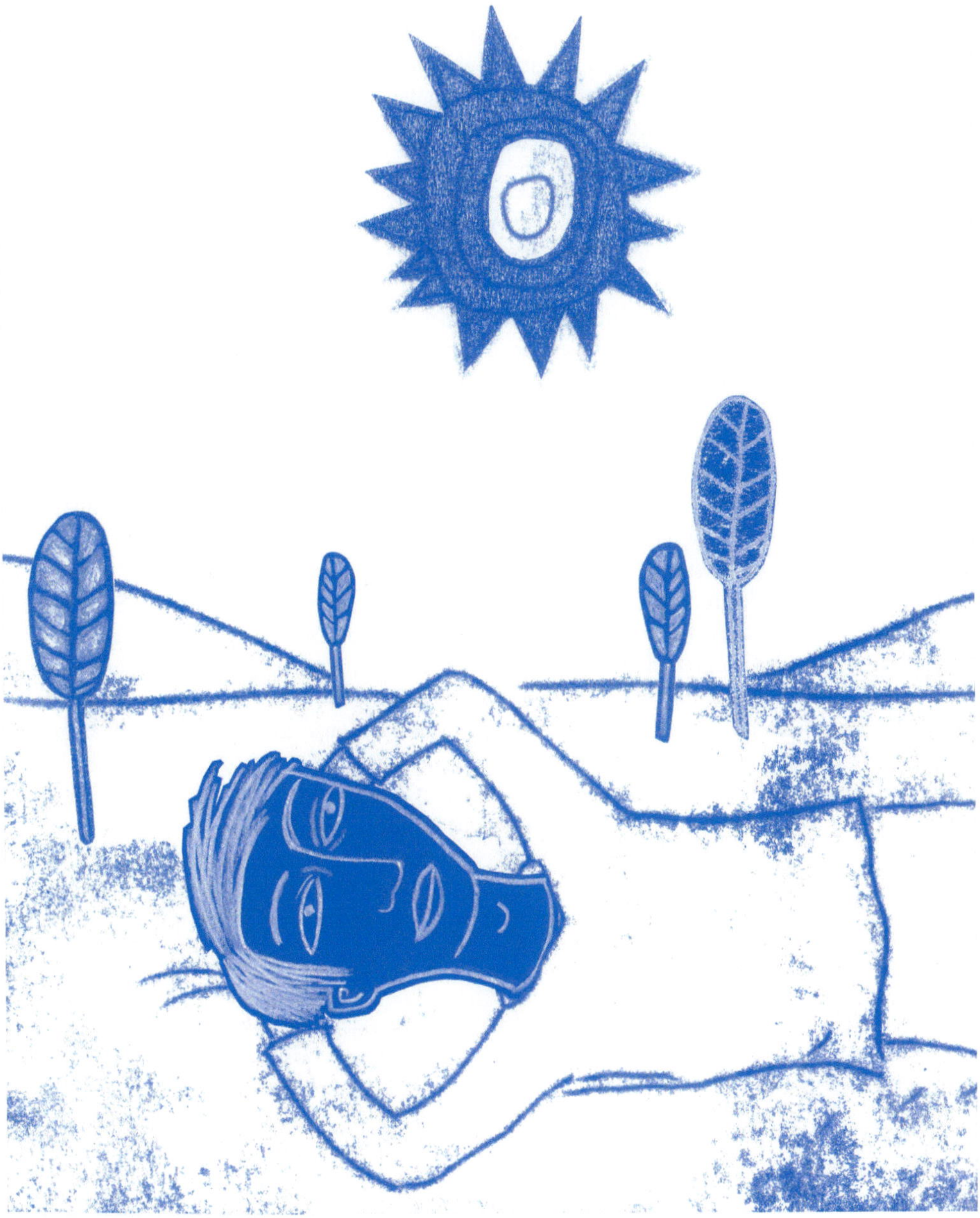

13.1 Selbsthilfe für Patienten

In **Selbsthilfegruppen** finden Menschen zusammen, die das gleiche Anliegen oder das gleiche Problem haben, z. B. eine Krebserkrankung (Beispiel: Selbsthilfegruppe Mamazone) oder eine Stomaanlage (Beispiel: Selbsthilfegruppe ILCO), und die gemeinsam etwas tun wollen zur Lösung ihres Problems.

Ziel von Selbsthilfegruppen ist zum einen Hilfe für die Betroffenen: Sie können sich mit anderen Menschen treffen, einander zuhören, eigene Sorgen aussprechen, Erfahrungen und Tipps austauschen, informelle Hilfe bekommen und sich so gegenseitig stützen. Über die eigene Lebenssituation offen zu sprechen und zu erleben, dass man nicht alleine ist und von „Gleichgesinnten" verstanden wird (vielleicht sogar besser als von den Angehörigen), kann sehr entlastend sein. Es kann dabei helfen, diese Lebensaufgabe „Krankheit" anzunehmen und sie als Teil des eigenen Lebens begreifen zu lernen. Für viele Menschen ist diese Art der Hilfe – neben der durch professionelle Berufsgruppen wie Ärzte, Pflegende, Sozialpädagogen, Psycho-Onkologen oder Seelsorger – sehr hilfreich.

Zum anderen stützen sich die Gruppenmitglieder durch Vermehrung und Verbreitung von Wissen zu „ihrem" Thema: Sie vertiefen und ergänzen ihr eigenes Wissen über ihre Krankheit oder deren Folgen, indem sie Referenten/Experten in ihre Gruppen einladen oder indem sie sich an Fachkongressen beteiligen. Dadurch können sie an Selbstbewusstsein gewinnen – nur ein informierter, selbstbewusster Patient kann Verantwortung für eigene Entscheidungen übernehmen und auch ein adäquater Gesprächspartner für die „Profis" sein. Darüber hinaus tragen sie „ihr" Thema in die Öffentlichkeit und regen so z. B. politische Unterstützung an oder beeinflussen sogar politische Entscheidungen.

Ein weiteres Ziel ist sicherlich das Erleben von Gemeinsamkeit, das Erleben des Gefühls „Ich bin nicht alleine mit meiner Krankheit, mit meiner Besonderheit, ich gehöre dazu …": gemeinsame Ausflüge, gesellschaftliche Aktivitäten, Konzertbesuche usw. stärken die Solidarität, bringen die Gruppenmitglieder näher zusammen und durch die gemeinsamen Erlebnisse und Erfahrungen können sich Lebensqualität und Lebensfreude des Einzelnen positiv verändern.

Selbsthilfegruppen sind selbstorganisierte und ehrenamtliche Organisationen und deshalb in der Regel kostenlos. Die Treffen finden regelmäßig und geplant statt. Die Aufgaben, wie z. B. Ausflüge zu planen, Fachdozenten zu den Gruppentreffen einzuladen oder die Internetseite der Selbsthilfegruppe zu gestalten, teilen sich die Gruppenmitglieder untereinander. Dadurch wird jedes Mitglied individuell gefordert, gleichzeitig werden gemeinsam neue Erfahrungen gemacht oder Problemlösungen erarbeitet.

Selbsthilfegruppen sind über die Internetseite des Krebsinformationsdienstes oder über die Organisation NAKOS (= Nationale Kontakt- und Informationsstelle zur Anregung und Unterstützung von Selbsthilfegruppen [1]), aber auch über die Krebsgesellschaften der einzelnen Bundesländer [2] zu finden. Letztere sind auch bei der Gründung und Etablierung einer Selbsthilfegruppe behilflich.

13.2 Selbstpflege für Pflegende

Beispiel

Eine Gesprächssituation im Biergarten: Mehrere Personen mit unterschiedlichem beruflichem Hintergrund treffen sich zu einer fröhlichen Runde. Als eine Krankenpflegerin nach ihrem Arbeitsbereich gefragt wird, antwortet sie: „Ich arbeite auf einer onkologischen Station." Die Reaktion der meisten: „Das könnte ich nicht! Das ist doch sicher sehr belastend?"

Solche oder ähnliche Reaktionen sind durchaus nicht selten. Das kann so weit gehen, dass sich die Stimmung in einer Gesprächsrunde verändert: Aus einer fröhlichen Runde kann eine ernste werden, die heitere Atmosphäre kann umschlagen in eine bedrückende Stimmung.

Jeder kennt die Krankheit „Krebs“. Kaum eine Erkrankung ist mit so vielen Emotionen, Vorurteilen und Vorstellungen verbunden wie die Krebserkrankung und noch immer wird sie mit Begriffen wie Schmerz, Unheilbarkeit, Leiden und Tod in Verbindung gebracht. Deshalb ist es für manche Menschen nicht vorstellbar „dort auch noch zu arbeiten“.

Prägen diese Bilder auch Pflegefachkräfte und ihre Arbeit? Wie belastend sind diese Arbeit und die tägliche Begegnung mit Menschen, die mit der Diagnose Krebs leben lernen müssen? Und wie gehen Pflegefachkräfte mit diesen Belastungen um? Was bedeutet Selbstpflege in diesem Zusammenhang?

Was belastet?

- Die häufige und notwendige Auseinandersetzung mit Themen wie Schmerz, Sterben, Tod und Trauer, die schwierig und belastend sein kann.
- Die Schicksale und Lebensprobleme von einzelnen Patienten oder Familien.
- Die schweren Leiden, die der Patient durch seine Krankheit, aber auch durch die Therapien durchleben muss.
- Die Tatsache, dass Patienten immer wieder nur unzulänglich über ihre Situation aufgeklärt werden und so eine offene Kommunikation zwischen dem Patienten und seinen Angehörigen (die möglicherweise mehr wissen), aber auch zwischen den Betreuern und dem Patienten nicht möglich ist.
- Sätze, die wohlmeinend zum Patienten gesagt werden, aber falsche Hoffnungen machen – auch vonseiten professioneller Teammitglieder, z. B.: „Das wird schon wieder“.
- Therapieentscheidungen, die die medizinischen Möglichkeiten ausschöpfen, aber das Wohl und die Lebensqualität der Patienten nicht in den Vordergrund stellen und die Bedürfnisse nicht erfragen.
- Keine Zeit und keinen Raum zu haben, um sensibel die Bedürfnisse von Patienten und Angehörigen zu erspüren, zu erfragen und darauf eingehen zu können.
- Eine schlechte oder schwierige Symptomkontrolle: z. B. wenn die Schmerzen schwer einstellbar sind, der Patient ständig Durchfälle hat oder sich das Erbrechen nicht stoppen lässt.
- Eine unansehnliche und übel riechende Wunde.
- Der Konflikt zwischen den Patientenwünschen und -bedürfnissen und dem pflegerischen Anspruch nach „optimaler Pflegequalität“ (Beispiel: Lagerung zur Dekubitusprophylaxe wäre „wichtig“, der Patient möchte aber in einer bestimmten Position verharren) [5].
- Spannungen, schwierige Kommunikation und schwierige Beziehungen zwischen dem Patienten und seinen Angehörigen.
- Die Einsamkeit eines Patienten, der nie Besuch bekommt.
- Die (zeitweise) Unfähigkeit von professionell Pflegenden, eine unabänderliche Situation als solche zu akzeptieren.
- Die eigene Machtlosigkeit und Ohnmachtsgefühle.
- Die Tatsache, dass man keine Antwort finden kann auf Fragen wie: Warum? Warum dieses Kind? Warum dieser Patient? und die „Ungerechtigkeit“ des Schicksals akzeptieren muss.
- Die Unzulänglichkeiten des Arbeitsplatzes (zu wenig Stellen, zu wenig Zeit).
- Die Wut darüber, Leid und Angst nicht „abschaffen“ zu können.
- Die eigene Trauer …

Was hilft?

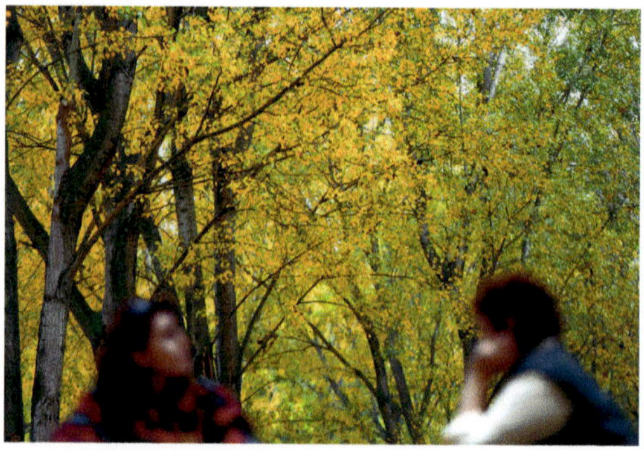

Abb. 13.1 Es gibt verschiedene Möglichkeiten der Regeneration, z. B. Ausflüge mit Freunden in die Natur. [J787]

Was ist hilfreich angesichts dieser Belastungen?

- **Teampflege:** Teamarbeit, Teamgespräche über einzelne Patienten, ein regelmäßiger Austausch, vielleicht auch Rituale, wie sie besonders auf Palliativstationen und in Hospizen entwickelt werden und die „Pflege der Stimmung" im Team sind sehr wichtig. Dabei können unterstützende Strukturen wie Supervision, Intervision oder Balintgruppen hilfreich sein. Das Ziel einer Begleitung sollte es sein, die betroffenen Menschen, die Patienten darin zu unterstützen, dass sie gemeinsam mit ihren Angehörigen und Zugehörigen ihren eigenen Weg in der Krankheit und – wenn es sein soll – auch im Sterben finden [3]. Das immer wieder neu zu reflektieren, kann auch für das Team entlastend sein.
- **Pflege von persönlichen Beziehungen:** Gerade, wenn man mit Patienten arbeitet, die in einem Grenzland unterwegs sind, wie es die Onkologie und Palliativmedizin ist, ist es wichtig und gut, auf die eigenen „lebendigen" Beziehungen zu achten. Aus der Burnout-Forschung weiß man, wie wichtig in diesem Zusammenhang Beziehungen zu Freunden, zur Familie, zu Nachbarn, zu Kindern, zu Erwachsenen, zu anderen Menschen sind und wie wichtig es ist, sie zu pflegen [4].
- **Selbstpflege:** Selbstpflege (➤ Abb. 13.1) hilft dabei, wieder „zu sich zu kommen" und sich zu regenerieren. Es gibt hier viele verschiedene Möglichkeiten, z. B. Hobbys, Museumsbesuche, kulturelle Veranstaltungen wie Oper, Konzerte oder Lesungen, Kunstgenuss, Stille, Kinobesuche, Bewegung, Körpererfahrungen, Naturerlebnisse oder gestalterische Tätigkeiten wie Töpfern oder Gärtnern. Professionelle Helfer sind Menschen mit unterschiedlichen Persönlichkeiten und unterschiedlichen Bedürfnissen und so sind auch die Wege der Selbstpflege unterschiedlich: Der eine läuft lieber durch den Wald, ein anderer liest lieber ein Buch. Es ist nur wichtig, sich selbst Gutes zu tun. „Entscheidend wichtig ist es, ein Leben außerhalb des Todes führen zu können …" [6] und: „Es geht keinem Patienten besser und kein Sterben ist leichter, wenn sich Begleiter aus falsch verstandener Solidarität das Leben versagen. Die Umsetzung der in sozialen Berufen fatalerweise manchmal geforderten Selbstlosigkeit führt, wie das Wort schon sagt, zu innerer Leere und erschreckender beruflicher Deformation" [4].
- **Psychohygiene:** Dazu gehört es, sich über Nähe und Distanz Gedanken zu machen. Und die Begriffe „professionelle Nähe" und „professionelle Distanz" zu reflektieren.
  - Professionelle Nähe: Pflegearbeit ist vor allem Beziehungsarbeit. Um die Arbeit „in der Onkologie" zu machen, braucht es Mut, Empathiefähigkeit, Engagement und die Bereitschaft, sich auf den Anderen einzulassen. Das heißt Nähe herzustellen. Dabei heißt professionelle Nähe nicht, in das Leid des Anderen zu versinken, sein Leid zu übernehmen oder es „mit heim zu nehmen." Pflegende, die besonders viel körperliche oder persönliche Nähe zu „ihren" Patienten herstellen, sind keine besseren Pflegenden. Nähe heißt hier eher die Bereitschaft zu haben und zu entwickeln, Verstehen zu vertiefen und ein Stück Weges mitzugehen, zu begleiten und „da" zu sein – auch im Vertrauen darauf, dass der Patient seinen Weg finden und gehen wird. Nähe kann dann bereichernd sein.

    Eine junge Kinderkrankenschwester dazu: „Mir war schon lange klar, dass ich aus dem normalen Stationsalltag herauswollte. Wenn jemand bei uns im Sterben lag, fühlte ich einen besonderen Drang, mich um ihn zu kümmern und ihn nicht alleine zu lassen. Bei den anderen war das eher umgekehrt, nahe Beziehungen wurden als problematisch angesehen, aber ich wurde dafür auch in reichem Maß beschenkt von den Patienten. Es war eine Nähe da und abends konnte ich – zwar erschöpft – doch immer das Gefühl haben: Das war jetzt besonders sinnvoll, dass es gerade dich in dieser schlimmen Situation gab." [4]

- Professionelle Distanz: Manchmal wünscht man sich als Pflegeperson, ein Zimmer eines schwer kranken Patienten nicht betreten zu müssen, nicht auf einen Angehörigen zu treffen, nicht so sehr von all diesen Schicksalen berührt zu werden, die nächste Krise oder gar das Sterben eines Menschen nicht in der eigenen Schicht erleben zu müssen. Das heißt, mehr Distanz zu haben. Wie kann Distanz gelingen? Vielleicht hilft hier der Satz einer Hospizhelferin, den sie sich innerlich vor der Begegnung mit ihren Patienten vorsagen konnte: „ Ich habe großen Respekt und große Achtung vor Ihrem Weg. Aber es ist nicht mein Schicksal. Ich möchte mit meiner ganzen Aufmerksamkeit und Kraft und Achtsamkeit da sein, wenn ich bei Ihnen bin. Aber danach gehe ich wieder in meine Familie. Dort ist mein Platz."

„Helfen heißt nicht, jemanden an einer Erfahrung zu hindern, sondern jemandem in und nach einer Erfahrung beizustehen" [7]. Pflegearbeit ist auch in diesem Sinn Beziehungsarbeit. Dabei ist es für Profis erlaubt, Gefühle zu haben, zu weinen und zu trauern. Es ist erlaubt, zu lachen. Es ist erlaubt, sein Zuhause als „rettende Insel" zu gestalten. Es ist erlaubt, zu lieben. Und es ist erlaubt, zu leben!

ZITIERTE LITERATUR

1 www.krebsinformationsdienst.de/wegweiser/index.php (letzter Zugriff 1.9.2016).
2 www.nakos.de (letzter Zugriff 1.9.2016).
3 Reddemann L. Der Weg entsteht unter deinen Füßen: Achtsamkeit und Mitgefühl in Übergängen und Lebenskrisen. 5.Auflage. Freiburg: Kreuz Verlag, 2011.
4 Müller M. Der professionelle Helfer. www.monikamueller.com/pdf/09_Der%20professionelle%20Helfer.pdf (letzter Zugriff 1.9.2016).
5 Kern M. www.palliativ-medizin.at/PP_Vortraege/kern.pdf (letzter Zugriff 13.5.2016).
6 Fengler J. (2000). Interview mit Professor Dr. Jörg Fengler, in: Die Hospiz-Zeitschrift, Fachforum für Palliative Care; Organ des Deutschen Hospiz- und Palliativverbands, Vol. 2, Nr. 4, S. 9–11.
7 Müller M, Pfister D. Wieviel Tod verträgt das Team? Belastungs-und Schutzfaktoren in Hospizarbeit und Palliativmedizin. 3. Auflage. Göttingen: Vandenhoeck & Rupprecht, 2014.

KAPITEL

14 Abschließende Gedanken

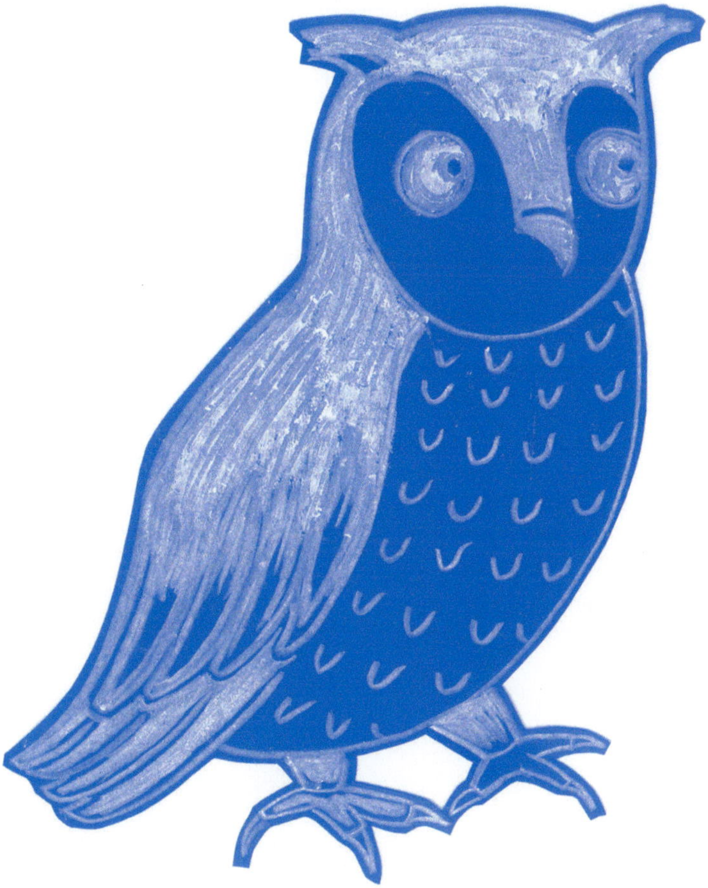

„Sie fürchten sich vor mir. Sie trauen sich nicht, mit mir zu reden. Und je weniger sie sich trauen, umso mehr komme ich mir wie ein Monster vor. Warum jage ich ihnen solche Angst ein? Bin ich so hässlich? Stinke ich? Bin ich blöd geworden, ohne es zu merken?" „Sie haben keine Angst vor dir, Oskar. Sie haben Angst vor der Krankheit." „Meine Krankheit ist ein Teil von mir. Sie sollen sich nicht anders benehmen, bloß weil ich krank bin …"

Schmitt E-E. Oskar und die Dame in Rosa. 15. Auflage. Zürich: Amman, 2003, S. 85

Das Zitat aus dem Brief eines zehnjährigen leukämiekranken Jungen war unser Anfangssatz, mit dem wir auch enden wollen. Unser Buch ist hier zu Ende. Was wir wollten?

Unser Buch heißt „Onkologie. Verstehen – Wissen – Pflegen". Sein Ziel ist es, in kompakter und verständlicher Weise Wissen für die Arbeit mit onkologischen Patienten und mit deren Angehörigen zu vermitteln und auf diesem Weg auch Berührungsängste mit dem Thema Krebs abzubauen.

Wir hoffen, dass sich diese Arbeit gelohnt hat.

Wir hoffen, dass unser Buch denen, für die es geschrieben wurde, und all denen, die es lesen, eine Hilfestellung ist beim Verstehen, und dass es somit seinem Titel gerecht wird.

Und wir hoffen, dass unser Buch letztlich einen Beitrag dazu leistet, dass sich die Qualität der Versorgung, Begleitung und Pflege krebskranker Menschen weiter verbessert. Das liegt uns am Herzen.

Wir wünschen uns und Ihnen alles Gute für Ihr Tun, für Ihre Tage und Wege!

Carpe diem!

Anhang

Literaturverzeichnis

Grundlagen

Paetz B, Becker C (eds). Chirurgie für Pflegeberufe. 22. Auflage. Stuttgart: Thieme, 2013.

Hummel-Gaatz S, Doll A, Warmbrunn A. Unterstützung, Beratung und Anleitung in gesundheits- und pflegerelevanten Fragen fachkundig gewährleisten. München: Elsevier, 2006.

Koch-Straube U: Beratung in der Pflege. 2. Auflage. Bern: Huber, 2008.

Pflege heute. 6. Auflage. München: Elsevier, 2014.

Pschyrembel. Klinisches Wörterbuch. 266. Auflage. Berlin: De Gruyter, 2014.

Onkologie

Bäumer R, Maiwald A. Thiemes Onkologische Pflege. Stuttgart: Thieme, 2008.

Berger D, Engelhardt R, Mertelsmann R (eds.). Das rote Buch: Hämatologie und internistische Onkologie. 5. Auflage. Landsberg: Ecomed 2013.

Deutsche Krebshilfe (ed.). Ernährung bei Krebs. Antworten. Hilfen. Perspektiven. Die blauen Ratgeber. Bonn: Deutsche Krebshilfe, 2015. www.krebshilfe.de/fileadmin/Downloads/PDFs/Blaue_Ratgeber/046_0115.pdf (letzter Zugriff: 23.10.2016).

Dreyling M, Bruns Ch, Funke I. Tumorzentrum München. Jahrbuch 2009. München: Agileum Verlag und Gesundheitsakademie, 2009.

Hiddemann W, Bartram C (eds.): Die Onkologie, Band 1 und 2. Berlin: Springer, 2009.

Kroner Th, Margulies A, Taverna Ch. Medikamente in der Tumortherapie: Handbuch für die Pflegepraxis. 4. Auflage. Berlin: Springer, 2013.

Leischner H. Basics Onkologie. München: Elsevier, 2016.

Margulies A, Fellinger K, Kroner Th, Gaisser A (eds.): Onkologische Krankenpflege. 4. Auflage. Berlin: Springer, 2006.

Margulies A, Fellinger K, Kroner Th, Gaisser A (eds.): Onkologische Krankenpflege. 5. Auflage. Berlin: Springer, 2010.

Sauer R. Strahlentherapie und Onkologie. 5. Auflage. München: Elsevier, 2009.

Schleucher N, Barth J, Bodenmüller-Kroll R. Vademecum für die Onkologie. Germering: Zuckschwerdt, 2015.

U. S. Department of Health and Human Services, National Institutes of Health, National Cancer Institute (eds.). Common Terminology Criteria for Adverse Events (CTCAE). Version 4.0. Published: May 28, 2009 (v4.03.: June 14., 2010). http://evs.nci.nih.gov/ftp1/CTCAE/CTCAE_4.03_2010-06-14_QuickReference_5x7.pdf (letzter Zugriff: 23.10.2016).

Vehling-Kaiser U. Hämatologie und Onkologie. Basics für medizinisches Fachpersonal und Pflegeberufe. Hannover: Zuckschwerdt, 2014.

Wander M. Leben wär' eine prima Alternative. Berlin: Suhrkamp, 2009.

Wilber K. Mut und Gnade. 14. Auflage. München: Goldmann, 2008.

Zettl S. Krebs und Sexualität: Ein Ratgeber für Krebspatienten und ihre Partner. Bonn: Weingärtner, 2008.

Psychoonkologie

Dorfmüller M, Dietzfelbinger H. Psycho-Onkologie. München: Elsevier, 2009.

Gallmeier W, Kappauf H. Nach der Diagnose Krebs. Leben ist eine Alternative. Freiburg: Herder, 2000.

Gestrich R. Gespräche mit Schwerkranken. 3. Auflage. Stuttgart: Kohlhammer, 2005.

Heußner P, Besseler M, Dietzfelbinger H, Fegg M, Lang K, Mehl U, Pouget-Schors D, Riedner C, Sellschopp A (eds.). Manual Psychoonkologie: Empfehlungen zur Diagnostik, Therapie und Nachsorge. 3. Auflage. München: Tumorzentrum, 2009.

Kast V. Imagination als Raum der Freiheit. 2. Auflage. München: DTV, 1997.

Meerwein F, Bräutigam W. Einführung in die Psycho-Onkologie. 5. Auflage. Bern: Huber, 1998.

Röttger K. Psychosoziale Onkologie für Pflegekräfte: Grundlagen – Modelle. Anregungen für die Praxis. Hannover: Schlütersche Verlagsgesellschaft, 2002.

von Spreti F, Martius Ph, Förstl H (eds.). Kunsttherapie bei psychischen Störungen. München: Elsevier, 2012.

Palliative Care

Basler H-D, Franz C, Kröner-Herwig B, Rehfisch H-P. Psychologische Schmerztherapie. 5. Auflage. Berlin: Springer, 2004.

Bausewein C, Roller S, Voltz R. Leitfaden Palliativmedizin – Palliative Care. 5. Auflage. München: Elsevier, 2015.

DNQP (eds.): Expertenstandard Schmerzmanagement in der Pflege bei akuten Schmerzen. Osnabrück: DNQP, 2011.

DNQP (eds.): Expertenstandard Schmerzmanagement in der Pflege bei chronischen Schmerzen. Osnabrück: DNQP, 2015.

Fachgruppe Hospiz-Onkologie-Palliativ-Pflege (HOPP) im DBfK, LV Bayern. Schmerz – lass nach. www.dbfk.de/media/docs/regionalverbaende/rvso/Dokumente_Download/Expertengruppen/Schmerz-lass-nach-DIN-A4.pdf (letzter Zugriff: 23.10.2016).

Fachgruppe Hospiz-Onkologie-Palliativ-Pflege (HOPP) im DBfK, LV Bayern. Wer sagt denn: nichts geht mehr? Eine Handreichung für schwerkranke Menschen und deren Angehörige zu den Themen Palliativ- und Hospizarbeit. www.dbfk.de/media/docs/regionalverbaende/rvso/Dokumente_Download/Expertengruppen/Wer-sagt-denn-nichts-geht-mehr.pdf (letzter Zugriff: 23.10.2016).

Husebø S, Klaschik E (eds.). Palliativmedizin. 5. Auflage. Berlin: Springer, 2009.

Knipping C (eds.): Lehrbuch Palliative Care. 2. Auflage. Bern: Huber, 2008.

Kojer M: Alt, krank und verwirrt. Einführung in die Praxis der Palliativen Geriatrie. 2. Auflage. Freiburg: Lambertus, 2003.
Rechenberg-Winter P, Fischinger E. Kursbuch systemische Trauerbegleitung. Göttingen: Vandenhoeck & Ruprecht, 2010.
Saunders C. Sterben und Leben: Spiritualität in der Palliative Care. Zürich: Tvz Theologischer Verlag, 2009.

Tod und Sterben

Bickel L, Tausch-Flammer D. Spiritualität der Sterbebegleitung. Freiburg: Herder, 1999.
Bickel L, Tausch-Flammer D. Wenn Kinder nach dem Sterben fragen. Freiburg: Herder, 2008.
Christophorus-Hospiz-Verein (ed.). Pflegen bis zuletzt. München: Christophorus-Hospiz-Verein, ohne Jahr.
D'Arcy P. Wenn ein naher Mensch in Trauer ist. Wie wir ihn richtig begleiten können. Freiburg: Herder, 1993.
Grün A, Fijen L. Das Jahr, in dem mein Vater starb: Ein Briefwechsel über das Leben und das Loslassen, das Trauern und das Erinnern. Freiburg: Herder, 2008. Zit. n. http://aa-online.net/div/Engel1/trost.htm (letzter Zugriff: 14.10.2011).
Kübler-Ross E. Interviews mit Sterbenden. Stuttgart: Kreuz, 2014.
Kübler-Ross E. Verstehen, was Sterbende sagen wollen. München: Droemer-Knaur, 2008.
Lugton J. Kommunikation mit Sterbenden und ihren Angehörigen. München: Elsevier, 2002.
Müller M. Dem Sterben Leben geben. Die Begleitung sterbender und trauernder Menschen als spiritueller Weg. Gütersloh: Gütersloher Verlagshaus, 2004.
Rinpoche S. Das tibetische Buch vom Leben und Sterben. Frankfurt: Fischer, 2004.
Specht-Tomann M, Tropper D. Hilfreiche Gespräche und heilsame Berührungen im Pflegealltag. 4. Auflage. Berlin: Springer 2011.
Student J-C. Das Hospiz-Buch. 3. Auflage. Freiburg: Lambertus 1998.

Trauer

Canacakis J. Ich sehe deine Tränen. Trauern, klagen, leben können. Stuttgart: Kreuz, 2002.
Husebø S. Liebe und Trauer. Was wir von Kindern lernen können. Freiburg: Lambertus, 2005.
Kachler R. Meine Trauer wird dich finden. Ein neuer Ansatz in der Trauerarbeit. 10. Auflage. Freiburg: Kreuz, 2009.
Kast V. Trauern. Phasen und Chancen des psychischen Prozesses. Stuttgart: Kreuz, 2013.
Kast V. Sich einlassen und loslassen. 9. Auflage. Freiburg: Kreuz, 2000.
Kast V. Die heilende Kraft der Trauer. 3. Auflage. Freiburg: Kreuz, 2007.
Klass D. eltern trauer seelen leben. Das spirituelle Leben trauernder Eltern. Würzburg: Huttenscher Verlag 507, 2010.
Kopp-Breinlinger K, Rechenberg-Winter P. In der Mitte der Nacht beginnt ein neuer Tag. Mit Verlust und Trauer leben. 3. Auflage. München: Kösel, 2007.
Müller M. Dem Sterben Leben geben. Die Begleitung sterbender und trauernder Menschen als spiritueller Weg. Gütersloher Verlagshaus, Gütersloh, 2004
Müller M, Schnegg M. Der Weg der Trauer. Freiburg: Herder spektrum, 2004.
Paul C. Warum hast du uns das angetan? Ein Begleitbuch für Trauernde, wenn sich jemand das Leben genommen hat. Gütersloh: Gütersloher Verlagshaus, 2012.
Pisarski W: Auch am Abend wird es licht sein. Die Kunst zu leben und zu sterben. 2. Auflage. München: Claudius, 2014.
Rechenberg-Winter P, Fischinger E. Kursbuch systemische Trauerbegleitung. Göttingen: Vandenhoeck & Ruprecht, 2008.
Rinpoche S. Das tibetische Buch vom Leben und Sterben. Frankfurt: Fischer, 2004.
Smeding R, Heitkönig-Wilp M (eds.). Trauer erschließen. Eine Tafel der Gezeiten. 2. Auflage. Wuppertal: Hospiz Verlag, 2010.
Specht-Tomann M, Tropper D. Wege aus der Trauer. Freiburg: Kreuz, 2001.
Stengel K. November-Rose. Eine Rede über den Tod. New York: Upper Westside Philosophers, 2007.
Tausch-Flammer D, Bickel L. In meinem Herzen die Trauer. Freiburg: Herder, 2001.
Zink J. Trauer hat heilende Kraft. Ein Besuch, wenn alle gegangen sind. Freiburg: Kreuz, 2015.

Lesebücher zum Thema Tod, Sterben und Trauer (vor allem für Kinder)

Bley A. Und was kommt nach tausend? Ravensburg: Ravensburger Buchverlag, 2011.
Donnelly E. Servus, Opa, sagte ich leise. München: Deutscher Taschenbuch Verlag, 1984.
Erlbruch W. Ente, Tod und Tulpe. München: Kunstmann, 2010.
Fried A, Gleich J. Hat Opa einen Anzug an? Stuttgart: Hanser, 1997.
Gaarder J. Das Orangenmädchen. München: Deutscher Taschenbuch Verlag, 2005.
Gellman M: Himmlische Helfer – wie du Trost und Hoffnung finden kannst. Hamburg: Carlsen, 2005.
Herbold M. Papi, wir vergessen dich nicht. Zürich: NordSüd, 2002.
Kaldhol R. Abschied von Rune. Hamburg: Ellermann, 1987.
Lindgren A. Die Brüder Löwenherz. Hamburg: Oetinger, 1973.
Nilsson U, Tidholm A-C. Adieu, Herr Muffin. Frankfurt: Moritz, 2014.
Piumini R. Matti und der Großvater. Audio-CD. München: Süddeutsche Zeitung, 2007.
Sautter Ch, Falk M. Dein Engel und du. Seeon: Falk, 2001.
Schmitt E-E. Oskar und die Dame in Rosa. 15. Auflage. Zürich: Amman 2003.
Varley S: Leb wohl, lieber Dachs. Wien: Betz, 2012.
von Keyserlingk L, Mizdalski B. Matthis und der Troststein. Freiburg: Kerle, 2007.

Internet-Adressen

(letzter Zugriff: 23.10.2016)

Grundlagen	
WHO	www.euro.who.int/de/home
Onkologie	
Arbeitsgemeinschaft der Wissenschaftlichen Medizinischen Fachgesellschaften (AWMF)	www.awmf.org
Arbeitsgemeinschaft Supportive Maßnahmen in der Onkologie, Rehabilitation und Sozialmedizin der Deutschen Krebsgesellschaft (ASORS)	www.onkosupport.de
Deutsche Fatigue Gesellschaft	www.deutsche-fatigue-gesellschaft.de
Deutsche Gesellschaft für Ernährung (DGE)	www.dge.de
Deutsche Gesellschaft für Hämatologie und Onkologie (DGHO)	www.dgho.de
Deutsche Gesellschaft für Radioonkologie (DEGRO)	www.degro.org
Deutsche Schmerzgesellschaft e. V.	www.dgss.org
Deutsche Krebsgesellschaft	www.krebsgesellschaft.de
Deutsche Krebshilfe	www.krebshilfe.de
Deutsche Leukämie- & Lymphom-Hilfe (DLH)	www.leukaemie-hilfe.de
European Oncology Nursing Society (EONS)	www.cancernurse.eu
Krebsinformationsdienst des deutschen Krebsforschungszentrums	www.krebsinformationsdienst.de
Mammographie Screening Programm	www.mammo-programm.de
Multinational Association of Supportive Care in Cancer (MASCC)	www.mascc.org
Onkologiepflege Schweiz	www.onkologiepflege.ch
Radiation Therapy Oncology Group (RTOG)	www.rtog.org
World Cancer Research Fund International	www.wcrf.org
Psychoonkologie	
Deutsche Arbeitsgemeinschaft für Psychosoziale Onkologie e. V.	www.dapo-ev.de
Arbeitsgemeinschaft für Psychoonkologie in der Deutschen Krebsgesellschaft e. V.	www.pso-ag.de
Palliative Care	
Palliative Care – Definition der WHO	http://christoph-student.homepage.t-online.de/41518/41527.html
Deutsche Gesellschaft für Palliativmedizin	www.dgpalliativmedizin.de

Wichtige Zytostatika und ihre Nebenwirkungen

Zytostatikum		Nebenwirkungen					
Substanzname	Handelsname	Myelosuppression	Schleimhauttoxizität	Emetogene Potenz	Alopezie	Neurotoxizität	
Bleomycin **B**	Bleomycin®	(+)	++ Stomatitis	(+)	(+) Partiell	+	
Carboplatin	Carboplat®	+ 17–21 d	(+)	+++ 60–90 %	(+)	+	
Cisplatin **Cis-Pt**	Cisplatin®	+ 14 d	+ Enteritis	++++ Sehr stark!	+	++	
Cyclophosphamid **CTX**	Endoxan®	++ 8–14 d	+++ Zystitis Stomatitis	++++ Dosisabhängig	+ Dosisabhängig	+	
Cytarabin **Ara-C**	Ara-C®	++ 12–14 d	+ Stomatitis Enteritis	++++ Dosisabhängig	+ Bei HD	+	
Docetaxel **T**	Taxotere®	+++ 8 h	+ Stomatitis	+++	+++	+ Peripher	
Doxorubicin **A, H**	Adriblastin®	+++	+	+++	+++		
Epirubicin **EPI, E**	Epirubicin® Farmorubicin®	++ d–W	++	+++	+++		
Etoposid **E**	Vepesid®	++ 16 h	++ Stomatitis Zystitis	++	+++	+	
Etoposid-Phosphat	Etopophos®	++	+	++	+++	(+)	
Fludarabin **F, Flu**	Fludara®	+++		++	++	+ Bei HD	
Fluorouracil **5-FU**	5-FU®	+/++ 9–14 d	+++ Stomatitis Enteritis	+	++ Bei HD	+	
Gemcitabin **Gem, G**	Gemzar®	++ 10–14 d je nach Vorbe-handlg	+	+			

(+) = sehr gering, + = gering, ++ = mäßig, +++ = stark, ++++ = sehr stark

Diese Übersicht wurde entwickelt von den Teilnehmerinnen und Teilnehmern der Weiterbildung Onkologie, Kurs 6, der Akademie Städtisches Klinikum München und geprüft von den Apothekern des Zytostatikalabors des Klinikums Schwabing.

			Extravasation	
	Andere	Beobachtung	Gewebereizung/-schädigung	Besondere Hinweise für Patienten
	• Fieber, Schüttelfrost • Allergische Reaktion • Dermatologische Probleme	• Husten • Atemnot	ø	• Hautdruckstellen meiden • Sonnenexposition meiden
	Allergische Reaktion (Risiko ↑ nach mehrfacher Applikation)	Allergiezeichen	ø	Symptome einer allergischen Reaktion melden!
	• Stark nierentoxisch (Tubuli) • Ototoxizität • Allerg. Reaktion (Risiko ↑ nach mehrfacher Applikation)	• Neuropathie • Gehörschädigung • Allergiezeichen (Dyspnoe, Ödeme, Tachykardie, Juckreiz, Schüttelfrost)	Gewebereizung oder -schädigung	• Wässerung: Diurese > 100 ml/h während und 12 h nach der Infusion • Erhöhte Trinkmenge!
	• Appetitverlust • Pneumopathien	Missempfindungen in Mund und Nase während der Infusion	ø	• Mesna • Viel Flüssigkeit • ø Grapefruit 48 h vor und nach der Infusion
	• Keratokonjunktivitis • Cytarabin-Syndrom (Grippe) • ZNS-Toxizität • Hautreaktionen • Pneumopathie	ZNS: Kopfschmerz Schwindel, Ataxie, kogn. Störungen (v. a. bei intrathekaler Applikation)	ø	Prophylaktisch Augentropfen
	• Hautreaktionen zu Beginn (Erythem, Pruritus, Nägel) • Dysästhesien • Flüssigkeitsretention • Bronchospasmus, Hypotonie	• Atembeschwerden • Haut • Nägel	Gewebereizung	• Prophylaktisch Cortison • Nägel kurz schneiden, cremen, Nagellack zum Ausgleich
	• Herzrhythmusstörungen • Kardiotoxizität (spät)	Brennen, Jucken an der Injektionsstelle	Gewebeschädigung, -nekrose nach Wochen/Monaten	Urin färbt sich 2 Tage nach Verabreichung rot-orange
	• Herzrhythmusstörungen • Kardiotoxizität (spät)	Brennen, Jucken an der Injektionsstelle	Gewebeschädigung, -nekrose nach Wochen/Monaten	Urin färbt sich 2 Tage nach Verabreichung rot-orange
	• Anaphylaktische Reaktion: RR-Abfall, Bronchospasmus	• Atemnot • RR	Gewebereizung	
	Anaphylaktische Reaktion	• Atemnot • RR	ø	
	• Grippeähnliche Symptome • Hypersensitivität • Anämie (autoimmun) • Hautausschlag • Immunsuppression		ø	
	• Hand-Fuß-Syndrom • Hyperpigmentation • Kleinhirnsyndrom • Angina pectoris	• Somnolenz • Konfusion	ø	• Keine Sonnenexposition • Bei Bolusgabe: Eis lutschen
	• Grippeähnliche Symptome • Hautausschlag • Pneumonitis • Beinödeme		Gewebereizung	• Urinfarbe kann sich ändern • Grippeähnliche Symptome: Paracetamol

Zytostatikum		Nebenwirkungen				
Substanzname	Handelsname	Myelosuppression	Schleimhauttoxizität	Emetogene Potenz	Alopezie	Neurotoxizität
Ifosfamid **Ifo**	Holoxan®	+++ 8–14 d	++++ Zystitis	+++	+++	++
Irinotecan **I, IRI**	Campto®	++ 8 d	++++ Enteritis, auch verzögert	+++	+++	
Metho-Trexat **M, MTX**	Methotrexat®	+++ 7–10d	++++ Stomatitis Enteritis	+++	+ Dosisabhängig	
Mitomycin **Mi, MMC**	Mitomycin®	++ 28–42 d	+ Zystitis bei intravesikaler Gabe	+++	++	
Oxaliplatin **OX**	Eloxatin®	+		++	+	+++ Reversibel
Paclitaxel **TAX**	Taxol®, Paclitaxel®	+++	+ Stomatitis	(+)	+	+
Vincristin **O**	Oncovin®, Vincristin®	(+) 4–9 d	+ Stomatitis	(+)	++	+++
Vinorelbin **VRL**	Navelbine®	++	+ Stomatitis	(+)	+ Haar wird dünner	+ < als Vincristin

(+) = sehr gering, + = gering, ++ = mäßig, +++ = stark, ++++ = sehr stark

Diese Übersicht wurde entwickelt von den Teilnehmerinnen und Teilnehmern der Weiterbildung Onkologie, Kurs 6, der Akademie Städtisches Klinikum München und geprüft von den Apothekern des Zytostatikalabors des Klinikums Schwabing.

			Extravasation	
	Andere	**Beobachtung**	Gewebereizung/-schädigung	**Besondere Hinweise für Patienten**
	• ZNS: Enzephalopathie • SIADH • Infertilität		ø	• Mesna! • Viel Flüssigkeit bis 2 Tage danach
	• Diarrhö! • Cholinergenes Syndrom: Tränen, Speichelfluss, abdominale Krämpfe		ø	• Auch spät einsetzende Diarrhö • Loperamidgabe
	• Immunsuppression • Chemische Meningitis: Kopfschmerz, Übelkeit, Fieber bei intrathekaler Applikation • Hautreaktionen (spät) • Nephrotoxizität	Kopfschmerzen	ø	• Leukovorin-Rescue • Alkalisierung des Urins mit Natriumbikarbonat
	• Bronchospasmen • Nagelveränderungen (violette Linie) • Pneumopathie	• Zystitiszeichen (bei intravesikaler Gabe) • Atemwege: Husten, Dyspnoe	Gewebenekrose	Nagelveränderungen wachsen heraus!
	• Allerg. Reaktion (Risiko ↑ nach mehrfacher Applikation) • Kälteempfindlichkeit • Periphere Neuropathien (Parästhesien)	• Atemnot (verschwindet nach einigen Min.) • Kälteempfindlichkeit	Gewebereizung	• Atemnot • Kälte: keine kalte Winterluft, Infusionsständer zum Anfassen umwickeln, keine kalten Getränke bis 2 Stunden danach
	• Allergische Reaktionen • Periphere Neuropathie • Myalgien, Arthralgien	• Wärmegefühl • Bronchospasmen • (Prämed. Cortison, Antihistamin, H_2-Blocker)	Gewebereizung, -toxizität	• Wärmegefühl, Atemnot melden! • Periphere Neuropathien normalisieren sich wieder
	• Vinca-Ileus • Kieferschmerzen • Neurotoxizität • Kardiotoxizität • Myopathie	• Neuropathie: periphere Parästhesien • ZNS: Schwindel, Kopfschmerzen, Heiserkeit, Doppelbilder, Fazialisparese	Gewebeschädigung	Obstipation meiden: Bewegung, Laxanzien, ballaststoffarme Diät!
	• Phlebitis • Fieber	• Neuropathie: • Periphere Parästhesien • ZNS: Schwindel, Kopfschmerzen, Heiserkeit, Doppelbilder, Fazialisparese	Gewebeschädigung	• Brennen bei der Applikation • Obstipation meiden: Bewegung, Kost, Laxantien

Abbildungsnachweis

Der Verweis auf die jeweilige Abbildungsquelle befindet sich bei allen Abbildungen im Werk am Ende des Legendentextes in eckigen Klammern. Die Kapitelauftaktbilder wurden von Tine Hohenberger aus München (www.ilustratoren-muenchen.de) gezeichnet. Alle nicht besonders gekennzeichneten Grafiken und Abbildungen © Elsevier GmbH, München.

A300–157 Susanne Adler, Lübeck in Verbindung mit der Reihe Klinik- und Praxisleitfaden, Elsevier GmbH, Urban & Fischer Verlag, München
A400 Elsevier GmbH, Urban & Fischer Verlag München
A400–190 Gerda Raichle, Ulm in Verbindung mit der Reihe Pflege konkret, Elsevier GmbH, Urban & Fischer Verlag, München
E409 McIntosh/Helms/Smyth/Logan, Forfar & Arneil's Textbook of Pediatrics; Churchill Livingstone 2008
E412 Adam/Dixon/Grainger/Allison, Grainger & Allison's Diagnostic Radiology; Elsevier Churchill Livingstone 2008
E413 Young/Gerson/High, Clinical Hematology; Mosby 2006
E417 Rakel: Integrative Medicine, Saunders 2007
E427 Susan C. deWit, Medical Surgical Nursing. Concepts & Practice, Saunders 2008
E966 Fitzpatrick, J. E./Morelli, J. G.: Dermatology Secrets Plus. Elsevier/Mosby, 4. Aufl. 2010
F246 Ghanem/Uhl/Brink/Schäfer et al., Diagnostic value of MRI in comparison to scintigraphy, PET, MS-CT and PET/CT for the detection of metastases of bone. In: European Journal of Radiology; Elsevier 2005
F248 Ash-Miles/Roach/Virjee/Callaway, More Than Just Stones: A Pictorial Review of Common and Less Common Gallbladder Pathologies. In: Current Problems in Diagnostic Radiology; Elsevier 2008
F249 Dobos/Rubesin, Radiologic imaging modalities in the diagnosis and management of colorectal cancer. In: Hematology/Oncology Clinics of North America. Elsevier 2002
J787 Colourbox.com
K115 Andreas Walle, Hamburg
L126 Katja Dalkowski, München
L138 Martha Kosthorst, Borken
L143 Heike Hübner, Berlin
L157 Susanne Adler, Lübeck
L190 Gerda Raichle, Ulm
L215 Sabine Weinert-Spieß, Neu-Ulm
L231 Stephan Dangl, München
L233 Tine Hohenberger, München
O527 Susan Kühne, München
O671 Dr. M. Trillitzsch, Erlabrunn
P237 Christa Pleyer, München
V714 Berner International GmbH, Elmshorn
W193–01 Altersstandardisierte Inzidenz von Krebserkrankungen je 1 Mio. Kinder unter 15 Jahren (10-Jahres-Mittelwert). (Primärquelle: Statistisches Bundesamt, Krebs bei Kindern). In www.gbe-bund.de Abrufdatum: 31.8.2016.

Register